U0311201

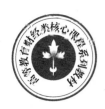

高等教育财经类核心课程系列教材
高等院校应用技能型精品规划教材

报检实务

Inspection Practice

理论·技能·案例·实训

李 贺 姚 雷 田南生 ◎ 主 编
王伟宏 张 宁 时 敏 ◎ 副主编

上海财经大学出版社

图书在版编目(CIP)数据

报检实务:理论·技能·案例·实训/李贺,姚雷,田南生主编．—上海:上海财经大学出版社,2016.8
高等教育财经类核心课程系列教材
高等院校应用技能型精品规划教材
ISBN 978-7-5642-2472-1/F·2472

Ⅰ.①报… Ⅱ.①李…②姚…③田… Ⅲ.①国境检疫-中国-高等学校-教材 Ⅳ.①R185.3

中国版本图书馆CIP数据核字(2016)第127944号

□ 责任编辑 汝 涛
□ 书籍设计 杨雪婷

BAOJIAN SHIWU
报 检 实 务
——理论·技能·案例·实训

李 贺 姚 雷 田南生 主 编
王伟宏 张 宁 时 敏 副主编

上海财经大学出版社出版发行
(上海市武东路321号乙 邮编200434)
网 址:http://www.sufep.com
电子邮箱:webmaster @ sufep.com
全国新华书店经销
上海叶大印务发展有限公司印刷装订
2016年8月第1版 2018年1月第2次印刷

787mm×1092mm 1/16 19.5印张 499千字
印数:4 001-7 000 定价:40.00元

前　言

2013年政府职能转变后,国家取消了报检员资格证书考试,报检工作实行行业管理。报检行业提倡"内行人做专业事",鼓励报检人员参加报检业务培训并进行能力水平认定,给测试合格人员颁发"报检从业水平卡"。"报检员"列入国家职业分类大典后,将进一步明确报检从业人员的社会地位,对从业人员的规范化管理起到促进作用。在此大环境下,本书配合新的形势需要,把握行业发展前沿,以报检职业水平测试和全国高等院校技能大赛为导向,注重基础知识和实操技能的结合,目的是提高整体素质和综合职业技能,特别是创新能力和实践应用能力,使学生掌握专业知识技能和必要的报检英语,以案例教学为主线,突出培养学生的实践操作能力,注重实用性与知识性并重。

《报检实务——理论·技能·案例·实训》共分为九个项目,涵盖了出入境检验检疫概述、出入境检验检疫基础、入境货物报检特殊要求、出境货物报检特殊要求、出入境检验检疫相关对象报检、进出口商品检验检疫监督管理、出入境商品生产企业的检验检疫监管、报检商品归类技巧、报检基础英语。在教材的结构编排上,本书采用现代化教学模式中所提倡的"项目引领、任务驱动、实操技能"的教学理念,对每个项目强调以实例为引导、以实践运用为手段、以实操技能为目的的能力启发式编写,充分体现概念清晰、结构合理、内容新颖、通俗易懂、操作性强的特点,保证了本书符合高职高专及应用型本科教学的需要。本书在每个项目的开篇设置了"项目引领"、"知识目标"、"能力目标"、"项目案例",并在内容的"知识支撑"部分设置了大量的"同步案例"、"同步思考"、"拓展阅读"以增加学生对内容的理解和认识。在每个项目的结尾部分设置了"应知考核"(包括单项选择题、多项选择题、判断题);"应会考核"(包括案例题、技能应用、综合实务);"项目实训"(包括实训项目、实训任务、实训要求)。

根据培养21世纪财经类应用技能型人才的需要,本书力求体现以下特色:

1. 结构合理,体系规范。本书针对应用技能型院校经管类课程的特点,基于工作过程导向式教学模式来编写,将内容庞杂的报检理论与实务基础知识系统性地呈现出来,力求做到理论知识必需、够用,体系科学规范,内容简明实用,帮助学生为今后从事相关工作打下基础。

2. 内容求新,应用性强。本书从高等教育的教育教学规律出发,与实际接轨,介绍了最新的报检理论知识和案例,将2016年1月1日起实施的质检总局发布的2015年第171号令《进口旧机电产品检验监督管理办法》、第163号公告《质检总局关于停止实施进口电池产品汞含量备案工作的公告》等最新的检验内容呈现出来。在注重阐述报检必要理论的同时,本书强调报检工作过程导向式基本技能的应用;主要引导学生"学中做"和"做中学",一边学理论,一边将理论知识加以应用,实现理论和实训一体化。

3. 栏目丰富,形式生动。本书栏目形式丰富多样,每个项目设有项目引领、知识目标、能力目标、项目案例、知识支撑、同步案例、拓展阅读、同步思考等栏目,丰富了教材内容与知识体系,也为教师教学和学生更好地掌握知识提供了首尾呼应、层层递进的可操作性教学方法。

4. 课程资源,配套上网。为了配合课堂教学,我们设计制作的教师课件、参考答案、课程教学大纲、模拟试卷、报检单据等实现网上运行,充分发挥网络课程资源的作用,探索课堂教学和网络教育有机结合的新途径,需要者请登录 http://www.sufep.com,在"教学资源"中免费下载。

本书的编写由李贺、姚雷、田南生担任主编,王伟宏、张宁、时敏担任副主编,其中,大连航运职业技术学院时敏撰写项目一,辽宁轻工职业学院姚磊撰写项目二,大连职业技术学院田南生撰写项目三,陕西青年职业学院王伟宏撰写项目四,大连航运职业技术学院张宁撰写项目五和项目六;大连财经学院李贺撰写项目七、项目八和项目九。本书适用于国际经济与贸易、报关与国际货运、物流管理、商务英语、国际航运业务管理、国际商务等财经类专业方向的高职高专及应用技能型本科院校使用,同时也可作为参加报检水平测试的辅助教材。另外,本书还配有姊妹书籍:《报关实务——理论·技能·案例·实训》。本书在编写过程中,参阅了大量的教材、著作、法律、法规,由于编写时间仓促,加之编者水平有限,本书难免存在一些不足,恳请专家、学者批评指正,以便改进完善,同时感谢上海财经大学出版社的大力支持,谨此一并表示衷心的感谢。

编　者

2016 年 5 月

目 录

项目一
出入境检验检疫概述

项目引领：

赵昂是一名高职毕业生,毕业后在大连嘉宏报检公司就职。这家公司是一家专业代理报检企业,其注册登记的组织机构代码证号码为××××××××。公司的注册资本为人民币 150 万元,公司有专职员工 32 人,拥有报检人员 10 名。赵昂进入公司后,希望自己能够尽快熟悉业务,在事业上有所成就。但刚刚走上工作岗位的赵昂,需要尽快了解并掌握报检工作的类型、报检工作的业务内容、报检工作的流程等专业知识。

知识目标：

理解：出入境检验检疫的产生与发展、我国出入境检验检疫的法律地位和作用。
熟知：出入境检验检疫的管理体制、机构的设置。
掌握：出入境检验检疫的概念、目的、任务、工作内容、程序和流程。

能力目标：

能够根据检验检疫的相关法律、法规和国际惯例解决实际问题,并具有办理报检业务流程、胜任报检工作的能力。

项目案例：

遂川狗牯脑茶叶香飘海外

2015 年 3 月,经江西检验检疫局检验检疫合格,江西吉贡茶业有限公司生产的 3 000 千克、货值 14.4 万美元的茶叶,从厦门口岸出运至我国香港,这是遂川狗牯脑茶叶首次销往境外,由此打破了吉安茶叶"零"出口的历史纪录。

狗牯脑茶因产于遂川县汤湖镇狗牯脑山而得名。早在 1915 年,狗牯脑茶就荣获了美国巴拿马—太平洋国际博览会金奖,从此驰名中外。江西吉贡茶业有限公司是遂川县从福建招商引资过来的有技术、实力强、管理优且年加工成品茶 2 000 吨以上的茶叶龙头企业。

在遂川狗牯脑茶获得金奖 100 周年之际,首次出口为百年品牌增添了光彩,预计全年出口将超过 500 吨,货值 2 000 万美元。为此,江西吉安检验检疫局将继续扶持遂川老仙茶等有出口意向的茶叶企业获得出口资质,实行"走出去"战略;同时,鼓励龙头企业参与有机产品认证,加大对基地和品牌的管理,真正经营好遂川县"狗牯脑"品牌,推动狗牯脑茶走向国际市场。

资料来源:刘槟宾:"遂川狗牯脑茶叶香飘海外",《中国国门时报》2015 年 3 月 2 日。

知识支撑：

任务一　出入境检验检疫的概念、产生与发展

任务驱动：

赵昂在大连嘉宏报检公司任职后，公司经理安排他跟资深的报检员学习，首先让赵昂了解报检的内涵。

一、出入境检验检疫的概念

出入境检验检疫，简称"检验检疫"，是由"进出口商品检验"、"进出境动植物检疫"和"过境卫生检疫"组合演变出的新名词。因此，检验检疫实际包含了进出口商品检验、动物及动物产品检疫、植物及植物产品检疫和卫生检疫四个专业的范畴，其实质性内容就是"检验"和"检疫"。

（一）检验

"检验"（Inspection）是通过观察和判断，辅以测量、测试、度量，进行符合性评价（ISO/IEC指南214.2）。它在"商检学"中有狭义和广义之分，从狭义来看，就是指对进出口商品的品质检验。其具体的含义是指在国家的授权下，以法律为依据，按照合同、标准或者来样的要求，运用各种手段，包括感官、物理测试、化学检验、仪器分析、微生物学的分辨分析方法，对进出口商品所含的各种原材料、成品和半成品的品质、规格、等级等进行检查，确定其是否符合外贸合同（包括成交样品）、标准等规定的过程。从广义来看，检验包含两个层次的含义：第一层包括检查管理的水平、效果，以衡量管理是否恰当、有效；第二层包括检验商品的质量、规格、数量、重量、包装以及是否符合安全、健康、环保、卫生等要求。其具体的含义是指根据国家的授权，对进出口的商品进行检验、监督管理以及公证鉴定。

《世界贸易组织技术贸易壁垒协定》适用的检验的用语为"合格评定"。"合格评定"是指在合格评定程序中，通过观察、测量、测试、度量等手段，判断某个产品、过程或者服务符合规定要求的程度。合格评定程序是指直接或者间接地确定必须实施检验的进出口商品是否满足国家技术规范的强制性要求的程序，包括：抽样、检验和检查；验证、合格保证；注册、认可和批准以及上述各项的组合。所以"检验"在现行的《商检法》中采用了上述国际惯例中表述的技术法规，即商检机构实施的对列入《出入境检验检疫机构实施检验检疫的进出境商品目录》（以下简称《目录》）的进出口商品的检验，是指确定其是否符合国家技术规范的强制性要求的合格评定活动。

（二）检疫

"检疫"（Quarantine）是以法律为依据（包括 WTO 通行规则、法律与法规和国家法律与法规），由国家授权的特定机关对有关生物及其产品和其他相关商品实施科学检验鉴定与处理，以防止有害生物在国内蔓延和在国际上传播的一项强制性行政措施，或者说是为了防止人类疾病的传播所采取的防范管理措施。

"Quarantine"一词源于拉丁文"Quarantum"，本义是 40 天。早在 14 世纪中叶，由于欧洲对外经济贸易的发展，鼠疫、天花、霍乱、黄热病等传染病相继通过海上客轮或货轮运输传入欧

洲,严重威胁了人们的生命安全。为了防止传染病传入,各国纷纷对进入本国的外贸货物和人员进行传染病的检查和控制。1348 年为了防止鼠疫传入,威尼斯港建立了世界上第一家卫生检疫站,要求入境的外来船舶和人员,采取进港前一律在锚地滞留、隔离 40 天的防范措施。在此期间,如未发现船上人员染有传染疫病,方可允许船舶进港和人员靠岸。这种带有强制性的隔离措施,在当时医药尚不发达的条件下,对阻止疫病的传播蔓延起到了很大的作用。从此以后,这一方法在国际上被普遍采用并逐渐发展,形成了"检疫"的概念。这种始于人类防范疫病的隔离检疫措施(即卫生检疫),给人们以启迪,被人们逐步运用到阻止动物、植物危险性病虫害的传播方面,产生了动物检疫学和植物检疫学理论。

现引申到出入境检验检疫学中,检疫又含有"阻止"或"禁止"之意。因此,"检疫"的含义可以表述为:在国家的授权下,以法律为依据,对有关生物及其产品以及其他相关物品实施科学检验鉴定与处理,以防止有害生物传入或传出的一项强制性行政措施。

出入境检验检疫是指检验检疫机构依照法律、行政法规和国际惯例等的要求,对出入境的货物、交通运输工具、人员等进行检验检疫、认证及签发官方检验检疫证明等监督管理工作。

二、出入境检验检疫的萌芽

从人类社会进入原始社会末期开始,自发的原始检验检疫行为已经萌芽。随着贸易发展的需求和社会分工的细化,出现了为贸易双方开展数量和质量品评的职业,这种职业在我国一般称为牙人,在西方称为经纪人。

隋唐时期,政府在边境地区设立"交市监",管理对外贸易,在交市监下设有专门为买卖双方牵线说合以及检验鉴定货物数量和质量的牙人——互市郎。我国的牙人最早出现在东汉,隋代开始出现由牙人组成的半官方组织——牙行。唐代,我国在广州设立市舶使一职,管理海外贸易。宋代,中央政府设立榷易院,主管全国的对外贸易。元代在市舶司内设舶牙人,海外船舶到岸后必须首先由舶牙人对船舶和货物进行检验和鉴定并发给"公验"后,方可开展贸易。明代,市舶司成为专管"朝贡贸易"的机构,在市舶司内设牙行。清代,市舶司的关税和打击走私的职责开始由海关担任,另一部分贸易管理职能则由新兴的牙行组织——十三行代替。

三、出入境检验检疫的产生与发展

(一)进出口商品检验

法国政府于 1660 年制定法规,以防止小麦秆锈病传入,并于 1664 年制定了 150 余种商品的品质规格,首创了国家对进出口商品的品质管制制度。清同治三年(1864 年)由英商劳合社的保险代理人上海仁记洋行代办水险和船舶检验、鉴定业务,这是中国第一个办理商检的机构。1929 年工商部上海商品检验局成立,这是中国第一个由国家设立的官方商品检验机构。1932 年底,国民政府立法院通过并颁布实施了《实业部商品检验法》。这是由我国中央政府颁布实施的首部专业商品检验法,也是我国完全按照当时通行的国际贸易规则制定的商品检验法规。

1952 年,中央贸易部分为商业部和对外贸易部,在对外贸易部内设立商品检验总局,统一管理全国的进出口商品检验工作,加强了对全国进出口商品检验工作的管理。1959 年,周恩来总理针对进出口商品存在的质量问题,强调对外贸易必须"重合同、守信用,重质先于重量"。

1982 年,国务院机构改革,中华人民共和国进出口商品检验总局更名为中华人民共和国进出口商品检验局,由外经贸部归口管理。1989 年 2 月 21 日,七届全国人大常委会第六次会议通过并颁布《中华人民共和国进出口商品检验法》(以下简称《商检法》),1992年经国务院批准,由国家商检局发布施行《中华人民共和国进出口商品检验法实施条例》(以下简称《商检法实施条例》)。2002年4月28日,第九届全国人民代表大会常务委员会第二十七次会议通过了《全国人民代表大会常务委员会关于修改〈中华人民共和国进出口商品检验法〉的决定》,新《商检法》于2002年10月1日起实施。修订后的《商检法实施条例》也于2005年8月10日经国务院审核通过,同年12月1日正式实施。

(二)进出境动植物检疫

1903年,中东铁路管理局设立了铁路兽医检疫处,对来自沙俄的各种肉类食品进行检疫,这是中国最早的进出境动植物检疫机构。1922年,天津成立农工部毛革肉类检查所,这是中国官方最早的动植物检疫机构。1928年,国民政府工商部制定《农产物检查所检查农作物规则》《农产物检查所检验病虫害暂行办法》等一系列规章,成立农产物检查所,执行农产品检验和植物检疫任务,这是中国官方最早的动植物检疫法规。

1982年,国务院正式批准成立国家动植物检疫总所,代表国家行使对外动植物检疫性质管理职权,负责统一管理全国口岸动植物检疫工作。国家动植物检疫总所的成立,将进出境动植物检疫改为由中央和地方双重领导、以中央领导为主的垂直领导体制。1982年,国务院颁布《中华人民共和国进出口动植物检疫条例》,以国家行政法规的形式明确规定了进出境动植物检疫的宗旨、意义、范围、程序、方法以及检疫处理和相应的法律责任。1991年10月30日,七届全国人大常委第二十二次会议通过并颁布了《中华人民共和国进出境动植物检疫法》(以下简称《动植物检疫法》),取代了《中华人民共和国动植物检疫条例》,这是国家正式以法律的形式确认了进出境动植物检疫工作的合法性和执法程序。《动植物检疫法》于1992年4月1日起施行。1995年国家动植物检疫总所更名为国家动植物检疫局。1996年12月2日,国务院批准并发布了《中华人民共和国进出境动植物检疫法实施条例》(以下简称《动植物检疫法实施条例》),并于1997年1月1日起正式施行。

(三)卫生检疫

1873年,由于印度、泰国、马来半岛等地流行霍乱并向海外传播,西方帝国主义列强为了维护其在华利益,在其控制下的上海、厦门海关设立卫生检疫机构,订立了相应的检疫章程,并任命一些当时外国掌控下的海关官员为卫生官员,开始登轮检疫,这是中国国境卫生检疫的雏形。历经数年的努力,国民政府在上海建立全国海港检疫总管理处,自1930年7月1日始,由外国人掌控的上海海港检疫机构交回中国政府管理。1930年,各地卫生检疫机构从海关分离出来,成为一个独立部门,隶属国民政府内务部卫生署领导。1945年,抗日战争胜利后,国民政府卫生署先后从海关收回天津、上海、秦皇岛、广州等检疫所,并成立大连、台湾检疫总所。1947年底,在苏联专家的帮助下,设立中苏联合化验室,这是中国共产党领导下的第一个检验检疫机构。

新中国成立后,中央人民政府卫生部防疫处接管了原有的17个海陆空检疫所并改名为"交通检疫所"。1950年2月,卫生部召开新中国成立后的第一次全国卫生检疫会议。1957年,第一届全国人大常委第八十八次会议通过《中华人民共和国国境卫生检疫条例》,由毛泽东亲自签发,这是中华人民共和国成立以来颁布的第一部卫生检疫法规,从此卫生检疫工作有了全国统一的行政执法依据。1958年,卫生部根据该条例的授权,发布《中华人民共和国国境卫生检疫条例实施细则》。

1986年12月2日,六届全国人大常委第十八次会议通过并颁布了《中华人民共和国国境卫生检疫法》(以下简称《卫生检疫法》),并于 1987 年 5 月 1 日起实施,同时废除了《中华人民共和国卫生检疫条例》。为了提高《卫生检疫法》的可操作性,经国务院批准,卫生部于 1989 年 3 月 6 日发布并施行了《中华人民共和国国境卫生检疫法实施细则》(以下简称《卫生检疫法实施细则》)。1992 年,各地卫生检疫所更名为卫生检疫局;1995 年,中华人民共和国卫生检疫总所更名为中华人民共和国卫生检疫局。从此,卫生检疫工作迈入了快速发展的良性轨道。

(四)食品安全法

为保证食品安全,保障公众身体健康和生命安全,2009 年通过的《中华人民共和国食品安全法》(以下简称《食品安全法》)已由中华人民共和国第十二届全国人民代表大会常务委员会第十四次会议在 2015 年 4 月 24 日修订,自 2015 年 10 月 1 日起施行。在我国境内从事以下活动,应当遵守《食品安全法》:①食品生产和加工(以下简称"食品生产"),食品流通和餐饮服务(以下简称"食品经营");(2)食品添加剂的生产经营;(3)用于食品的包装材料、容器、洗涤剂、消毒剂和用于食品生产经营的工具、设备(以下简称"食品相关产品")的生产经营;(4)食品生产经营者使用食品添加剂、食品相关产品;(5)对食品、食品添加剂和食品相关产品的安全管理。

《食品安全法》对进出境的食品做出了规定:

(1)进口的食品、食品添加剂以及食品相关产品应当符合我国食品安全国家标准。进口的食品应当经出入境检验检疫机构检验合格后,海关凭出入境检验检疫机构签发的通关证明放行。

(2)进口尚无食品安全国家标准的食品,或者首次进口食品添加剂新品种、食品相关产品新品种,进口商应当向国务院卫生行政部门提出申请并提交相关的安全性评估材料。国务院卫生行政部门依照本法第四十四条的规定做出是否准予许可的决定,并及时制定相应的食品安全国家标准。

(3)境外发生的食品安全事件可能对我国境内造成影响,或者在进口食品中发现严重食品安全问题的,国家出入境检验检疫部门应当及时采取风险预警或者控制措施,并向国务院卫生行政、农业行政、工商行政管理和国家食品药品监督管理部门通报。接到通报的部门应当及时采取相应措施。

(4)向我国境内出口食品的出口商或者代理商应当向国家出入境检验检疫部门备案。向我国境内出口食品的境外食品生产企业应当经国家出入境检验检疫部门注册。

国家出入境检验检疫部门应当定期公布已经备案的出口商、代理商和已经注册的境外食品生产企业名单。

(5)进口的预包装食品应当有中文标签、中文说明书。标签、说明书应当符合本法以及我国其他有关法律、行政法规的规定和食品安全国家标准的要求,载明食品的原产地以及境内代理商的名称、地址、联系方式。预包装食品没有中文标签、中文说明书或者标签、说明书不符合本条规定的,不得进口。

(6)进口商应当建立食品进口和销售记录制度,如实记录食品的名称、规格、数量、生产日期、生产或者进口批号、保质期、出口商和购货者名称及联系方式、交货日期等内容。

食品进口和销售记录应当真实,保存期限不得少于两年。

(7)出口的食品由出入境检验检疫机构进行监督、抽检,海关凭出入境检验检疫机构签发的通关证明放行。出口食品生产企业和出口食品原料种植、养殖场应当向国家出入境检验检疫部门备案。

(8)国家出入境检验检疫部门应当收集、汇总进出口食品安全信息,并及时通报相关部门、机构和企业。

国家出入境检验检疫部门应当建立进出口食品的进口商、出口商和出口食品生产企业的信誉记录,并予以公布。对有不良记录的进口商、出口商和出口食品生产企业,应当加强对其进出口食品的检验检疫。

四、出入境检验检疫机构的调整

1998 年 3 月,全国人大第九届一次会议批准通过的国务院机构改革方案确定,国家进出口商品检验局、国际动植物检疫局和国家卫生检疫局合并组建国家出入境检验检疫局,被形象地称为"三检合一",主管全国出入境卫生检疫、动植物检疫和商品检验工作,其职责更加明确、法律地位更加清晰,机构和人员更加精简、高效。

2001 年 4 月 10 日,由原国家出入境检验检疫局与原国家质量技术监督局合并,组建中华人民共和国国家质量监督检验检疫总局,简称"国家质检总局"(AQSIQ),为国务院正部级直属机构,对全国出入境检验检疫工作实行垂直领导。同时成立国际认证认可监督管理委员会和国家标准化管理委员会,分别统一管理全国质量认证、认可和标准化工作。国家质检总局成立后,原国家出入境检验检疫局设在各地的出入境检验检疫机构、管理体制及其业务不变。

任务二 出入境检验检疫的法律地位、作用、目的与任务

任务驱动:

对出入境检验检疫的内涵有所了解后,赵昂在思考报检与报关是不是一个问题? 报检的目的是什么?

一、出入境检验检疫的法律地位

(一)国家以法律形式从根本上确定了中国出入境检验检疫的法律地位

全国人大常委会先后制定《商检法》《动植物检疫法》《卫生检疫法》《食品安全法》等法律及其实施条例,分别规定了出入境检验检疫的目的和任务、责任范围、授权执法机关和管辖权限、检验检疫的执行程序、执法监督和法律责任等重要内容,从根本上确定了出入境检验检疫工作的法律地位。

(二)中国出入境检验检疫机构作为四部法律的行政执法机构,确立了其在法律上的执法主体地位

全国人大常委会通过的上述四部关于检验检疫的法律,分别做出了明确规定,国务院成立进出口商品检验部门、进出境动植物检疫部门和出入境卫生检疫部门,作为授权执行有关法律和主管该方面的主管机关,确立了它们在法律上的行政执法主体。

为强调执法的集中统一和一致对外,国务院批准检验检疫部门实行垂直领导体制。检验检疫工作的特点是技术性很强,必须通过检测技术手段执法,实行集中统一领导,这有利于在建立健全法规体系的同时,加强检测设备和技术队伍的建设,以利于通过强化技术检测力量有效执法。

(三)中国相对完善的出入境检验检疫法律法规体系,是检验检疫机构依法施检的执法基础

检验检疫法律和国务院的实施条例公布后,各种配套法规、规范性程序文件、检验检测技术标准以及检疫对象的消毒、灭菌、除虫等无害化处理规范等,经过具体化和修改补充已基本完整齐备;检验检疫机构经过调整精干,健全内部管理的各项责任制度,也已基本适应了执法需要,对于保证检验检疫的正常开展和有序进行,具有极其重要的意义。

迄今为止,中国已加入联合国食品法典委员会(CODEX)和亚太地区植保委员会(APP-PC)等,并与世界上20多个国家和地区签订了双边检验检疫协定,为中国的检验检疫与国际法规标准相一致创造了条件。

(四)中国检验检疫法律法规具有完备的监管程序,保证了法律的有效实施

(1)四部检验检疫法律都有一个具有强制性的闭环性的监管措施,其中最主要的是货物的进出口都要通过海关最后一道监管措施。根据商检部门与海关总署的规定,自2000年1月1日起,我国实行"先报检、再报关"新通关模式,对于列入《法检商品目录》的出入境货物,未经检验检疫并未取得有效检验检疫证单的货物无法通关过境。

(2)通过与海关配合,检验检疫部门实施强制性报检签证程序、强制性安全卫生检测技术标准、强制性抽样检查程序等监督机制,保证有关法律法规的有效实施。

(3)进口国对进口货物的安全、卫生、环保等方面的强制规定,要求出口国的检验检疫机构行使检验检疫职责,履行义务。

(4)合同规定凭检验检疫部门检验证书交货结算和对外索赔的,没有证书无法装船结汇和对外索赔,这起到了有关法律法规的监督与制约作用。

二、出入境检验检疫的作用

出入境检验检疫是国家主权的体现,是国家管理职能的体现,是保证中国对外贸易顺利进行和持续发展的保障,对保护农林牧渔业生产安全、促进农畜产品的对外贸易和保护人体健康具有重要的意义。实施国境卫生检疫是保护我国人民健康的重要屏障。

出入境检验检疫对保证国民经济的发展、消除国际贸易中的技术壁垒、保护消费者的利益和贯彻中国的对外交往,都有非常重要的作用。

【同步案例1－1】　　　　　　　　**未经检验——"罚"**

中电公司1月从上海口岸进口了两批手机成套散件,共计3.57万台,价值392.7万美元。其中3.3万台、价值363万美元的手机散件,未经检验就擅自加工装配,该行为违反了《进出口商品检验法》的规定。上海浦东出入境检验检疫局(以下简称"浦东局")根据《进出口商品检验法》的规定,对该公司处以150.46万元人民币罚款的处罚。

处罚决定书发出后,该公司不服浦东局的处罚决定,向上海检验检疫局提起行政复议,经上海检验检疫局复议,决定维持原处罚决定。中电公司仍不服,向浦东新区人民法院提起行政诉讼,要求撤销浦东局行政处罚决定。浦东新区人民法院公开开庭,依法对本案进行了审理,认定浦东局做出的行政处罚决定的主要事实清楚,证据充分,适用法律正确,程序合法,判决维持浦东局对中电公司做出的处罚决定。

案例解读: 本案为上海检验检疫系统第一起行政诉讼案件,本案的处理,促进和规范了进出口商品检验秩序,维护了法律的严肃性。我国出入境检验检疫的法律地位由此可见一斑。

三、出入境检验检疫的目的和任务

出入境检验检疫机构是专管出入境卫生检疫、动植物检疫、商品检验、鉴定、认证和监督管理的行政执法机构。出入境检验检疫工作是出入境检验检疫机构依照国家检验检疫法律法规规定,对进出境的商品(包括动植物产品)以及运载这些商品、动植物和旅客的交通工具、运输设备,分别实施检验、检疫、鉴定、监督管理,对出入境人员实施卫生检疫及口岸卫生监督的统称。出入境检验检疫工作的主要目的和任务是:

(1)对进出口商品进行检验、鉴定和监督管理,加强进出口商品检验工作,规范进出口商品检验行为,维护社会公共利益和进出口贸易有关各方的合法权益,促进对外贸易的顺利发展。

(2)对出入境动植物及其产品,包括其运输工具及包装材料进行检疫和监督管理,防止病菌害虫等传入或传出,维护我国农、林、牧、渔业生产、人类健康及国际生态环境。

(3)对出入境人员、交通工具、运输设备以及可能传播的行李、货物、邮包等物品,实施国境卫生检疫和口岸卫生监督,防止传染病的传播,维护人类健康。

(4)出入境检验检疫机构按照SPS(动植物卫生检疫措施)、TBT(技术性贸易壁垒协议),建立有关制度,在维护我国人民的健康和安全及我国动植物生命和健康的同时采取有效的措施,打破国外技术壁垒。

世界贸易组织(WTO)的《实施动植物卫生检疫措施协议》(SPS)中明确规定,"各成员方有权采取保护人类、动物或植物的生命和健康所必需的卫生和植物卫生措施,只要此类措施与本协定的规定不相抵触"。检验检疫机构作为我国的出入境货物、动植物及其产品的检验检疫机构,承担着"严把国门,为国民经济的发展保驾护航"的重任,检验检疫机构在认真研究WTO有关协定和规则的基础上,合理利用WTO规则,采取有力措施,制定了切实可行的政策,在保护我国人民的健康和安全、动植物的生命和健康等方面做出了巨大贡献。

出入境检验检疫机构承担着打破国外技术壁垒的重任,各级出入境检验检疫机构在有关部门和广大进出口企业的配合下,在突破国外技术壁垒方面取得了巨大的成绩,有力地促进了我国产品的出口。

任务三　出入境检验检疫的管理体制与组织机构

任务驱动:

赵昂在了解报检的相关知识后,明白了报检就是报检员向检验检疫机构进行申报检验检疫、办理相关手续、启动检验检疫流程的行为。

一、检验检疫的管理体制

1980年2月,国务院根据改革开放形势的需要做出了《国务院关于改革检验检疫管理体制的决定》。该决定指出:"全国检验检疫建制归中央统一管理,成立中华人民共和国检验检疫局作为国务院直属机构,统一管理全国检验检疫机构和人员编制、财务及其业务。"从此,检验检疫恢复了统一的垂直领导体制。

二、检验检疫的组织机构

出入境检验检疫的组织机构分别为国家质检总局、出入境检验检疫局及其出入境检验检疫分支机构三级。出入境检验检疫分支机构由直属出入境检验检疫局领导,向直属出入境检验检疫局负责;直属出入境检验检疫局由国家质检总局领导,向国家质检总局负责。

国家质检总局是质监系统的最高领导部门,主管全国出入境检验检疫工作,是直属国务院的正部级单位。国家质检总局在全国 31 个省(自治区、直辖市)共设有 35 个直属出入境检验检疫局,海陆空口岸和货物集散地设有近 300 个分支局和 280 多个办事处(统称出入境检验检疫机构,即商检机构),共有检验检疫人员 3 万余人。国家质检总局对出入境检验检疫机构实行垂直管理。

为适应社会主义市场经济体制发展的需要,国务院决定将原国家出入境检验检疫局和国家质量技术监督局合并,组建国家质量监督检验检疫总局,于 2001 年 4 月 10 日正式成立。国家质量技术监督检验检疫总局(简称国家质检总局)是国务院设立的现行的出入境检验检疫部门,主管全国出入境检验检疫工作,所设在各地的出入境检验检疫机构,管理体制不变,仍管理所辖地区的出入境检验检疫工作。

1. 国家质检总局

国家质检总局是国务院主管全国质量、计量、出入境商品检验、出入境卫生检疫、出入境动植物检疫和认证认可、标准化等工作,并行使行政执法职能的直属机构。

2. 直属检验检疫机构

直属出入境检验检疫局是直接隶属国家质检总局的口岸行政执法机构,负责管理辖区内出入境检验检疫业务。目前,直属出入境检验检疫局共有 35 个。

3. 出入境检验检疫分支机构

出入境检验检疫分支机构是直属出入境检验检疫局的下设出入境检验检疫局(或办事处),负责办理具体出入境检验检疫业务,是出入境检验检疫与监督管理职能的基本执行单位。出入境检验检疫分支机构一般设在口岸和出入境检验检疫业务集中的地点。

【拓展阅读 1—1】　　　　　四法三条例

国家"四法三条例"是出入境检验检疫工作的根本法律依据。法律法规赋予国家质检总局和出入境检验检疫机构作为管理进出境检验检疫工作的行政执法机关,行使行政执法和管理监督职能。行政执法的具体内容包括:

1. 行政执法

(1)行政许可是指在法律一般禁止的情况下,行政主体根据行政相对人的申请,通过颁发许可证或者执照等形式,依法赋予特定的行政相对人从事某种活动或者实施某种行为的权利或者资格的行政行为。

行政许可项目内容包括申请的各项名称、依据、许可条件、许可程序、实施机关、许可期限、收费和格式文本等。行政许可的实施方式包括检疫审批、卫生注册、备案登记、核准或批准等。

(2)检验检疫:原国家进出口商检部门根据对外贸易的需要制定了商检机构实施检验的进出口商品种类表,现参照国际上通行的做法,改称为"必须实施检验的进出口商品目录",全称为《出入境检验检疫机构实施检验检疫的进出境商品目录》,简称《目录》。

2. 监督管理

监督管理包括国家质检总局、出入境检验检疫机构为实现行政管理目的,对报检人、代理机构、检验鉴定机构等相对人或机构,通过前述的行政许可实施监督管理,并对涉嫌违反检验检疫法律、行政法规的行为进行调查。在调查时,有权查阅、复制当事人的有关合同、发票、账簿以及其他有关资料;对有根据认为涉及人身财产安全、健康及环境保护项目不合格的货物,有权查封或者扣押。

3. 行政处罚

行政处罚是指行政机关或者其他相关机构依法对违反行政法律规范、尚未构成犯罪的行政管理相对人给予法律制裁的行为。

特点:特定性、单项性、强制性、即决性、效力先定性。原则:合法性原则、一事不再罚原则、适当原则、不得和解原则。形式:行政责任与刑事责任,其中,行政责任是行政法律的简称,是指有违反有关行政管理的法律、法规的规定,但是尚未构成犯罪的行为所依法应当承担的法律后果。行政责任处罚形式在检验检疫法律中有所不同,《商检法》中列有通报批评、警告、暂停报检和罚款;《进出境动植物检疫法》中主要有罚款和吊销检疫单证两种;《国境卫生检疫法》中主要是以罚款为主;《食品卫生法》中主要有罚款和吊销卫生许可证两种。刑事责任是指犯罪嫌疑人因实施《刑法》涉及的犯罪行为所产生的法律后果。刑事责任则由司法机构依据《刑法》相关规定实施。

资料来源:洪雷:《出入境检验检疫实用教程》,上海人民出版社 2009 年版。

任务四 出入境检验检疫的基本工作内容、程序与流程

任务驱动:

在充分了解报检的一些必备知识后,工作经验丰富的老李开始着手向赵昂介绍报检的工作内容、程序和流程。

一、出入境检验检疫的基本工作内容

(一)法定检验检疫

根据《商检法》及其实施条例、《动植物检疫法》及其实施条例、《国境卫生检疫法》及其实施细则、《食品安全法》及其他有关法律法规的规定,由出入境检验检疫机构依法对出入境人员、货物、运输工具、集装箱及其他法定检验检疫物(统称法定检验检疫对象)实施检验、检疫、鉴定等检验检疫业务,称为法定检验检疫,又称强制性检验检疫。

除国家法律、行政法规规定必须由出入境检验检疫机构检验检疫的货物以外,输入国家规定必须凭检验检疫机构出具的证书方准入境的和有关国际条约规定须经检验检疫机构检验检疫的进出境货物,货主或其代理人也应在规定的时限和地点向检验检疫机构报检。

根据《商检法》的规定,国家商检部门制定、调整必须实施检验的进出口商品目录并公布实施。

2014 年版《目录》中实施进出境检验检疫和监管的 H.S 编码 4 543 个,其中实施进境检验检疫和监管的 H.S 编码 4 450 个,实施出境检验检疫和监管的 H.S 编码 3 078 个,海关与检验检疫联合监管的 H.S 编码 3 个。

《法检目录》由商品编码、商品名称及备注、计量单位、海关监管条件和检验检疫类别五栏组成。"商品编码"在原八位 H.S 编码的基础上以末位补零的方式补足 10 位码,所有 H.S 编码第九位前的小数点一律取消。"商品名称及备注"结合《海关进出口税则》的"货品名称"与"子目注释",与《商品名称及编码协调制度》对应。实施检验检疫项目的检验检疫类别代码如表 1—1 所示。

表 1—1　　　　　　　　　　　《目录》中商品检验检疫类别代码

条　件	代　码	分　类
海关监管条件	A	实施进境检验检疫
	B	实施出境检验检疫
	D	海关与检验检疫联合监管
检验检疫类别	M	进口商品检验
	N	出口商品检验
	P	进境动植物、动植物产品检疫
	Q	出境动植物、动植物产品检疫
	R	进口食品卫生监督检验
	S	出口食品卫生监督检验
	L	民用商品入境验证
	V	进境卫生检疫
	W	出境卫生检疫

《目录》中有一项比较特殊的商品:成套设备。由于成套设备很难与商品编码一一对应,因而被列入《法检商品目录》的最后一项,其"海关监管条件"是"A","检验检疫类别"是"M"。这表示,进口的成套设备是属于法定检验检疫的,应实施"进口商品检验"。在实际进出口业务中,由于运输方面的限制,一套设备往往会以零配件或散件的方式分别包装或者分批进口。因此,设备进口时申请人往往会将一套设备分成多项进行申报,也不论其中的每一项的商品编码是否在《法检商品目录》内,成套设备都是属于法定检验检疫的。进口成套设备的货主或代理人应主动按有关规定向检验检疫机构办理报检手续。

【拓展阅读 1—2】　　　　出入境检验检疫机构实施检验检疫的进出境商品目录(2016—02—01)

序号	H.S 编码	H.S 名称	海关监管条件	检验检疫监管条件
1	0101210010	改良种用濒危野马	A/B	P/Q
2	0101210090	其他改良种用马	A/B	P/Q
3	0101290010	非改良种用濒危野马	A/B	P/Q
4	0101290090	非改良种用其他马	A/B	P/Q
5	0101301010	改良种用的濒危野驴	A/B	P/Q
6	0101301090	改良种用的其他驴	A/B	P/Q

序号	H.S 编码	H.S 名称	海关监管条件	检验检疫监管条件
7	0101309010	非改良种用濒危野驴	A/B	P/Q
8	0101309090	非改良种用其他驴	A/B	P/Q
9	0101900000	骡	A/B	P/Q
10	0102210000	改良种用家牛	A/B	P/Q
11	0102290000	非改良种用家牛	A/B	P/Q
12	0102310010	改良种用濒危水牛	A/B	P/Q
13	0102310090	改良种用其他水牛	A/B	P/Q
14	0102390010	非改良种用濒危水牛	A/B	P/Q
15	0102390090	非改良种用其他水牛	A/B	P/Q
16	0102901010	改良种用濒危野牛	A/B	P/Q
17	0102901090	其他改良种用牛	A/B	P/Q
18	0102909010	非改良种用濒危野牛	A/B	P/Q
19	0102909090	非改良种用其他牛	A/B	P/Q
20	0103100010	改良种用的鹿豚、姬猪	A/B	P/Q
21	0103100090	其他改良种用的猪	A/B	P/Q
22	0103911010	重量在 10 千克以下的其他野猪(改良种用的除外)	A/B	P. R/Q
23	0103911090	重量在 10 千克以下的其他猪(改良种用的除外)	A/B	P. R/Q
24	0103912010	10≤重量<50 千克的其他野猪(改良种用的除外)	A/B	P. R/Q
25	0103912090	10≤重量<50 千克的其他猪(改良种用的除外)	A/B	P. R/Q
26	0103920010	重量在 50 千克及以上的其他野猪(改良种用的除外)	A/B	P. R/Q
27	0103920090	重量在 50 千克及以上的其他猪(改良种用的除外)	A/B	P. R/Q
28	0104101000	改良种用的绵羊	A/B	P/Q
29	0104109000	其他绵羊(改良种用的除外)	A/B	P. R/Q
30	0104201000	改良种用的山羊	A/B	P/Q

注:以上为部分内容。

(二)进出口商品检验

列入《目录》内的商品,检验检疫部门依法实施检验,目的是判定其是否符合国家技术规范的强制性要求。判定的方式采取合格评定活动。合格评定程序包括抽样、检验和检查;评估、验证和合格保证;注册、认可和批准以及各项的组合。

除了《目录》中所列的商品,法律、法规及有关的规定还规定了一些出入境必须经检验检疫机构检验货物,如废旧物品(包括旧机电产品)、需要外商投资财产价值鉴定的货物、须做标识查验的出口纺织品、援外物资等,上述进出境货物无论是否在《目录》内,均应向检验检疫机构申报实施检验检疫。

检验检疫机构对必须经检验检疫的进出口商品以外的进出口商品,根据有关规定可实施抽查检验。检验检疫机构根据需要，对检验合格的进出口商品，可以加施检验检疫标志或者封识。

(三)进出境动植物检疫

进出境动植物检疫，是指进出境检验检疫机构依《进出境动植物检疫法》及其实施条例的有关规定，对下列动植物及其相关检疫物实施检疫和监督管理(见表1-2)的行为。

表1-2　　　　　　　　　　　　　动植物检疫处理对象及其监管措施

处理对象	监管措施
进境、出境、过境的动植物、动物产品和其他检疫物	实施动植物检疫
装载动植物及其产品和其他检疫物的装载容器、包装物、铺垫材料	
来自动植物疫区的运输工具	
进境拆解的废旧船舶	
有关法律、行政法规、国际条约规定及贸易合同约定的货物	
国家列名的禁止进境物	作退回或销毁处理
进境动物、动物产品、植物种子、种苗及其他繁殖材料	实施检验许可制度、在签订合同或协议之前办理检疫审批
来自疫区的运输工具	口岸现场检疫、消毒处理
出境动植物、动物产品或其他检疫物，检验检疫机构对其生产、加工、存放	检疫监管
过境(含转运)运输的动植物、动植物产品或其他检疫物	
进境携带、邮寄动植物及其产品和其他检疫物	

(四)卫生检疫与处理

检验检疫机构对出入境的人员、交通工具、集装箱、行李、货物、邮包等实施医学检查和卫生检疫，对未染有检疫传染病或者已实施卫生处理的交通工具签发入境或者出境检疫证。具体如表1-3所示。

表1-3　　　　　　　　　　　　　卫生检疫与措施

检疫对象	措　施
对未染有检疫传染病的，或者已实施卫生处理的交通工具	签发出入境检疫证，允许出入境
对患有鼠疫、霍乱、黄热病的出入境人员	实施隔离留验
对患有艾滋病、性病、麻风病、精神病、开放性肺结核的外国人	阻止其入境
对患有监测传染病的出入境人员	视情况分别采取留验、发就诊方便卡等措施
对患有检疫传染病、监测传染病、疑似传染病的入境人员	实施隔离、留验和就地诊验等医学措施
对来自疫区、被传染病污染、发现传染病媒介的出入境交通工具、集装箱、行李、货物、邮包等物品	实施消毒、除鼠、除虫等卫生处理

检验检疫机构负责对国境口岸和停留在国境口岸的出入境交通工具的卫生状况实施卫生监督，包括：监督和指导对啮齿动物、病媒昆虫的防除；检查和检验食品、饮用水及其储存、供

应、运输设施;监督从事食品、饮用水供应的从业人员的健康状况;监督和检查垃圾、废物、污水、粪便、压舱水的处理;对卫生状况不良和可能引起传染病的因素采取必要的措施。

(五)进口废物原料、旧机电产品装运前检验

对国家允许作为原料进口的废物和旧机电产品以及涉及国家安全、环境保护、人类和动植物健康的旧机电产品,实施装运前检验制度。实施装运前检验,可防止境外有害废物或不符合我国有关安全、卫生和环境保护等技术规范性要求的旧机电产品进入国内,从而有效保障人身和财产安全、有效地保护环境。

进口废物原料要首先取得由国家环保总局签发的"进口废物批准证书"。进口单位与境外贸易关系人签订的国际货物买卖合同中订明装运前检验条款。废物的出口商应当在装船前向检验检疫机构指定或认可的检验机构申请实施装运前检验,经检验合格后方可装运。

进口旧机电产品的收货人或其代理人应在合同签署前向国家质检总局或收货人所在地直属检验检疫局办理备案手续。对按规定应当实施装运前预检验的,由检验检疫机构或经国家质检总局认可的装运前预检验机构实施装运前预检验。[①]

已实施装运前检验的废物原料和旧机电产品在运抵口岸后,检验检疫机构仍将按规定实施到货检验。

【同步案例1-2】　　　　　企业进口机电设备切勿夹带安装工具

宁波出入境检验检疫局在工作中发现宁波某食品公司进口的食品加工机电设备夹带了调试设备使用的旧工具、旧电焊机等。目前,检验检疫部门已对夹带的旧工具、旧电焊机等依法封存,责令该公司不得销售、使用,并按照国家有关规定予以退货。

据了解,夹带的旧工具、旧电焊机系该批货物国外出口商为在到货目的地安装设备所用,对于擅自夹带之事,国外出口商事先并未告知该公司,该公司此前并不知情。

案例解读:根据我国检验检疫法规的规定,进口旧机电产品需事先向检验检疫机构办理备案手续;对价值较高、涉及人身财产安全、健康、环境保护项目的高风险进口旧机电产品,还应当实施装运前检验。该公司夹带的旧工具、旧电焊机均属旧机电产品,按照规定应当办理备案手续方可入境。

(六)进口商品认证管理

国家对涉及人类健康和动植物生命和健康的,以及环境保护和公共安全的产品实行强制性认证制度(即CCC认证或3C认证)。自2002年5月1日起,凡列入《中华人民共和国实施强制性产品认证的产品目录》内的商品,必须经过指定的认证机构认证合格、取得指定认证机构颁发的认证证书并加施认证标志后,方可进口。此目录内的商品在进口时,检验检疫机构按规定实施验证,查验单证、核对货证是否相符。

(七)卫生注册管理与出口商品质量许可

国家对出口食品及其生产企业包括加工厂、屠宰场、冷库、仓库等实施卫生注册登记制度。实施卫生注册登记制度的出口食品生产企业,应向检验检疫机构申请卫生注册登记,取得卫生注册登记证书后,方可生产加工、储存出口食品。

国家对重要出口商品如机械、电子、轻工、机电、玩具、医疗器械、煤炭等商品实施出口商品

---

①　2016年1月1日起实施《进口旧机电产品检验监督管理办法》,将进口旧机电产品原有的"产品备案、装运前预检验、到货检验和监督管理"要求,调整为"口岸查验、目的地检验以及监督管理",仅对价值较高、涉及人身财产安全、健康、环境保护项目的高风险进口旧机电产品,实施装运前检验。

质量许可制度。检验检疫部门单独或会同有关主管部门发放出口商品质量许可证,未获得检验检疫部门单独或会同有关主管部门发放的出口商品质量许可证不准出口,实行验证管理;生产企业或其代理人可向当地检验检疫机构申请出口质量许可证书。检验检疫机构对实施质量许可制度的出口商品实行验证管理。

(八)出口危险货物运输包装检验

生产危险货物出口包装容器的企业,必须向检验检疫机构申请包装容器的性能鉴定。包装容器经检验检疫机构鉴定合格后,方可用于包装危险货物。生产出口危险货物的企业,必须向检验检疫机构申请危险货物包装容器的使用鉴定。危险货物包装容器经检验检疫机构鉴定合格的,方可包装危险货物出口。

(九)货物装载和残损鉴定

对装运出口易腐烂变质的食品、冷冻品的船舱、集装箱等运载工具,承运人、集装单位必须在装运前向检验检疫机构申请清洁、卫生、冷藏、密固等适载检验,经检验检疫机构检验合格方可装运。对外贸易关系人及仲裁、司法等机构对海运进口商品可向检验检疫机构申请办理监视、残损鉴定、监视卸载等鉴定工作。

(十)外商投资财产价值鉴定

对于外商投资企业及各种对外补偿贸易方式,检验检疫机构对境外(包括港、澳、台地区)投资者用以作为价值投资的实物或从境外购买的财产进行价值鉴定,目的是防止高价低报或低价高报,保护各方的合法权益。外商投资财产价值鉴定的内容包括外商投资财产的品种、质量、数量、价值和损失鉴定等。检验检疫机构进行价值鉴定后出具"价值鉴定证书",供企业到所在地会计师事务所办理验资手续。

(十一)进出口商品质量认证

检验检疫机构可以根据国家质检总局同外国有关机构签订的协议或者接受外国有关机构的委托进行进出口商品质量认证工作,准许有关单位在认证合格的进出口商品上使用质量认证标志。

(十二)涉外检验、鉴定、认证机构审核认可和监督

对于拟设立的中外合资、合作进出口商品的检验、鉴定、认证公司由国家质检总局对其资格信誉、技术力量、装备设施及业务范围进行审查,对审查合格的出具"外商投资检验公司资格审定意见书",由外经贸部门批准在工商部门领取执照后,再到国家质检总局办理"外商投资检验公司资格证书",方可开展经营活动。

国家质检总局对从事进出口商品检验、鉴定、认证业务公司的经营活动实行统一监督管理,对境内外检验鉴定认证公司设在各地的办事处实行备案管理。

(十三)与外国和国际组织开展活动

检验检疫部门承担世界贸易组织《贸易技术壁垒协议》(WTO/TBT)和《实施动植物卫生检疫措施协议》(WTO/SPS)咨询业务;承担联合国(UN)、亚太经济合作组织(APEC)、国际植物保护公约(IPPC)等国际组织在标准与一致化和检验检疫领域的联络工作;负责对外签订政府部门间的检验检疫合作协议、认证认可合作协议、检验检疫协议执行议定书,并组织实施。

(十四)原产地证管理

出入境检验检疫机构是签发一般原产地证的官方机构,也是我国政府授权签发普惠制产地证的唯一机构。出口单位可向各地出入境检验检疫机构申请办理普惠制产地证和一般原产地证。

二、出入境检验检疫的工作程序

(一)出入境货物检验检疫工作程序

1. 入境货物检验检疫

法定检验检疫的入境货物,在报关时必须提供报关地检验检疫机构签发的"入境货物通关单",海关凭报关地检验检疫机构签发的"入境货物通关单"验放。

入境货物检验检疫程序是:报检后先放行通关,再进行检验检疫。在法定检验检疫货物入境前或入境时,货主或其代理人(以下简称"报检人")应首先向卸货口岸或到达站的检验检疫机构报检。

2. 出境货物检验检疫

法定检验检疫的出境货物,在报关时必须提供报关地检验检疫机构签发的"出境货物通关单",海关凭报关地检验检疫机构签发的"出境货物通关单"验放。

出境货物检验检疫程序是:报检后先检验检疫,再放行通关。法定检验检疫的出境货物的报检人应在规定的时限内持相关单证向检验检疫机构报检;检验检疫机构审核有关单证,符合要求的受理报检并计收费,然后转施检部门实施检验检疫。

(二)出入境货物通关单联网核查

从 2008 年 1 月 1 日起,检验检疫机构与海关实行通关单联网核查,海关和出入境检验检疫机构对出入境法检商品实行通关单电子数据与报关单电子数据的联网核查。

"通关单联网核查"的基本流程:出入境检验检疫机构根据相关法律法规的规定对法定检验检疫的商品签发通关单,实时将通关单电子数据传输至海关,海关凭以验放法检商品,办结海关手续后将通关单使用情况反馈检验检疫机构。

(三)出入境货物检验检疫直通放行制度

2008 年 7 月 18 日,国家质检总局发布公告,正式实施进出口货物检验检疫直通放行制度。

"直通放行":对符合规定条件的进出口货物实施便捷高效的检验检疫放行方式,包括进口直通放行和出口直通放行。进口直通放行是指符合条件的进口货物,口岸检验检疫机构不实施检验检疫,货物直接运达目的地,由目的地的检验检疫机构实施检验检疫的放行方式。出口直通放行是指符合条件的出口货物,经产地检验检疫机构检验检疫合格后,企业可凭产地检验检疫机构签发的通关单在报关地海关直接办理通关手续的放行方式。

(四)出入境集装箱检验检疫业务流程

入境集装箱的报检人要先报检、后报关,即:应在办理报关手续前,向入境口岸检验检疫机构报检。未经检验检疫机构许可,不得提运或拆箱。对于装载法定检验检疫的货物的集装箱,实行与货物一次报检、一次签证放行的工作方式,即:检验检疫机构在受理报检后,对集装箱和货物一并实施检验检疫。

出境集装箱的报检人要先在装货前向所在地的检验检疫机构报检。未经检验检疫机构许可不准装运。装载出境货物的集装箱,口岸检验检疫机构凭启运地检验检疫机构出具的检验检疫单证放行。在出境口岸装载拼装货物的集装箱,由出境口岸检验检疫机构实施检验检疫。

对应做卫生除害处理的出入境集装箱,检验检疫机构根据需要在指定的地点对集装箱进行卫生除害处理。

(五)出入境交通工具和人员检验检疫业务程序

入境的交通工具和人员,必须在口岸检验检疫机构指定的地点接受检疫,除引航员外,未经检验检疫许可,任何人不准上下交通工具、装卸行李、货物邮包等。

出境的交通工具和人员,必须在最后离开的国境(不是关境)口岸接受检疫。

(六)出入境邮寄物检验检疫业务程序

出入境法检范围内邮寄物的寄件人或代理人在办理邮寄手续时,应向检验检疫机构申报,经检验检疫人员审核有关单证并实施检验检疫后,方可邮寄。依法实施检疫的出入境邮寄物,未经检验检疫机构检疫,不得运递。

进境邮寄物经检验检疫或检疫处理合格,在邮寄物上盖检验检疫章,予以放行;不合格又无有效处理的,作退回或销毁处理,并签发有关单证交寄件人。

出境邮寄物检验检疫合格或者经卫生除害处理的,根据检疫要求出具证书。不合格且无有效卫生除害处理方法的,出具"检验检疫处理通知书",不准邮寄出境。

(七)出入境快件检验检疫业务程序

快件的运营人应按规定向检验检疫机构办理报检手续,凭检疫机构签发的通关单向海关办理。对应当实施检验检疫的出入境快件,未经检验检疫或者经检验检疫不合格的,不得运递。

入境快件到达海关监管区时,快件运营人应及时向所在地的检疫机构办理手续。检疫合格,签发有关单证予以放行;经检验检疫不合格但经实施有效检验检疫处理,符合要求的,签发有关单证,予以放行。经检验检疫不合格的作退运或销毁处理,并出具有关证明。

出境快件在其运输工具离境4小时前,快件运营人应向离境口岸检验检疫机构办理。检疫合格的签发有关单证,予以放行。经检验检疫不合格的,不准出境。

三、出入境检验检疫的工作流程

出入境检验检疫工作流程是指报检/申报、计/收费、抽样/采样、检验检疫、卫生除害处理、签证放行的全过程。

(一)报检/申报

报检/申报是指申请人按照法律、法规或规章的规定向检验检疫机构申报检验检疫工作的手续。检验检疫机构工作人员审核报检人提交的报检单内容填写是否完整、规范,应附的单据资料是否齐全,是否符合规定,索赔或出运是否超过有效期等,审核无误的,方可受理报检。对报检人提交的材料不齐全或不符合有关规定的,检验检疫机构不予受理报检。

(二)计/收费

对已经受理报检的,检验检疫机构工作人员按照国家计委、财政部颁布的《出入境检验检疫收费办法》的规定计费并收费。报检单位在办理完报检手续后,应按规定及时缴纳检验检疫费用。

(三)抽样/采样

对须检验检疫并出具结果的出入境货物,检验检疫人员需到现场抽取(采取)样品。样品及制备的小样(是指所抽取或采取的样品不能直接进行检验,经一定的加工制成的样品)经检验检疫后重新封识,超过样品保存期后销毁。

(四)检验检疫

检验检疫机构对已经报检的出入境货物,通过感官、物理、化学、微生物等方法进行检验检疫,以判定所检对象的各项指标是否符合有关强制性标准或合同及卖方所在国官方机构的有关规定。目前,检验检疫的方式包括全书检验、抽样检验、型式试验、登记备案、符合性试验、符合性评估,合格保证和免于检验等9种方式。

(五)卫生除害处理

按照《国境卫生检疫法》及其实施细则、《动植物检疫法》及其实施条例的有关规定,检验检疫机构对有关出入境货物、动植物、运输工具、交通工具等实施卫生除害处理。

(六)签证与放行

出境的货物检验检合格的,检验检疫机构签发"出境货物通关单",作为海关核放货物的依据;经检验检疫不合格的,签发"出境货物不合格通知单"。

入境货物,检验检疫机构受理报检并进行必要的卫生除害处理后或检验检疫后签发"入境货物通关单",海关据此验放货物后,经检验检疫机构检验检疫合格的,签发"入境货物检验检疫证明";不合格的,签发检验检疫证书,供有关方面办理对外索赔及相关手续。

应知考核

一、单项选择题

1. 法定检验检疫货物的通关模式是(　　)。

A. 先报检,后报关 　　　　　　　　　　B. 先报关,后报检

C. 既可先报检也可先报关 　　　　　　　D. 报检与报关应同时办理

2. 中国第一家由国家设立的官方商品检验局是(　　)。

A. 1864年设立的工商部上海商品检验局

B. 1929年设立的工商部上海商品检验局

C. 1864年英商劳合氏的保险代理人

D. 1927年在天津成立的"农工部毛革肉类检查所"

3. 我国质量主管部门是(　　)。

A. 国家发改委 　　　B. 商务部 　　　C. 国家质检总局 　　　D. 国家工商总局

4. 列入《出入境检验检疫机构实施检验检疫的进出境商品目录》中的商品,若在进出口时需要实施进口商品检验,则其"检验检疫类别"为(　　)。

A. L 　　　　　　　B. M 　　　　　　　C. N 　　　　　　　D. P

5. 按照我国现行对出入境"成套设备"的管理规定,其"海关监管条件"为(　　),"检验检疫类别"为(　　)。

A. A;N 　　　　　　B. B;M 　　　　　　C. A;M 　　　　　　D. L;M

6. 对列入《出入境检验检疫机构实施检验检疫的进出境商品目录》中的商品,检验检疫部门依法实施检验,判定其是否符合(　　)的强制性要求。

A. 国家行政规范 　　B. 国家法律法规 　　C. 国家贸易政策 　　D. 国家技术规范

7. 进境动物、动物产品、植物种子、种苗的输入单位在(　　),应事先办理检疫审批手续。

A. 签订合同和协议后 　B. 签订合同和协议前 　C. 货物进口前 　　　D. 货物报检时

8. 出境的交通工具和人员,必须在(　　)的国境口岸接受检疫。

A. 最后离开 　　　　B. 最早到达 　　　　C. 最方便 　　　　　D. 启运地

9. 食品级磷酸的检验检疫类别是(　　)。

A. R/S 　　　　　　B. R/N 　　　　　　C. PR/QS 　　　　　　D. PR/QN

10. 在《出入境检验检疫机构实施检验检疫的进出境商品目录》中,某商品的海关监管条

件为"A",择其检验检疫类别可以是(　　)。

A. LM/　　　　　　　　B. /N　　　　　　　　C. R/S　　　　　　　　D. P/Q

二、多项选择题

1. 出入境检验检疫是行政执法行为,以下所列属于检验检疫执法依据的有(　　)。

A.《进出口商品检验法》

B.《进出境动植物检疫法》

C.《国境卫生检疫法》

D.《食品卫生法》

2. 以下所列各项中,属于出入境检验检疫工作范围的有(　　)。

A. 对进出口商品进行检验、鉴定和监督管理

B. 对出入境动植物及其产品,包括其运输工具、包装材料进行检疫和监督管理

C. 对出入境人员、交通工具、运输设备以及可能传播检疫传染病的行李、货物、邮包等物品实施国境卫生检疫和口岸卫生监督

D. 根据 WTO/TBTSPS 相关协定制定有关政策,采取措施打破国外技术贸易壁垒

3. 中国出入境检验检疫按其业务内容可以分为(　　)。

A. 进出口商品检验　　　　　　　　　B. 进出境动植物检验

C. 国境卫生检验　　　　　　　　　　D. 进出境商品检验

4. 根据我国《国境卫生检疫法》规定,以下属于检疫传染病的有(　　)。

A. 鼠疫　　　　　　　　　　　　　　B. 霍乱

C. 黄热病　　　　　　　　　　　　　D. 甲型 H1N1 流感

5. 国务院实施机构改革,"三检合一"是指由(　　)合并组建的国家出入境检验检疫局。

A. 国家货物检验局　　　　　　　　　B. 国家动植物检疫局

C. 国家卫生检疫局　　　　　　　　　D. 国家进出口商品检验局

6. 合格评定活动的程序主要包括(　　)。

A. 抽样、检验和检查　　　　　　　　B. 评估、验证和合格保证

C. 注册、认可和批准　　　　　　　　D. 以上各项的组合

7. 对装运出口易腐烂变质的食品、冷冻品的船舱、集装箱等运载工具,承运人、集装单位必须在装运前向检验检疫机构申请(　　)等适载检验。

A. 清洁　　　　　　B. 卫生　　　　　　C. 冷藏　　　　　　D. 密固

8. 以下所列各项中,应向检验检疫机构报检的有(　　)。

A. 入境废物原料　　　　　　　　　　B. 进口旧机电产品

C. 出境集装箱　　　　　　　　　　　D. 出口危险货物包装容器

9. 对(　　)检验检疫机构实施隔离留验。

A. 鼠疫　　　　　　B. 霍乱　　　　　　C. 黄热病　　　　　　D. 开放性肺结核

10. 出入境检验检疫工作包括(　　)过程。

A. 报检/申报、计/收费　　　　　　　B. 抽样/采样、检验检疫

C. 卫生除害处理　　　　　　　　　　D. 签证放行

三、判断题

1. 1989 年 2 月 21 日七届全国人大常委会第六次会议通过了《进出口商品检验法》。

（　　）

2. 我国出入境检验检疫机构根据 WTO/TBTSPS 相关协定制定有关政策，在保护我国人民的健康安全及我国动植物生命和健康的同时采取有效措施，打破国外技术贸易壁垒。

（　　）

3. 我国现行的通关模式：先报关、再报检。　　　　　　　　　　　　　　（　　）

4. 国家质检总局对出入境检验检疫机构实行垂直管理。　　　　　　　　　（　　）

5. 抗战时期仅存的两个商品检验局是重庆商检局和大连商检局。　　　　　（　　）

6. 国家质检总局对出入境检验检疫机构实行平行管理。　　　　　　　　　（　　）

7. 出入境检验检疫分支机构由直属出入境检验检疫局领导，向直属出入境检验检疫局负责；直属出入境检验检疫局由国家质检总局领导，向国家质检总局负责。　（　　）

8. 保护国家经济的顺利发展、保护人民的生命和生活环境的安全与健康，是出入境检验检疫的重要目的。　　　　　　　　　　　　　　　　　　　　　（　　）

9. 出入境检验检疫机构对法定检验以外的进出口商品实施抽查检验。　　　（　　）

10. 法定检验的进口货物取得入境货物检验检疫证明后，方可销售或使用。（　　）

应会考核

■ 案例题

辽宁检验检疫局通过对入境货物报检实行双人审核制度，仔细审单、双人复核层层把关，连续堵住两起入境货物逃漏检事件。涉案货物均属法检货物，但报检单位均以非法检货物申报，其中一批是进口旧机电产品，另一批是货值为 160.52 万美元的成套设备。辽宁局均已按法检货物对其办理了相关手续，接受检验监管，并对有关报检员在诚信管理系统中给予扣分处理，有效维护了检验检疫形象。请结合本项目法定检验检疫及入境货物报检的相关规定对此案例进行分析。

■ 技能应用

广东省广州市某科技有限公司某年 4 月以一般贸易的方式向广东文锦渡局申报进口一批检测试剂，包括纤维蛋白原检测试剂、葡萄糖菌及微球菌检测试剂和悬浮液等 40 个不同规格，共 1 000 多盒，货值 7 万美元，产地为美国、法国、荷兰、日本等地。文锦渡局检验检疫人员审核报检材料时发现，货主没有提供"出/入境特殊物品卫生检疫审批单"，而且以商业秘密不能泄漏为由，不提供该批货物的有效成分证明和产品说明书等资料。文锦渡局按规定不予受理该批货物入境。请问该公司的问题出现在哪里？该怎么办？

■ 综合实务

【背景资料】

深圳甲食品厂从东莞乙果园购买 4 000 千克鲜荔枝，加工制成 8 000 个荔枝罐头，包装数量为 400 个纸箱，拟装于 1 个 20 尺冷藏集装箱从深圳口岸出口。

【实务要求】

结合业务背景资料，根据出入境检验检疫的基本工作内容、工作程序及相关知识，对下列选项做出选择。

【模拟时间】

完成本业务操练时间以不超过 15 分钟为准。

1. 鲜荔枝和荔枝罐头的检验检疫类别都包括（　　）。

A. RS　　　　　　　　B. PR　　　　　　　　C. PQ　　　　　　　　D. QS

2. 以下表述中正确的有（　　）。

A. 生产该批罐头的鲜荔枝应在东莞报检　　　B. 生产该批罐头的鲜荔枝应在深圳报检

C. 乙果园应申请出境水果果园注册登记　　　D. 乙果园应申请出境水果包装厂注册登记

3. 以下表述中错误的有（　　）。

A. 荔枝罐头应在深圳申请检验检疫

B. 甲食品厂应办理检验审批手续

C. 甲食品厂应申请出口食品卫生注册登记（备案）

D. 甲食品厂应申请出境水果包装厂注册登记

4. 甲食品厂办理荔枝罐头出口报检手续时，应提供的单证包括（　　）。

A. 东莞检验检疫机构出具的鲜荔枝"产地供货证明"

B. 乙果园的出境水果果园注册登记证书

C. 甲食品厂的出境水果包装厂注册登记证书

D. 甲食品厂的出口食品卫生注册登记（备案）证书

5. 对本批货物及集装箱，检验检疫机构实施（　　）。

A. 动植物产品检疫　　　　　　　　　　　　B. 食品卫生监督检验

C. 集装箱适载检验　　　　　　　　　　　　D. 纸箱的使用鉴定

项目实训

【实训项目】

出入境检验检疫机构的行政处罚权。

【实训任务】

某年 3 月，上海检验检疫局从乘坐航班自日本东京、大阪入境的旅客行李中，截获非法携带的日本牛肉，共计 960 千克，总值 600 万日元。据悉，该批非法携带入境牛肉的数量之大、参与非法携带的人员之多，均是上海检验检疫部门旅检截留违禁物品最多的一次。目前，该批违禁物品已按照有关规定做了销毁处理。

上海国际机场检验检疫局工作人员在浦东国际机场对来自日本大阪的 JL629 航班行李进行巡查时，发现行李转盘上有数个又重又冷的行李箱，随即对该航班进行了重点检查。之后不久，发现 1 名中国旅客与 5 名日本旅客推着 7 个行李车的可疑行李准备出关。检验检疫工作人员通过 X 光机对所有行李一一进行检查后，发现行李内全部都是牛肉。经统计，在包括双肩包、行李箱等 26 件行李中，一共查获 800 千克牛肉。

国家质检总局表示，由于日本是疯牛病疫区，我国依法禁止产于日本的牛肉及其产品进境。国家质检总局高度重视上海口岸屡次截获大量非法入境日本牛肉的情况，已要求有关检验检疫部门加大执法和打击力度，确保进口食品安全。

【实训要求】

试问：检验检疫机构对此案件应该如何行使检验检疫处罚权？

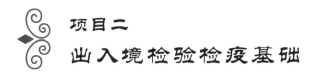

项目二
出入境检验检疫基础

项目引领：

赵昂对报检基础知识熟知后，老李向赵昂指出作为报检单位和报检人员还应该遵守检验检疫机构对报检单位的相关规定，熟知基本报检规定。

知识目标：

理解： 出入境检验检疫证单及收费、鉴定业务报检、绿色通道制度。

熟知： 复验与免验的基本内容，检验检疫的通关放行、直通放行、通关单联网核查。

掌握： 出入境货物报检的基本规定和一般要求，更改、撤销、重新报检的规定和要求，电子申报、监管、放行的基本内容，出入境报检单的填制。报检单位的概念及其分类、自理/代理报检单位的基本内容。

能力目标：

能够在熟知出入境检验检疫程序的基础上，学会报检业务的办理，并能够缮制出入境货物报检单。

项目案例：

利用通关单联网核查系统查获逃漏检

某年 2 月 25 日，茂名检验检疫局机电轻工科收到一份某纺织有限公司进口毛条的报检单。在准备检验资料的过程中，检验人员发现，除了目前报检的这一批外，该公司还有一批于当年 10 月 23 日运达黄埔新港口岸，重 19.89 吨、货值 57 283.2 美元的进口腈纶未报检。后经"通关单联网核查"核对，确认该批货物存在逃漏检情况。

2 月 26 日，检验人员到该公司询问详情，并调看其保存的合同、货物调离单、提单等资料后，最终确认该批货物确实没有报检并已使用的事实。该公司违反了关于进口商品检验的法律规定。鉴于该公司为初犯，事前没有刻意逃避检验的意向，事后能诚恳地接受批评教育，且进口腈纶原料为自用，尚未造成严重后果。经研究，茂名局决定对该公司免予行政处罚，责成该公司依法补办报检手续，积极协助检验人员做好所进口腈纶原料的检验工作，并做出深刻检讨。

凡列入《出入境检验检疫机构实施检验检疫的进出境商品目录》内的进口商品，一定要严格按照相关规定，在海关放行后 20 日内，向出入境检验检疫机构申请检验。法定检验的进口商品未经检验的，一律不准销售和使用。企业应引以为戒，增强法律意识。

资料来源：http://www.aqsiq.gov.cn/zjxw/dfzjxw/dfftpxw/200803/t20080328_68409.htm.

知识支撑：

任务一　出入境检验检疫的基本规定

任务驱动：

报检员赵昂在初识了项目一的相关内容后，着手准备报检的基本操作。

报检是指有关当事人根据法律、行政法规的规定，对外贸易合同的约定或证明履约的需要，向检验检疫机构申请检验、检疫、鉴定，以获准出入境或取得销售使用的合法凭证及某种公证证明所必须履行的法定程序和手续。

一、报检范围

范围包括：法律、行政法规规定必须由检验检疫机构实施检验检疫的；输入国或地区规定必须凭检验检疫机构出具的证书方准入境的；有关国际条约规定必须经检验检疫的；对外贸易合同约定须凭检验检疫机构签发的证书进行交接、结算的；申请签发一般原产地证明书、普惠制原产地证明书的。

有的国家发布法令或政府规定，对某些来自中国的入境货物须凭检验检疫机构签发的证书方可入境。

凡国际条约、公约或协定规定须经我国检验检疫机构实施检验检疫的出入境货物，报检人须向检验检疫机构报检，由检验检疫机构实施检验检疫。

必须向检验检疫机构报检，由检验检疫机构实施检验检疫的对象主要有：列入《出入境检验检疫机构实施检验检疫的进出境商品目录》内的货物；入境废物、进口旧机电产品；出口危险货物包装容器的性能检验和使用鉴定；进出境集装箱；进境、出境、过境的动植物、动植物产品及其他检疫物；装载动植物、动植物产品和其他检疫物的装载容器、包装物、铺垫材料；进境动植物性包装物、铺垫材料；来自动植物疫区的运输工具；装载进境、出境、过境的动植物、动植物产品及其他检疫物的运输工具；进境拆解的旧船舶；出入境人员、交通运输工具、运输设备及可能传播检疫传染病的行李、货物和邮包等物品；旅客携带物和携带伴侣动物；国际邮寄物；其他法律法规规定需要经过检验检疫机构实施检验检疫的其他应检对象。

二、报检资格

报检当事人从事报检行为，办理报检业务，必须按照检验检疫机构的要求，取得报检资格，未按规定取得报检资格的，检验检疫机构不予受理报检。

1. 报检单位

（1）自理报检单位在首次报检时须办理备案登记手续，取得"自理报检单位备案登记证书"和报检单位代码后，方可办理相关检验检疫事宜；

（2）代理报检单位须经直属检验检疫局注册登记，取得"代理报检单位注册登记证书"和报检单位代码后，方可依法代为办理检验检疫报检。

2. 报检人员

（1）报检人员只有通过国家质检总局组织的全国统一考试，获得"报检员资格证"，并由报检单位向检验检疫机构提出注册申请，经审核合格获得了"报检员证"，方能从事本单位的报检工作。无持证报检人员的，应委托代理报检单位报检。代理报检单位报检时应提交委托人按检验检疫机构规定的格式填写的代理授权委托书。

（2）非贸易性质的报检行为，报检人员凭有效证件可直接办理报检手续。

三、报检方式

1. 书面报检

报检当事人填制纸质出/入境报检单，备齐随附单证向检验检疫机构当面递交的报检方式。

2. 电子报检

电子报检主要通过"企业端软件"或"网上申报系统"（浏览器方式）两种方式来实现电子报检。先网上申报，检验检疫机构工作人员处理后，将受理报检信息反馈给报检当事人。当事人打印出符合规范的纸质报检单，并在检验检疫机构规定的时间和地点提交出/入境货物报检单和随附单据的报检方式。

四、报检程序

1. 准备报检单证

了解出入境货物情况后，按货物的性质，提供数据和正确、齐全、真实、有效的单证。办理检疫审批、强制性认证、卫生注册等有关批准文件，应在报检前办理相关手续。

（1）报检时，应使用国家质检总局统一印制的报检单，加盖报检单位印章。

（2）报检单的所列项目应填写正确、准确，字迹清晰，不得涂改，无相应内容的栏目填写"＊＊＊"不得留空。

（3）报检单必须做到三相符：（1）单证相符；（2）单单相符；（3）单货相符。

（4）随附单证原则上要求原件，确实无法提供原件的，应提供复印件。但是有关入境许可/审批文件、输出国家或地区官方检疫证书、进口货物装运前检验证书、出境货物换证凭条及其他检验检疫特别要求的单证，须提供原件。

2. 电子报检数据录入

（1）报检人员使用国家质监局评测合格的电子软件。

（2）在规定的期限内向检疫机构报检。

（3）对于合同、信用证有特殊要求的，应在电子报检中提出。

（4）对审核不符合电子报检的数据的，报检员按要求对报检的数据修改后再次报检。

（5）报检员收到受理报检的反馈信息后，打印出符合规范的纸质货物报检单。

（6）对已发送的电子数据进行更改、撤销的，报检人员应发出更改、撤销申请。

3. 现场递交单证

电子报检受理后，报检人员应在检验检疫机构规定的地点和期限内，持本人"报检员证"到现场递交纸质报检单、随附单证等有关资料。

对经检验检疫机构工作人员审核认为不符合规定的报检单证，或需要报检单位做出解释、说明，报检人员应及时修改、补充或更换报检单证，及时解释、说明情况。

4. 联系配合检验检疫

(1)向检验检疫机构提供进行抽样、检验、检疫、鉴定的必备工作条件,配合检验检疫机构进行现场验货、抽样及其他事宜。

(2)落实检验检疫机构提出的检疫监管措施和要求。

(3)对经检验检疫机构合格放行的出境货物加强批次管理,不错发、错运、漏发;对未经检验检疫合格或者未经检验检疫机构许可的入境法检货物,不得销售、使用或者拆卸、运递。

5. 缴纳检验检疫费

报检人员应在检验检疫机构开具收费通知单之日起 20 日内足额缴纳检验检疫费用。

6. 签领证单

对出入境货物检验检疫完毕后,检验检疫机构根据评定结果签发相应的证单;报检人在领取检验检疫机构出具的有关检验检疫证单时应如实签署姓名和领证时间,并妥善保管。

任务二　报检单位

任务驱动:

老李首先对报检单位的业务范围和备案、注册的手续向赵昂介绍,并利用计算机亲自为其演示。

一、报检单位的概念

报检是报检主体依法向检验检疫机构申报检验检疫、办理相关手续、启动检验检疫流程的行为。报检单位是发生报检行为的主体,按照报检单位登记的性质,可分为自理报检单位和代理报检单位。

自理报检单位,是指根据我国法律法规规定办理出入境检验检疫报检/申报,或委托代理报检单位办理出入境检验检疫报检/申报手续的出入境货物或其他报检物的收发货人、进出口货物的生产、加工、储存和经营单位等。自理报检单位在首次报检时须办理备案登记手续,取得报检单位代码后,方可办理相关检验检疫报检/申报业务。

代理报检单位,是指经检验检疫机构注册登记,依法接受有关关系人委托,为有关关系人办理报检/申报业务,在工商行政管理部门注册登记的境内企业法人。

报检单位的具体工作则是由报检单位的报检员负责。国家对报检员实行注册管理。报检人员取得“报检员资格证”后,向检验检疫机构提出申请,获得“报检员证”方可从事工作。非贸易性质(指作为展出、援助、交换、赠送的货物)的报检行为,报检人员凭有效证件直接办理手续。

报检人是对履行出入境检验检疫报检/申报程序和手续并承担相应义务和法律责任的报检单位和报检员的统称。

二、自理报检单位

(一)自理报检单位的范围

范围包括:有进出口经营权的国内企业;进口货物的收货人或其代理人;出口货物的生产企业;出口货物运输包装及出口危险货物运输包装生产企业;中外合资、中外合作、外商独资企业;国外企业常驻中国代表机构;进出境动物隔离饲养和植物繁殖生产单位;进出境动植物产品的生产、加工、存储、运输单位;对进出境动植物、动植物产品、装载容器、包装物、交通运输工具等进行药剂熏蒸和消毒服务的单位;有进出境交换业务的科研单位;其他需要报检的单位涉及出入境检验检疫业务的。

(二)自理报检单位的备案登记

检验检疫机构对自理报检单位实行备案登记制度。凡属于自理报检单位范围的,首次办理报检业务时,须持有关证件向当地检验检疫机构申请办理备案登记手续。国家质检总局负责全国自理报检单位的统一管理工作,各地直属检验检疫局负责所辖地区自理报检单位备案登记等工作的组织实施,各地检验检疫机构负责辖区内自理报检单位的备案登记、信息更改、根据实际情况对自理报检单位的备案信息定期进行核实、日常监督管理等具体管理工作。

检验检疫机构对自理报检单位实行属地管理原则。自理报检单位备案登记的申请人可以直接向其工商注册所在地检验检疫机构提出申请或网上提交申请。其材料包括:

(1)自理报检单位备案登记申请表(见表2—1);

(2)加盖企业公章的"企业法人营业执照"复印件,同时交验原件;

(3)加盖企业公章的组织机构代码证复印件,同时交验原件;

(4)有进出口经营权的企业须提供有关证明材料;

(5)申请人需要向检验检疫机构提供的其他有关证明材料;

(6)检验检疫机构要求的其他相关材料。

表2—1 自理报检单位备案登记申请表

申请单位名称(中文)					
申请单位名称(英文)					
企业地址				邮政编码	
海关注册代码		电话号码		法定代表人	
E-mail地址		传真号码		联系人	
企业性质	□国有 □中外合作 □中外合资 □外商独资 □集体 □私营 □其他				
组织机构代码		外资投资国别("三资"企业)			
经营范围					
开户银行				银行账号	
随附文件	□企业营业执照复印件 □批准证书/资格证书复印件 □组织机构代码复印件 □其他 以上文件的复印件应加盖单位公章				
申请单位公章: 法定代表人签字:		报检专用章: 填报人 日期: 年 月 日			
*以下由出入境检验检疫机构填写: 经办人:		企业备案登记代码: 日期: 年 月 日			

检验检疫机构对申请人提供的资料进行审核,申请人提交的材料应当齐备、真实有效,审核通过后予以备案登记,并向申请人颁发"自理报检单位备案登记证明书"。"自理报检单位备案登记证明书",有效期5年。期满后,自理报检单位应当到原备案机构办理延期换证手续。

自理报检单位必须遵守有关法律法规,接受检验检疫机构的监督和管理。自理报检单位需要终止备案登记的,应以书面形式向原备案机构办理注销手续。自理报检单位提供虚假信息或者材料并取得备案登记的,检验检疫机构撤销其备案登记。自理报检单位提供的材料失实,或不按规定办理更改手续,造成无法落实检验检疫等严重后果的,按相关法律法规规定处理。

已经在工商注册所在地检验检疫机构备案登记的自理报检单位及其已经注册的报检员,前往注册地以外报检时,检验检疫机构核实其提供的自理报检单位备案登记信息后予以受理,并按照有关规定进行管理,自理报检单位无需在异地办理备案登记和报检员注册手续。

(三)自理报检单位的信息变更

自理报检单位备案登记信息变动的,应及时更改,以确保其备案登记信息的准确性。自理报检单位的名称、注册地址、企业性质、法定代表人、报检员、营业场所、注册资金、电话号码、传真号码、电子信箱、联系人、邮政编码等内容更改的,检验检疫机构根据自理报检单位提出的更改申请及时办理信息变更手续。自理报检单位名称、地址、法定代表人更改的,检验检疫机构重新颁发"自理报检单位备案登记证明书"。

(四)自理报检单位的权利和义务

1. 自理报检单位的权利

(1)根据检验检疫法律规定,依法办理出入境货物、人员、运输工具、动植物及其产品等与其相关的报检/申报手续。

(2)按有关规定办理报检并提供抽样、检验检疫的各种条件后,有权要求检验检疫机构在国家质检总局统一规定的检验检疫期限内完成检验检疫工作,并出具证明文件;如果因为检验检疫工作人员玩忽职守造成损失或入境货物超过索赔期而丧失索赔权、出境货物耽误装船结汇的,有权追究当事人责任。

(3)对检验检疫机构的检验检疫结果有异议的,有权在规定的期限内向原检验检疫机构或其上级检验检疫机构以至国家质检总局申请复验。

(4)在保密情况下提供有关商业及运输单据时,有权要求检验检疫机构及其工作人员予以保密。

(5)有权对检验检疫机构及其工作人员的违法、违纪行为进行控告、检举。

2. 自理报检单位的义务

(1)遵守国家有关法律法规和检验检疫规章,对所报检物品的真实性负责。

(2)应当按检验检疫机构的要求选用报检员,由报检员凭检验检疫机构核发的"报检员证"办理报检手续。同时,应加强对本单位报检员的管理并对报检员的报检行为承担法律责任。

(3)提供正确、齐全、合法、有效的证单,完整、准确、清楚地填制报检单,并在规定的时间和地点办理报检手续。

(4)在办理报检手续以后,应该按照要求及时与检验检疫机构联系,协助检验检疫工作人员进行现场检验检疫、抽(采)样及检验检疫处理等事宜,并落实检验检疫机构提出的检验检疫监管及有关要求。

(5)对已经检验检疫合格放行的出口货物应加强批次管理,不得错发、错运、漏发,以免造成货证不符;对入境货物,未经检验检疫合格或许可,不得销售、使用或拆卸、运递。

(6)申请检验检疫、鉴定等工作时,应该按照规定缴纳检验检疫费。

三、代理报检单位

(一)代理报检单位的资格条件

国家质检总局对代理报检单位实行注册登记制度。代理报检单位必须在取得"代理报检单位注册登记许可证书"以后,方可在许可的报检区域内从事指定范围的代理报检业务。未取得代理报检企业注册登记的,不得从事代理报检业务。各地检验检疫机构不受理未经注册登记的报检单位的报检业务。

国家质检总局统一管理全国代理报检单位的注册登记工作,对代理报检单位注册登记工作进行监督。各直属检验检疫局负责所辖地区代理报检单位注册登记的受理和初审工作,并根据国家质检总局的审批意见实行行政许可。各地检验检疫机构负责代理报检单位注册登记的日常监督管理工作。代理报检单位注册登记属于行政许可事项。

申请代理报检单位注册登记的单位应符合《出入境检验检疫代理报检管理规定》和国家质检总局的有关要求,向工商注册所在地直属检验检疫局提出申请。办理代理报检单位注册登记时应具备下列条件:

(1)取得工商行政管理部门颁发的"企业法人营业执照";

(2)注册资金在100万元人民币以上;

(3)有固定的工作场所及开展报检业务所需要的条件和设施;

(4)有建立健全的行之有效的内部管理制度;

(5)拥有不少于5名经检验检疫机构考试合格并取得"报检员资格证"的人员,并与每个报检员签订合法的《劳动合同》,为每个报检员缴纳社会保险。

分公司以自己的名义申请代理报检企业注册登记的,应当取得"营业执照",具备前款第3、4、5项要求的条件,且总公司注册资金人民币100万元以上。

(二)代理报检单位的注册登记

代理报检单位注册登记实行网上申请、书面确认的方式,申请单位须向工商注册所在地的直属检验检疫局申请。通过中国电子检验检疫业务网提交申请。申请单位提交的书面材料如下:

(1)代理报检企业注册登记申请书(相关资料见表2-2、表2-2-1、表2-2-2)。

(2)企业法人营业执照复印件;分公司以自己名义申请的,需同时提交"营业执照"复印件、总公司授权书。

(3)"组织机构代码证"复印件。

(4)拟任报检员的"报检员资格证书"复印件。

(5)代理报检企业与拟任报检员签订的劳动合同。

(6)企业章程复印件。

(7)营业场所所有权证明或者租赁证明复印件。

(8)申请人的印章印模。

申请人提交的材料应当加盖本企业公章,提交复印件的应当同时交验正本。受理机构收到注册登记申请后,根据下列情况分别做出处理:

(1)申请材料不齐全或者不符合法定形式的,应当当场或者在5日内一次告知申请人需要补正的全部内容,逾期不告知的,自收到申请材料之日起即为受理;

(2)申请材料仅存在可以当场更正错误的,应当允许申请人当场更正;

(3)申请材料齐全、符合法定形式,或者申请人按照要求提交全部补正申请材料的,应当予以受理。

受理申请的,受理机构应当向申请人出具由国家质检总局统一制定的行政许可申请受理决定文书。受理机构应当根据法定条件和程序对受理的申请进行审查,并指派两名以上工作人员对申请材料的实质内容进行现场核查。分支机构受理申请的,应当将初步审查意见和全部申请材料报送直属检验检疫局。直属检验检疫局应当自受理申请之日起20日内做出准予或者不予注册登记的决定。20日内不能做出决定的,经直属检验检疫局负责人批准,可以延长10日,并将延长期限的理由书面告知申请人。

准予注册登记的,直属检验检疫局应当自做出书面决定之日起10日内向申请人颁发"代理报检企业注册登记证书"(以下简称"注册登记证书")。不予注册登记的,出具不予注册登记决定书,说明理由,并告知申请人享有依法申请行政复议或者提起行政诉讼的权利。"注册登记证书"有效期4年。

取得"注册登记证书"的代理报检企业,完成下列行为后,方可在规定的报检服务区域内从事代理报检业务:为拟任报检员向检验检疫机构办理报检员注册;刻制代理报检专用章并向检验检疫机构备案。未取得代理报检企业注册登记的,不得从事代理报检业务。

表2—2

<table>
<tr><td colspan="2" align="center">代理出入境检验检疫报检单位
注册登记申请书</td></tr>
<tr><td>网上申请编号:_____</td><td>填表日期:_____</td></tr>
<tr><td colspan="2">中华人民共和国_____出入境检验检疫局:

　　根据《出入境检验检疫代理报检管理规定》,我单位特向贵局申请代理报检单位注册登记,并附基本情况资料及相关材料。(基本情况登记表为申请书的必要部分。)
　　我单位将严格遵守出入境检验检疫有关法律、法规和规定,按照检验检疫机构的规定和要求办理代理报检业务,配合做好检验检疫工作,并承担相应的经济责任和法律责任。我单位具有固定营业场所及符合办理检验检疫报检业务所需的设施,具备健全的管理制度。
　　我单位保证如实提交有关材料和反映真实情况,并对申请材料的实质内容的真实性负责,特请批准。</td></tr>
<tr><td></td><td>申请单位(公章):</td></tr>
<tr><td>法人代表
　(签字):</td><td>联系人(签字):
部门:　　　职务:　　　电话:
　　　　　　　　　年　　月　　日</td></tr>
</table>

表 2－2－1   **基本情况登记表**

单位公章：

单位名称	中文				
	英文				
注册地址				邮政编码	
经营地址				邮政编码	
企业性质			注册地址行政区划		
工商营业执照号码			有效日期截至		年　月　日
组织机构代码			海关注册号		
法定代表人		电话		传真	
单位联系人		电话		传真	
体系认证		电子邮件			
注册资金(人民币)		开户银行		银行账户	
代理报检区域					
报检人员					
序号	姓名	报检员资格证编号	身份证号码	联系电话	手签笔迹
1					
2					
3					
4					
5					

表 2－2－2

企业声明
_____出入境检验检疫局： 　　为促进外贸的发展,给企业提供较多的方便,我单位现申请代理进出口商品报检业务。为使这项工作顺利健康发展,我单位做出如下保证: 　　1. 遵守出入境检验检疫法律、法规和规定,依法如实报检。 　　2. 承担被代理人在经济贸易活动中应承担或所涉及的有关出入境检验检疫方面的义务,承担或解决由代理报检而产生或涉及的纠纷及其后果。 　　3. 对我单位派出的或指定的代理报检员的一切涉及出入境检验检疫的行为负法律责任。 　　4. 自觉接受出入境检验检疫机构的管理,如实报告代理报检情况,不隐瞒,不欺骗。 　　5. 按国家有关规定,代被代理人缴纳检验检疫费及其他规定的费用。 　　6. 本单位与检验检疫机构无任何隶属和利益关系,未聘请检验检疫机构工作人员和按国家有关规定应予回避的人员以及离开检验检疫工作岗位 3 年内的人员。 　　**法人代表(签字)**　　　　　　　　　　　　　　　**公司(公章)** 　　年　月　日　　　　　　　　　　　　　　　　　年　月　日

(三)代理报检单位的信息变更

代理报检单位的名称、地址、法定代表人、非法人企业的负责人、经营范围等重大事项发生变更的,应当在变更之日起 30 日内办理信息更改手续,向直属检验检疫局申请变更。代理报检单位随意更改注册信息的,产生的法律责任和后果由代理报检单位承担。

(四)代理报检单位的例行审核

检验检疫机构每 2 年对代理报检单位实行一次例行审核制度,代理报检单位应当在审核年度的 3 月 1 日至 3 月 31 日向所在地检验检疫机构申请例行审核,提交上两年度的《例行审核报告书》。《例行审核报告书》的主要内容包括代理报检企业基本信息、遵守检验检疫法律法规规定情况、报检员信息及变更情况、代理报检业务情况及分析、报检差错及原因分析、自我评估等。检验检疫机构应当在当年的 5 月 31 日前完成代理报检企业的例行审核。

检验检疫局对例行审核材料的真实性及实质性内容进行包括现场核查、实地检查、座谈会、发放调查表等多种形式的审查。审查内容包括注册资金、报检员人数、经营场所及办理检验检疫代理业务所需要的条件,年度代理报检业务及报检差错情况,遵守代理报检单位管理规定情况,遵守检验检疫法律法规情况,有关委托人的反映等。

(五)代理报检单位的信用等级分类管理

代理报检单位信用等级评定以代理报检单位在日常代理报检业务中遵守法律法规、履行代理报检职责的情况为依据,实行评分制度,并根据评分的结果及附加条件确定 A、B、C、D 四个等级。对于 A 级、B 级的代理报检单位,可给予不同程度的便利通关措施和宽松的管理措施;对于 C 级、D 级的代理报检单位,可以分别采取加严监管、列入"黑名单"等强化管理措施。

(六)应当依法办理注册登记的注销手续的情形

这包括以下情形:

(1)代理报检企业终止代理报检业务的;

(2)代理报检企业依法终止的;

(3)代理报检企业组织机构代码发生变化的;

(4)注册登记被撤销、撤回,或者注册登记证书被吊销的;

(5)法律、法规规定应当注销行政许可的其他情形。

注册登记资格被注销的代理报检企业,其报检员的"报检员证"同时自动注销。企业应当交还"代理报检企业注册登记证书"和"报检员证"。

(七)代理报检单位的权利、义务和法律责任

1. 代理报检单位的权利

(1)代理报检单位被许可在登记注册后,有权在批准的代理报检区域内由其在检验检疫机构注册并持有"报检员证"的报检员向检验检疫机构办理代理报检业务,但不得出借名义供他人办理报检业务。

(2)除另有规定外,代理报检单位有权代理委托人委托的出入境检验检疫报检业务。

(3)进口货物的收货人可以在报关地或收货地委托代理报检单位报检,出口货物发货人可以在产地或报关地委托代理报检单位报检。

(4)按照有关规定代理报检,并提供抽样、检验检疫的各种条件后,有权要求检验检疫机构在国家质检总局规定的期限内完成检验检疫工作,并出具证明文件。如因检验检疫工作人员玩忽职守造成损失或入境货物超过索赔期丧失索赔权,出境货物耽误装船结汇的,有权追究当事人责任。

(5)代理报检单位对检验检疫机构的检验检疫结果有异议的,有权在规定的期限内向原检验检疫机构或其上级检验检疫机构乃至国家质检总局申请复验。

(6)代理报检单位在保密情况下提供有关商业运输单据时,有权要求检验检疫机构及人员予以保密。

(7)代理报检单位有权对检验检疫机构及其工作人员的违法、违纪行为进行投诉、检举。

2. 代理报检单位的义务

(1)代理报检单位必须遵守出入境检验检疫法律、法规和规定,并对代理报检的各项内容和提交的有关文件的真实性、合法性负责,承担相应的法律责任;

(2)代理报检企业接受委托人的委托,应当在委托人的授权范围内从事代理报检业务,并对委托人所提供情况的真实性进行核实;

(3)代理报检单位接受委托办理报检手续时,应当向检验检疫机构提交报检委托书(见表2-3),报检委托书应当列明委托事项,并加盖委托人和代理报检单位的公章;

(4)代理报检单位应在检验检疫机构规定的期限、地点办理报检手续,办理报检时应按规定填制报检申请单,加盖代理报检单位的合法印章,并提供检验检疫机构要求的必要单证;

(5)代理报检单位应按时缴纳检验检疫费,并将检验检疫收费情况如实告知委托人,不得借检验检疫机构名义向委托人乱收取费用。

(6)代理报检单位应配合检验检疫机构实施检验检疫,并提供必要的工作条件,对已完成检验检疫工作的,应及时领取检验检疫证单和通关证明;

(7)代理报检单位对实施代理报检中所知悉的商业秘密负有保密义务;

(8)代理报检单位不得以任何形式出让其名义供他人办理代理报检业务;

(9)代理报检单位应当规范本企业报检员的报检行为,并对报检员的报检行为承担法律责任,报检员不再从事报检工作或被解聘、离开本单位时,代理报检单位应及时申请办理注销手续,否则因此产生的法律责任由代理报检单位承担;

(10)代理报检单位应当按照检验检疫机构的要求建立和完善代理报检业务档案,真实完整地记录其承办的代理报检业务,代理报检企业的代理报检业务档案保存期限为4年。

3. 代理报检单位的法律责任

(1)代理报检企业不如实提供进出口商品的真实情况,取得检验检疫机构的有关证单,或者对法定检验的进出口商品不予报检,逃避进出口商品检验的,由检验检疫机构根据《进出口商品检验法实施条例》第四十八条的规定没收违法所得,并处商品货值金额5%以上20%以下罚款;情节严重的,撤销其报检注册登记。

(2)代理报检企业违反规定扰乱报检秩序,有下列行为之一的,由检验检疫机构按照《进出口商品检验法实施条例》第五十八条的规定责令改正,没收违法所得,可以并处10万元以下罚款,暂停其6个月以内代理报检业务;情节严重的,撤销其代理报检企业注册登记:

①1年内报检员3人次以上被撤销报检从业注册的;

②未按照规定代委托人缴纳检验检疫费、未如实向委托人告知检验检疫收费情况或者借检验检疫机构名义向委托人乱收取费用的;

③对检验检疫机构的调查和处理不予配合的,或者威胁、贿赂检验检疫工作人员的;

④出让其名义供他人办理代理报检业务的;

⑤例行审核不合格的。

表 2—3

(IQ徽标)

代理报检委托书

_____出入境检验检疫局：

　　本委托人郑重声明，保证遵守出入境检验检疫法律、法规的规定。如有违法行为，自愿接受检验检疫机构的处罚并负法律责任。

　　本委托人委托受委托人向检验检疫机构提交"报检申请单"和各种随附单据。具体委托情况如下：

　　本单位将于_____年_____月间进口/出口如下货物：

品名		H.S 编号	
数(重)量		合同号	
信用证号		审批文号	
其他特殊要求			

　　特委托_____（单位/注册登记号），代表本公司办理下列出入境检验检疫事宜：

　　□1. 办理代理报检手续　□2. 代缴检验检疫费　□3. 负责与检验检疫机构联系并验货

　　□4. 领取检验检疫证单　□5. 其他与报检有关的相关事宜

请贵局按有关法律法规规定予以办理。

　　委托人（公章）　　　　　　　　　受委托人（报检专用章）

　　　年　月　日　　　　　　　　　　　　　　年　月　日

　　本委托书有效期至_____年____月____日

受托人确认声明

本企业完全接受本委托书，保证履行以下职责：

1. 对委托人提供的货物情况和单证的真实性、完整性进行核实；

2. 根据检验检疫有关法律法规规定办理上述货物的检验检疫事宜；

3. 及时将办结检验检疫手续的有关委托内容的单证、文件移交委托人或其指定的人员；

4. 如实告知委托人检验检疫部门对货物的后续检验检疫及监管要求。

如在委托事项中发生违法或违规行为，愿承担相关法律和行政责任。

联系人：_____

联系电话：_____　　　　　　　　受托人（加盖公章）

　　　　　　　　　　　　　　　　　　　　　　　年　月　日

　　(3)代理报检企业有下列情形之一的，有违法所得的，由检验检疫机构责令改正，处以违法所得 3 倍以下罚款，最高不超过 3 万元；没有违法所得的，处以 1 万元以下罚款：

　　①未按照规定建立、完善代理报检业务档案，或者不能真实完整地记录其承办的代理报检业务；②拒绝接受检验检疫机构监督检查；③未按期申请例行审核的。

【拓展阅读 2—1】　　报检单位、报检员注册管理系统操作说明(企业用户)

　　1. 单位备案/注册申请时"属地检验检疫机构"一栏应填写企业所在地检验检疫局；

　　2. 组织机构代码为 9 位，带"X"须在中文状态下输入，代码中"—"不需输入；

　　3. 申请表中带" ＊ "的为必输项，不带" ＊ "的为可选项；

　　4. 分公司申请时，"注册资金"填写总公司的注册资金，注册资金为非人民币的须换算成

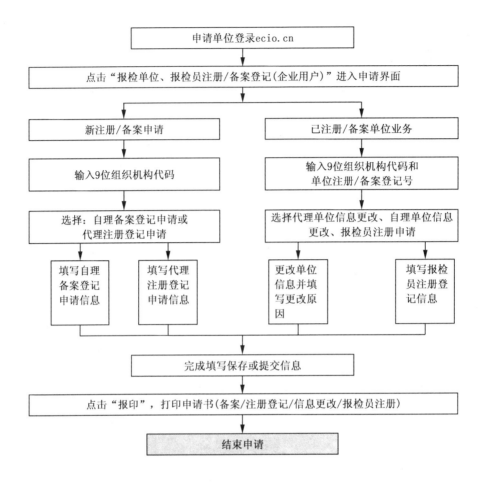

人民币填写(以申请当日汇率为准);

5."法定代表人"、"银行账号"及"经营范围"等数据项出现字符不够的情况可在纸质申请书上修改,同时在修改处须加盖申请单位印章;

6. 自理报检单位备案登记申请书"报检专用章"一栏可空白;

7. 已批准的代理报检单位办理报检员注册时,原企业报检人员中无此人信息的须先办理企业信息更改(新增报检人员)。

资料来源:中国检验检疫电子业务网,http://www.eciq.cn。

【同步思考 2-1】　　　　　自理报检与代理报检的区别

项目 \ 类别	自理报检单位	代理报检单位
管理方法	备案制	注册制
证书名称	自理报检单位备案登记证明书	代理报检单位注册登记证明书
变更期限	15 天	30 天
变更申报部门	所在地直属检验检疫局	国家质检总局
异地保健备案	保留并沿用原来的 10 位代码	原则上不予异地备案

项目 \ 类别	自理报检单位	代理报检单位
报检地		进口:报关地、收货地　　出口:报关地、产地
申报方式		允许电子申报,不允许电子录入
适用法律	无	《中华人民共和国民法通则》
年度审核		每年 3 月 31 日前,例行审核报告书
报检委托书		须加盖双方公章

任务三　出入境检验检疫的一般要求

任务驱动:

报检员赵昂在掌握了报检项目一和项目二的相关内容后,着手准备报检的基本操作。

一、入境货物检验检疫

(一)入境货物检验检疫概述

法定检验检疫的进境货物,在报关时必须提供报关地检验检疫机构签发的"入境货物通关单",海关凭报关地检验检疫机构签发的"入境货物通关单"验放。

入境货物检验检疫的一般程序是:先报检→后通关→再次检验检疫。在法定检验检疫货物入境前或入境时,货主或其代理人(以下简称报检人)应首先向卸货口岸或到达站的检验检疫机构报检。

报检时,报检人应按照检验检疫机构的有关规定和要求提供有关单证资料。检验检疫机构按有关规定审核报检人提供的资料,符合要求的,受理报检并计收费;对来自疫区的,可能传播检疫传染病、动植物疫情及可能夹带有害物质的入境货物的交通工具或者运输包装实施必要的检疫、消毒、卫生除害处理后,签发"入境货物通关单"(入境废物、活动物等除外)供报检员办理海关的通关手续。

货物通关后,入境货物的货主或代理人须在检验检疫机构规定的时间和地点到指定的检验检疫机构,与其联系,对货物实施检验检疫。没有经过检验检疫的,不准销售、使用;再次检验检疫以后,对检验检疫合格的、符合要求的,检验检疫机构签发"入境货物检验检疫证明",准予销售、使用;对检验检疫不合格的、不符合要求的,检验检疫机构签发"检验检疫处理通知书",在检验检疫机构的监督下进行处理,无法处理或处理以后仍不符合要求的,做退运或销毁处理;需要对外索赔的,检验检疫机构签发检验检疫证书。

对于入境的废物和活动物等特殊货物,按有关规定,检验检疫机构在受理报检后进行全部或部分项目的检验检疫,检验检疫合格方可签发"入境货物通关单"。

对于最终使用地不在入境口岸检验检疫机构辖区内的货物,可以在通关后调往目的地的检验检疫机构进行检验检疫(按规定应在入境口岸检验检疫进行检验检疫的货物除外),即在口岸只办理报检和通关手续,货物的检验检疫和出证等工作均在目的地检验检疫机构完成。

(二)入境货物报检分类

入境货物报检可分为入境一般报检、入境流向报检和异地施检报检。

1. 入境一般报检

入境一般报检是指法定检验检疫入境货物的货主或其代理人,持有关单证向报关地检验检疫机构申请对入境货物进行检验检疫以获得入境通关放行凭证,并取得入境货物销售、使用合法凭证的报检。

对进境一般报检业务而言,签发"入境货物通关单"(三联)以及对货物实施检验检疫都由报关地检验检疫机构完成,货主或其代理人办理通关手续后,应主动与检验检疫机构联系落实检验检疫工作。

对进境一般报检业务而言,签发"入境货物通关单"以及对货物的检验检疫都由口岸检验检疫机构完成。

2. 入境流向报检

入境流向报检又称口岸清关转异地进行检验检疫的报检,指法定入境检验检疫货物的收货人或其代理人持有关单证在卸货口岸向检验检疫机构报检,获取"入境货物通关单"(四联)并通关后,由进境口岸检验检疫机构进行必要的检疫处理(即只检验检疫装运货物的运输工具和外包装),货物调往目的地后再由目的地检验检疫机构进行检验检疫监管。申请进境流向报检货物的通关地与目的地属于不同辖区。

3. 异地施检报检

异地施检报检是指已经在口岸完成进境流向报检,货物到达目的地后,该批进境货物的货主或其代理人在规定的时间内(海关放行货物后 20 天内),向目的地检验检疫机构申请进行检验检疫的报检。异地施检报检时应提供口岸检验检疫机构签发的"入境货物调离通知单",即"入境货物通关单"(四联)中的第三联流向联。

异地施检报检是入境流向报检货物到达目的地后,入境货物货主或者代理人对同一批货物向目的地检验检疫机构的二次申报,主要目的是申请检验检疫,已取得合法的销售使用凭证。因入境流向报检时,只是在口岸对装运货物的运输工具和外包装进行了必要的检验检疫处理,并未对整批货物进行检验检疫。

【同步案例 2-1】 入境调离货物未经检验检疫擅自使用——"罚"

宁波余姚检验检疫局在检验检疫过程中发现一起擅自使用未经检验检疫的入境调离货物的案件。该批货物从上海浦东机场进口,在上海海关办理了调离手续。上海检验检疫局出具的"入境货物调离通知单"上明确该批货物是调往目的地(余姚检验检疫局)实施检验检疫,同时也明确该批货物未经检验检疫不得销售或者使用。但由于该批货物的货主与其报关单位、报检单位之间事先未及时沟通,加之货主不熟知入境调离货物的相关程序,收到货物后未经检验检疫便擅自使用,才导致这一案件的发生。

根据《进出口商品检验法实施条例》第十六条和第十八条,对擅自使用该批货物的货主进行了行政处罚。这也是入境货物口岸内地联合执法系统投入运行以来,该局处理的第一批入境调离货物案件。

案例解读:企业应熟练地掌握与外贸业务相关的法律法规及其业务知识,明确检验检疫机构的相关要求,并严格按照相关规定执行;密切关注检验检疫机构发布的公告、通知,可第一时间掌握最新信息,积极应对,提高办事效率;保持与检验检疫机构的良好沟通,对于有如入境货物调离等特殊情况的可事先咨询,避免不必要的违法行为发生。

(三)报检时限和报检地点

1. 报检时限

(1)输入微生物、人体组织、生物制品、血液及其制品或种畜、禽及精液、胚胎、受精卵的,应当在入境前 30 天报检;

(2)输入其他动物的,应在入境前 15 天报检;

(3)输入植物、种子、种苗及其他繁殖材料的应在入境前 7 天报检;

(4)入境货物需要对外索赔出证的,应在索赔有效期前不少于 20 天内向到货口岸或货物到达地的检验检疫机构报检。

2. 报检地点

(1)审批、许可证等有关政府批文中规定检验检疫地点的,在规定的地点报检。

(2)大宗散装商品、易腐烂变质商品、废旧物品及在卸货时发现包装破损、数量或重量短缺的商品,必须在卸货口岸检验检疫机构报检。

(3)需要结合安装调试进行检验的成套设备、机电仪器产品以及在口岸打开包装后难以恢复原样的商品,应在收货人所在地检验检疫机构报检并检验。

(4)输入动植物、动植物产品和其他检疫物的,应向入境口岸检验检疫机构报检,并由口岸检验检疫机构实施检疫。入境需要办理转关的检疫物,应到指定检验检疫机构办理报检,并实行检疫。活动物和来自动植物疫情流行国家或者地区的检疫物须在入境口岸报检和实施检疫。过境的动植物及其产品和其他检疫物,在入境口岸报检,出境口岸不再报检。

(5)其他入境货物,应在入境前或入境时向报关地检验检疫机构报检。

(四)报检应提供的单据

(1)入境报检时,应填写"入境货物报检单",并提供外贸合同、发票、提(运)单装箱单等有关单证。

(2)凡实施安全质量许可、卫生注册、强制性产品认证、民用商品验证或其他需经审批审核的货物,应提供相关证明。

(3)申请品质检验的,应提供国外品质证书或质量保证书、产品使用说明书及有关标准和技术资料;凭样成交的,须加附成交样品;以品级或公量计价结算的,应同时申请重量鉴定。

(4)报检入境废物的,应提供国家环保总局签发的"进口废物批准证书"、废物利用风险报告和经认可的检验机构签发的装运前检验合格证书等。

(5)报检入境旧机电产品的,应提供与进口旧机电产品相符的进口许可证明。

(6)报检申请残损鉴定的,应提供理货残损单、铁路商务记录、空运事故记录或海事报告等证明货损情况的有关证单。

(7)报检申请重(数)量鉴定的,应提供重量明细单、理货清单等。

(8)货物经收、用货部门验收或其他单位检测的,应随附验收报告或检测结果以及重量明细单等。

(9)报检入境动植物及其产品的,应提供贸易合同、发票、产地证书的同时,还必须提供输出国家或地区官方的检疫证书;需办理入境审批手续的,还应提供入境动植物检疫许可证。

(10)报检过境动植物及其产品的,应持分配单和输出国家或地区官方出具的检疫证书;运输动物过境时,还应提交国家质检总局签发的动植物过境许可证。

(11)报检入境旅客、交通员工携带伴侣动物的,应提供进境动物检疫审批单及预防接种证明。

(12)报检进口食品的,应按规定提供"进出口食品标签审核证书"或"标签审核受理证明"。

(13)报检进口化妆品的,应按规定提供"进出口化妆品标签审核证书"或"标签审核受理证明"。

(14)报检来自美国、日本、欧盟和韩国的入境货物的,应按规定提供有关包装情况的证书和声明。

(15)因科研等特殊需要,输入禁止入境物的,必须提供国家质检总局签发的特许审批证明。

(16)报检入境特殊物品的,应提供有关的批件或规定的文件。

二、出境货物检验检疫

(一)出境货物检验检疫概述

法定检验检疫的出境货物,在报关时必须提供报关地检验检疫机构签发的"出境货物通关单",海关凭报关地检验检疫机构签发的"出境货物通关单"验放。

出境货物的检验检疫程序是:先报检→后检验检疫→再通关。法定检验检疫的出境货物的报检人应在规定的时限内持相关单证向检验检疫机构报检;检验检疫机构审核有关单证,符合要求的受理报检并计收费,然后转施检部门实施检验检疫。对产地和报关地相一致的货物,经检验检疫合格,检验检疫机构出具"出境货物通关单"供报检人办理通关手续;对产地和报关地不一致的货物,报检人首先要向产地检验检疫机构报检,产地检验检疫机构检验合格以后,出具"出境货物换证凭单"或将电子信息发送至口岸检验检疫机构并出具"出境货物换证凭条",报检人凭以上任意一个单据向口岸检验检疫机构报检,口岸检验检疫机构检验合格以后,出具"出境货物通关单";对于检验不合格的货物,签发"出境货物不合格通知单",不准出口。

(二)出境货物报检分类

出境货物的报检分为出境一般报检、出境换证报检、出境预检报检。

1. 出境一般报检(产地和报关地一致)

出境一般报检是指法定检验检疫出境货物的货主或其代理人,持有关单证向产地检验检疫机构申请检验检疫以取得出境放行证明及其他单证的报检。

对一般出境货物而言,检验检疫合格以后,在当地海关报关的,由报关地检验检疫机构签发"出境货物通关单",货主或其代理人凭此向当地海关报关;如果检验检疫合格以后,在异地海关报关的,有当地检验检疫机构签发"出境货物换证凭单"或"换证凭条",货主或其代理人持"出境货物换证凭单"或"换证凭条"向报关地检验检疫机构申请换发"出境货物通关单",然后再向海关报关。

对经检验检疫合格的符合出口直通放行条件的货物,产地检验检疫机构直接签发"出境货物通关单",货主或其代理人凭"出境货物通关单"直接向报关地海关办理通关手续,无须再凭产地检验检疫机构签发的"出境货物换证凭单"或者"换证凭条"到报关地检验检疫机构换发"出境货物通关单"。

2. 出境换证报检(产地和报关地不一致)

出境换证报检是指经产地检验检疫机构检验检疫合格的法定检验检疫出境货物的货主或其代理人,持产地检验检疫机构签发的"出境货物换证凭单"或"换证凭条"向报关地检验检疫机构申请换发"出境货物通关单"的报检。对于出境换证报检的货物,报关地检验检疫机构按国家质检总局规定的抽查比例进行复验。

3. 出境预检报检

出境预检报检是指货主或其代理人持有关单证向产地检验检疫机构申请对暂时还不能出口的货物预先实施检验检疫的报检,对于合格的,签发"出境货物换证凭单",正式出口时,可以凭此单向检验检疫机构申请办理放行手续。申请预检报检的货物须是经常出口的、非易腐烂变质、非易燃易爆的商品。

(二)报检的时限和地点

1. 报检时限

(1)出境货物最迟应在出口报关或装运前 7 天报检,对于个别检验检疫周期较长的货物,应留有相应的检验检疫时间;

(2)需要隔离检疫的出境动物在出境前 60 天预报,隔离前 7 天报检;

(3)出境观赏动物应当在动物出境前 30 天到出境口岸检验检疫机构报检。

2. 报检地点

(1)法定检验检疫货物,除活动物需由口岸检验检疫机构检验检疫外,原则上应实施产地检验检疫,在产地检验检疫机构报检。

(2)法律法规允许在市场采购的货物应向采购地的检验检疫机构办理报检手续。

(3)异地报关的货物,在报关地检验检疫机构办理换证报检。实施出口直通放行制度的货物除外。

3. 报检时应提供的单据

(1)应填写"出境货物报检单"、外贸合同或销售确认书或订单、信用证、有关函电、生产经营部门出具的厂检结果单原件;检验检疫机构签发的"出境货物运输包装性能检验结果单"。

(2)按照检验检疫的要求,提供相关其他特殊的证单:

①凡实施质量许可、卫生注册或需经审批的货物,应提供有关证明。

②生产者或经营者检验结果单和数(重)量明细单或磅码单。

③凭样成交的,应提供经双方确认的样品。

④出境危险货物,必须提供"出境货物运输包装性能检验结果单"正本和"出境危险货物运输包装使用鉴定结果单"(正本)。

⑤有运输包装、与食品直接接触的食品包装,还应提供检验检疫机构签发的"出境货物运输包装性能检验结果单"。

⑥出境特殊物品的,根据法律法规规定,应提供有关的审批文件。

⑦预检报检的,应提供生产企业与出口企业签订的贸易合同,预检报检货物放行时,应提供检验检疫机构签发的表明"预检"字样的《出境货物换证凭单》(正本)。

⑧一般报检出境货物在报关地检验检疫机构办理换证报检时,应提供产地检验检疫机构签发的标明"一般报检"的"出境货物换证凭单"或"换证凭条"。

⑨开展检验检疫工作要求提供的其他特殊证单。

任务四 更改、撤销、重新报检与复验

任务驱动：

报检员老李在向赵昂介绍报检业务时，重点提出在报检业务中不可避免地会发生更改、撤销、重新报检和复验等情形。那么在这种情形下，应该怎么去做呢？赵昂详细听了老李的介绍。

一、更改

（1）已报检的出入境货物，检验检疫机构尚未实施检验检疫或虽已实施检验检疫但尚未出具证单的，由于某种原因需要更改报检信息的，可以向受理报检的检验检疫机构申请，经审核批准后按规定进行更改。

（2）检验检疫机构证单发出后，报检人需要更改、补充内容或重新签发的，应向原检验检疫机构申请，经审核批准后按规定进行更改。

（3）品名、数（重）量、包装、发货人、收货人等重要项目更改后与合同、信用证不符的，或者更改后与输入国法律法规规定不符的，均不能更改。

超过有效期的检验检疫证单，不予更改、补充或重发。

办理更改应提供的单据有：①填写"更改申请书"（见表2-4），说明更改理由和更改事项；②提供有关函电等证明文件，并提交原证单；③变更合同或信用证的，须提供新的合同或信用证；④更改检验检疫证单的，应交还原发证单（含正副本）。

表2-4

辽宁检验检疫局
更改申请单

报检单位 （加盖报检专用章）		报检员姓名			
		联系电话			
报检号		货物名称			
原发证单种类		交还原证单	正本 份	副本 份	
申请 摘要	更改内容：				
	更改原因：				
报检员签字：				年 月 日	

*以下栏目由检验检疫机关填写

施检部门意见：					
施检人员签字：	年 月 日	主管领导签字	年 月 日		
检务部门意见：					
科长签字：	年 月 日	主管领导签字	年 月 日		

注：有"＊"号栏由出入境检验检疫机关填写。

二、撤销

报检人向检验检疫机构报检后,因故需要撤销报检的,可提出申请并书面说明理由,经检验检疫机构批准后按规定办理撤销手续。

报检后30天内未联系检验检疫事宜的,作自动撤销报检处理。办理撤销应提供"撤销报检申请单"(见表2—5)并说明理由,同时提供有关证明材料。

表 2—5

辽宁检验检疫局

撤销报检申请单

报检单位 (加盖报检专用章)		报检员姓名	
		联系电话	
报检号		货物名称	
撤销报检原因		报检员签字:　　年　　月　　日	
施检部门意见 (请打√) 　○尚未实施检验检疫 　○已实施检验检疫 　　施检人签字:　　年　　月　　日			主管领导签字:　　年　　月　　日
检务部门意见 (请打√) 　○尚未实施检验检疫,不收检验检疫费 　○已经实施检验检疫,收取检验检疫费,不得撤销费用 　　科长签字:　　年　　月　　日			主管领导签字:　　年　　月　　日

三、重新报检

(一)重新报检的范围

(1)超过检验检疫有效期的。

(2)变更输入国家或地区,并有不同检验检疫要求的;如果要求相同,货物已经实施了检验检疫的,不需要重新报检;如果要求相同而货物没有实施检验检疫的,需要重新报检。

(3)改换包装或重新包装的。

(4)已经撤销报检的。

(5)其他不符合更改条件的,需要重新报检。

(二)重新报检的要求

(1)按规定填写"出境货物报检单",交附有关函电等证明单据;

（2）交还原发的证书或证单，不能交还的按有关规定办理（登报声明作废）。

四、复验

报检人对检验检疫机构的检验结果有异议的，可以向做出检验结果的检验检疫机构或其上级检验检疫机构申请复验，也可以向国家质检总局申请复验。检验检疫机构或者国家质检总局对同一检验结构只进行一次复验。报检人对检验检疫机构、国家质检总局做出的复验结论不服的，可以依法申请行政复议，也可以向人民法院提起行政诉讼。

（一）工作程序

（1）报检人提出复验申请；

（2）检验检疫机构或国家质检总局对申请材料进行审核，符合规定的予以受理；

（3）检验检疫机构或国家质检总局组织实施复验；

（4）实施复验的检验检疫机构或国家质检总局做出复验结论。

（二）工作时限

受理机构应当收到复验申请之日起 60 日内做出复验结论。技术复杂的，经本机构负责人批准，可以适当延长，延长期限最多不超过 30 日。

（三）申请时限和条件

（1）报检人申请复验应该在初次检验结果出来以后的 15 日之内提出，如果因不可抗力或其他正当理由导致申请期限中止的，自此中止原因消除之日起继续计算，并且报检人在申请复验时应保持货物在原报检时的状态。

（2）报检人申请复验，应当保持和原报检商品的质量、重量、数量符合原报检时的状态，并保留其包装、封识、标志。

（四）申请时应提供的单据

填写复验"复验申请表"、原报检所提供的证单和资料、原检验检疫机构出具的证单。

（五）复验申请的受理

检验检疫机构或国家质检总局自收到复验申请之日起 15 日内，对复验申请进行审查并做出处理：

（1）复验申请符合有关规定，予以受理，并向报检人出具"复验申请受理通知书"。

（2）复验申请内容不全或随附证单不全的，向报检人出具"复验申请材料补正告知书"，限期补正，逾期不补正的，视为撤销申请。

（3）复验申请内容不符合有关规定的，不予受理，并出具"复验申请不予受理通知书"，书面通知申请人并告知理由。

（六）复验申请的费用

（1）申请复验的报检人按规定缴纳复验费用。

（2）受理复验的检验检疫机构或国家质检总局的复验结论认定属原检验检疫机构责任的，复验费用由原检验检疫机构承担。

任务五　鉴定业务、免检商品报检

任务驱动：

赵昂在熟悉报检业务时询问老李，在实际的报检中是否存在鉴定和商品的免检？报检的范围是什么？有什么要求？提供哪些单据？需要掌握哪些知识？老李对其进行了实操中的业务指导。

一、残损鉴定

(一)鉴定范围

检验检疫机构根据需要对有残损的下列进口商品实施残损检验鉴定：

(1)法定检验的进口商品；

(2)法定检验以外的进口商品的收货人或者其他贸易关系人，发现进口商品质量不合格或残损、短缺，申请出证的；

(3)进口的危险品、废旧物品；

(4)实行验证管理、配额管理，并需由检验检疫机构检验的进口商品；

(5)涉嫌有欺诈行为的进口商品；

(6)收货人或者其他贸易关系人需要检验检疫机构出证索赔的进口商品；

(7)双边、多边协议协定，国际条约规定或国际组织委托、指定的进口商品；

(8)相关法律、行政法规规定须经检验检疫的其他进口商品。

(二)申报及鉴定要求

1. 申报人

进口商品的收货人或者其他贸易关系人可以自行向检验检疫机构申请残损检验鉴定，也可以委托经检验检疫机构注册登记的代理报检企业办理申请手续。

2. 受理申报机构

(1)法定检验进口商品发生残损、需要实施残损检验鉴定的，收货人应当向检验检疫机构申请残损检验鉴定；

(2)法定检验以外的进口商品发生残损、需要实施残损检验鉴定的，收货人或者其他贸易关系人可以向检验检疫机构或者经国家质检总局许可的检验机构申请残损检验鉴定。

3. 申报时间

(1)进口商品发生残损或者可能发生残损、需要进行残损检验鉴定的，进口商品的收货人或者其他贸易关系人应当向进口商品卸货口岸所在地检验检疫机构申请残损检验鉴定。

(2)进口商品在运抵进口卸货口岸前已发现残损或者其运载工具在装运期间存在、遭遇或者出现不良因素而可能使商品残损、灭失的，进口商品收货人或者其他贸易关系人应当在进口商品抵达进口卸货口岸前申请，最迟应当于船舱或者集装箱的拆封、开舱、开箱前申请。

(3)进口商品在卸货中发现或者发生残损的，应当停止卸货并立即申请。

(4)进口商品发生残损需要对外索赔出证的，进口商品的收货人或者其他贸易关系人应当在索赔有效期届满 20 日前申请。

4. 鉴定地点

(1)卸货口岸。进口商品有下列情形的，应当在卸货口岸实施检验鉴定：①散装进口的商品有残损的；②商品包装或商品外表有残损的；③承载进口商品的集装箱有破损的。

(2)商品到达地。进口商品有下列情形的，应当转单至商品到达地实施检验鉴定：①国家规定必须迅速运离口岸的；②打开包装检验后难以恢复原状或难以装卸运输的；③需在安装调试或使用中确定其致损原因、损失程度、损失数量和损失价值的；④商品包装和商品外表无明显残损，需在安装调试或使用中进一步检验的。

(三)应提供的单据

申请残损鉴定的,应提供合同、提(运)单、发票、装箱单、说明书、重量明细单、国外品质证书,还应根据具体情况提供理货残损单、铁路商务记录、空运事故记录或海事报告等证明货损情况的有关单证。另外,报检人还应提供货损情况说明,已与外商签署退换货赔偿协议的应附赔偿协议复印件。

二、数量/重量检验鉴定

(一)报检范围

检验检疫机构根据需要对有残损的下列进口商品实施残损检验鉴定:

(1)法定检验的进口商品;

(2)法定检验以外的进口商品的收货人或者其他贸易关系人,发现进口商品质量不合格或残损、短缺,申请出证的;

(3)进口的危险品、废旧物品;

(4)实行验证管理、配额管理,并需由检验检疫机构检验的进口商品;

(5)涉嫌有欺诈行为的进口商品;

(6)收货人或者其他贸易关系人需要检验检疫机构出证索赔的进口商品;

(7)双边、多边协议协定,国际条约规定或国际组织委托、指定的进口商品;

(8)相关法律、行政法规规定须经检验检疫的其他进口商品。

(二)报检要求

1. 进口报检时限、地点

进口商品数量、重量检验的报检手续,应当在卸货前向海关报关地的检验检疫机构办理。

大宗散装商品、易腐烂变质商品、可用作原料的固体废物以及已发生残损、短缺的进口商品,应当向卸货口岸检验检疫机构报检并实施数量、重量检验。

2. 出口报检时限、地点

(1)散装出口商品数量、重量检验的报检手续,应当在规定的期限内向卸货口岸检验检疫机构办理;

(2)包(件)装出口商品数量、重量检验的报检手续,应当在规定的期限内向商品生产地检验检疫机构办理;

(3)对于批次或标记不清、包装不良,或者在到达出口口岸前的运输中数量、重量发生变化的商品,收发货人应当在出口口岸重新申报数量、重量检验。

3. 申报数量、重量等检验项目的确定

(1)以数量交接计价的进出口商品,收发货人应当申报数量检验项目。

(2)对数量有明确要求或者需以件数推算全批重量的进出口商品,在申报重量检验项目的同时,收发货人应当申报数量检验项目。

(3)以重量交接计价的进出口商品,收发货人应当申报重量检验项目。

(4)进出口商品数量、重量检验中需要使用密度(比重)进行计重的,收发货人应当同时申报密度(比重)检测项目。

(5)船运进口散装液体商品在申报船舱计重时,收发货人应当同时申报干舱鉴定项目。

4. 进口商品有下列情形之一的,报检人应当同时申报船舱记重、水尺记重、封识、监装监卸等项目

(1)海运或陆运进口的散装商品需要运离口岸进行岸罐计重或衡器鉴重,并依据其结果出证的;

(2)海运或陆运出口的散装商品进行岸罐计重或衡器鉴重后需要运离检验地装运出口,并以岸罐计重或衡器鉴重结果出证的。

5.收发货人在办理进出口商品数量、重量检验报检手续时,应根据实际情况并结合国际通行做法向检验检疫机构申请下列检验项目

(1)衡器鉴重;

(2)水尺计重;

(3)容器计重(分别有船舱计重、岸罐计重、槽罐计重);

(4)流量计重;

(5)其他有关的检验项目。

(三)报检应提供的单据

报检人按规定填写出入境货物报检单后报检,并提供合同、发票、装箱单、提(运)单、理货清单或重量明细单等相关单据。

三、免验商品的报检

法定商品的免检是国家质检总局通过对其生产企业产品的检验,对生产企业生产质量体系的考核,对列入必须实施检验的进出口商品目录内的进出口商品(部分商品除外),由申请人提出申请,经国家质检总局审核批准,可以免予检验的特别准许。2000年10月1日实施《进出口商品免验办法》。

(一)适用范围

列入必须实施检验的进出口商品目录的进出口商品。但有些进出口商品除外:食品、动植物及其产品;危险品及危险品包装;品质波动大或者散装运输的商品;需出具检验检疫证书或者依据检验检疫证书所列重量、数量、品质等计价结汇的商品。

(二)管理机构

国家质检总局统一管理全国进出口商品免验工作,负责对申请免验生产企业的考核、审查批准和监督管理。各地出入境检验检疫机构负责所辖地区内申请免验生产企业的初审和监督管理。

(三)企业申请的条件

需符合进出口商品质量应当长期稳定、有自己的品牌、符合《进出口商品免验审查条件》的要求等条件。

(四)申请程序

(1)申请进口商品免验的,申请人应当向国家质检总局提出。

(2)申请出口商品免验的,申请人应当先向所在地直属检验检疫局提出,经所在地直属检验检疫局依照本办法相关规定初审合格后,方可向国家质检总局提出正式申请。

(3)申请人应当填写并向国家质检总局提交进出口商品免验申请书、申请免验进出口商品生产企业的ISO9000质量管理体系等文件。

(4)国家质检总局对申请人提交的文件进行审核,并于1个月内做出予以受理还是不予受理的书面答复意见。

(5)国家质检总局受理申请后,组成免验专家审查组,在3个月内完成考核、审查。

（6）国家质检总局根据审查组提交的审查报告,对申请人提出的免验申请进行如下处理:

①符合本办法规定的,国家质检总局批准其商品免验,并向免验申请人颁发"进出口商品免验证书"。

②不符合本办法规定的,国家质检总局不予批准其商品免验,并书面通知申请人。

③未获准进出口商品免验的申请人,自接到书面通知之日起1年后,方可再次向检验检疫机构提出免验申请。

（五）有效期及监督管理

（1）免验证书有效期为3年。

（2）期满要求续延的,免验企业应当在有效期满3个月前,向国家质检总局提出免验续延申请,经国家质检总局组织复核合格后,重新颁发免验证书。

（3）对已获免验的进出口商品,需要出具检验检疫证书的,检验检疫机构实施检验检疫。

（4）免验企业不得改变免验商品范围,如有改变,应当重新办理免验申请手续。

（5）免验商品进出口时,免验企业可凭有效的免验证书、外贸合同、信用证、该商品的品质证明和包装合格单等文件到检验检疫机构办理放行手续。

（6）免验企业应当在每年1月底前,向检验检疫机构提交上年度免验商品进出口情况报告。

（7）检验检疫机构在监督管理工作中,发现免验企业的质量管理工作或者产品质量不符合免验要求的,责令该免验企业限期整改,整改期限为3～6个月。免验企业在整改期间,其进出口商品暂停免验。免验企业在整改期限内完成整改后,应当向直属检验检疫局提交整改报告,经国家质检总局审核合格后方可恢复免验。

（8）对不符合免验条件、弄虚作假、假冒免验商品进出口等情形的注销免验。被注销免验的企业,自收到注销免验决定通知之日起,不再享受进出口商品免验,3年后方可重新申请免验。

任务六　出入境检验检疫标志、查封、扣押

任务驱动:

老李在指导赵昂基本业务的同时,特别强调要注意在报检中检验检疫标志的重要性。在面对查封、扣押的时候,需要掌握相应的工作程序。

一、出入境检验检疫标志

（一）适用范围

出入境检验检疫标志是指出入境检验检疫机构根据国家法律、法规及有关国际条约、双边协定,加施在经检验检疫合格的检验检疫物上的证明性标记。

强制性产品认证标志及其他认证标志按照国家有关规定执行,不在本适用范围。

（二）主管部门

国家质检总局负责标志的制定、发放和监督管理工作。标志的样式、规格由国家质检总局规定。国家质检总局设在各地的出入境检验检疫机构负责标志加施和标志使用的监督管理。

(三)标志的使用

(1)入境货物应当加施标志而未加施标志的,不准销售、使用;出境货物应当加施标志而未加施标志的,不准出境。

(2)按照出入境检验检疫法律、法规、规章以及有关国际条约、双边协定、检验检疫协议等规定需加施标志的检验检疫物,经检验检疫合格后,由检验检疫机构监督加施标志。

(3)入境货物需要在检验检疫地以外的销售地、使用地加施标志的,进口商应在报检时提出申请,检验检疫机构将检验检疫证书副本送销售地、使用地检验检疫机构,销售人、使用人持证书向销售地、使用地检验检疫机构申请监督加施标志。

(4)入境货物需要分销数地的,进口商应在报检时提出申请,检验检疫机构按分销批数分证,证书副本送分销地检验检疫机构。由销售人持证书向分销地检验检疫机构申请监督加施标志。

(5)出境货物标志加施情况由检验检疫地的检验检疫机构在检验检疫证书、出口货物换证凭单中注明,出境口岸检验检疫机构查验换证时核查。

(四)监督管理

检验检疫机构可采取下列方式对标志使用情况进行监督检查:

(1)流通领域的监督检查。

(2)口岸核查。

(3)在生产现场、港口、机场、车站、仓库实施监督抽查。

(4)检验检疫机构实施标志监督检查,有关单位应当配合并提供必要的工作条件。出入境货物应加施标志而未加施标志的,销售、使用应加施标志而无标志货物的,或者不按规定使用标志的,按检验检疫有关法律、法规、规章的规定处理。

(5)伪造、变造、盗用、买卖、涂改标志,或者擅自调换、损毁加施在检验检疫物上的标志的,按照检验检疫法律、法规规定给予行政处罚;构成犯罪的,对直接责任人员追究刑事责任。

二、查封、扣押

(一)适用范围

《商检法实施条例》第41条规定:国家质检总局、出入境检验检疫机构实施监督管理或者对涉嫌违反进出口商品检验法律、行政法规的行为进行调查,有权查阅、复制当事人的有关合同、发票、账簿以及其他有关资料。

出入境检验检疫机构对有根据认为涉及人身财产安全、健康、环境保护项目不合格的进出口商品,经本机构负责人批准,可以查封或者扣押,但海关监管货物除外。

有下列情形之一的,检验检疫机构可以实施查封、扣押:

(1)法定检验的进出口商品经书面审查、现场查验、感官检查或者初步检测后有证据证明涉及人身财产安全、健康、环境保护项目不合格的;

(2)非法定检验的进出口商品经抽查检验涉及人身财产安全、健康、环境保护项目不合格的;

(3)不符合法定要求的进出口食品、食用农产品等与人体健康和生命安全有关的产品,违法使用的原料、辅料、添加剂、农业投入品以及用于违法生产的工具、设备;

(4)进出口食品、食用农产品等与人体健康和生命安全有关的产品的生产经营场所存在危害人体健康和生命安全重大隐患的;

（5）在涉及进出口食品、食用农产品等与人体健康和生命安全有关的产品的违法行为中，存在与违法行为有关的合同、票据、账簿以及其他有关资料的。

检验检疫机构认为应当实施查封、扣押，但属于海关监管的或者已被其他行政机关查封、扣押的，检验检疫机构暂不实施查封、扣押，并应当及时书面告知海关或者实施查封、扣押的其他机关予以必要的协助。

（二）主管部门

国家质检总局负责全国出入境检验检疫查封、扣押的管理和监督检查工作。国家质检总局设在各地的检验检疫机构负责查封、扣押的实施。

（三）工作程序

（1）检验检疫机构实施查封、扣押应经检验检疫机构负责人批准后实施。紧急情况下或者不实施查封、扣押可能导致严重后果的，检验检疫机构可以按照合法、及时、适当、简便和不加重当事人负担的原则当场做出查封、扣押决定，并组织实施或者监督实施。

（2）实施查封、扣押应当制作"查封、扣押决定书"，载明下列事项：

①当事人姓名或者名称、地址；

②查封、扣押措施的事实、理由和依据；

③查封、扣押物品的名称、数量和期限；

④申请行政复议或者提起行政诉讼的途径和期限；

⑤行政机关的名称和印章；

⑥行政执法人员的签名和日期。

（3）"检验检疫查封、扣押决定书"应当及时送交当事人签收，由当事人在"送达回证"上签名或者盖章，并注明送达日期。当事人拒绝签名或者盖章的，予以注明。

（4）检验检疫机构实施查封、扣押应当适当，以最小损害当事人的权益为原则。公民、法人或者其他组织对检验检疫机构实施的查封、扣押，享有陈述权、申辩权；对检验检疫机构实施的查封、扣押不服的，有权依法申请行政复议，或者依法提起行政诉讼；对检验检疫机构违法实施查封、扣押造成损害的，有权依法要求赔偿。

（5）检验检疫机构在30日内依法对查封、扣押的进出口商品或者其他物品（场所），做出处理决定。对于保质期较短的商品或者其他物品，应在7日内做出处理决定。

需要进行检验或者技术鉴定的，检验或者技术鉴定的时间不计入查封、扣押期限。检验或者技术鉴定的期间应当明确，并告知当事人。检验或者技术鉴定的费用由检验检疫机构承担。

（6）对经查实不涉及人身财产安全、健康、环境保护项目不合格的进出口商品和其他不再需要实施查封、扣押的物品（场所），检验检疫机构应当立即解除查封、扣押，并制作"解除查封、扣押决定书"和"解除查封、扣押物品清单"送达当事人。

任务七　出入境检验检疫证单

任务驱动：

在熟知前面的业务后，老李拿出一些报检业务中常用的检验检疫证单，并解释这些证单在报检业务中的适用范围。

一、检验检疫证单概述

自 2000 年 1 月 1 日起,检验检疫机构与海关协调机制正式启动,检验检疫系统全面实行"先报检、后报关"的查验制度,为此原国家质检总局启用新的检验检疫证单和签证印章,以保证新的检验检疫通关制度的实施。实行新的通关协调机制,可以全面加强出入境货物的前期监管和后续管理,能够有效控制出入境货物漏报检的现象,扩大检验检疫覆盖面。

原来以中华人民共和国卫生检疫局(CHF)、中华人民共和国动植物检疫局(CAPQ)、中华人民共和国进出口商品检验局(CCIB)名义对外签发的证书,自 2000 年 4 月 1 日起一律停止使用,各地检验检疫局正式启用出入境检验检疫证书(简称"CIQ 证书")。新的检验检疫证书抬头均冠以"中华人民共和国出入境检验检疫"字样,左上方印有"CIQ"标记,对外签发时需加盖出证地检验检疫机构的印章。

检验检疫证单(不含申请类证单)是检验检疫机构依法对涉及安全、卫生、健康、环保和关系到国计民生的出入境货物、人员、运输工具进行检验检疫或监督管理后签发的结果证明文书,其法律效力由检验检疫机构的法律地位决定。检验检疫机构根据我国法律规定行使出入境检验检疫行政职能,按照有关国家贸易各方签订的契约规定或其政府的有关规定,以及国际惯例、条约的规定,从事检验检疫工作并据此签发证书。

检验检疫证单的法律效用对买卖双方都有约束力,主要体现为:是检验检疫机构代表国家履行国际义务的手段;是出入境货物通关的重要凭证;是海关征收和减免关税的有效凭证;是履行交接、结算及进口国准入、议付货款的有效证件;是证明履约、明确责任的有效证件;是办理索赔、仲裁及诉讼的有效证件;是办理验资的有效证件。

证单一般只签发一份正本。报检人要求两份或两份以上正本的,须经检务部门负责人审批同意,并在证书备注栏内注明"本证书是×××号证书正本的重本"。检验检疫证单实行手签制度。一般情况下,检务部门收到施检部门的证稿后,出境在 2 个工作日、入境在 3 个工作日内完成检验检疫证单的签发。

检验检疫证书必须严格按照国家质检总局制定或批准的格式,分别使用英文、中文、中英文合璧签发。进口国(或地区)政府要求证书文字使用本国官方语言的,或有特定内容要求的,应视情况予以办理。

使用中文签证的情况:供国内有关部门使用的证单,如结果类证单、通知类证单、凭证类证单;供港澳台客户或政府部门使用,不要求使用外文的证单,如一些索赔证书、兽医卫生证书等;外贸合同、信用证均为中文且进口商对文种无明确要求的证书。使用外文签证的情况:个别出口证(如啤酒花证书等);各类原产地证书。使用中外文合璧签证的情况:涉及对外索赔、结算的证书一般用中外(英)文合璧签发;一些专业技术性较强的证书用中外(英)文合璧签发(如入境货物检验检疫证书等);政策性较强的证书多用中外(英)文合璧签发(如兽医卫生类证书、动植物检疫类证书等)。

二、检验检疫证单(书)的文体结构及签发程序、补充、更改和重发

(一)检验检疫证单(书)的文体结构

检验检疫证书是具有法律效力的证明凭证,在国际贸易中起到公正性的证明作用,在对外贸易的各个环节中都发挥着重要作用,配合对外贸易的顺利进行,维护对外贸易有关各方的合法权益,促进对外贸易的发展。检验检疫证书根据不同的检验项目和要求,分别签发品质、包

装、重量、数量、兽医、卫生、残损鉴定以及其他各项检验、鉴定业务的证书,并以标题表明证书名称。证书的内容由以下七部分构成:标识部分、识别部分、证体部分(证书的核心)、签证部分、备注、免责条款、其他。

(二)检验检疫证单(书)的签发程序、补充、更改和重发

1. 检验检疫证单(书)的签发程序

出入境检验检疫证书的签发程序包括原始记录、拟制证稿、审核证稿、证书复审、制证、校对、签署和盖章、发证归档等环节。其中,原始记录、拟制证稿、审核证稿在施检部门完成,其他环节在检务部门完成。检验检疫机构签发的证书一般以验讫日起作为签发日期。

(1)原始记录

原始记录是检验检疫工作全过程的记载,是缮制检验检疫证单的基础和依据,也是日后备查的第一手材料。原始记录包括抽样记录、检验检疫结果登记等。原始记录填写必须完整、准确、清楚。

(2)拟制证稿

在保证检验检疫证书的合法性、真实性、准确性的前提下,证稿的拟制必须遵循"货证相符"、"事证相符"、"证证相符"的基本原则。

(3)审核证稿

审核证稿是施检部门审核报检单和证稿内容是否符合法律法规规定,是否与合同、信用证规定相符,译文是否正确。

(4)证单复审

证单复审是检务部门对施检部门提交的证稿在制证前再一次进行审核把关的过程。审核工作包括审核检验检疫机构原始记录、证稿等签证依据是否齐备,根据合同或信用证及技术规范的强制性要求和法律法规的规定,审核证稿的格式是否规范、内容是否完整、文字是否流畅、用途是否恰当、译文是否准确以及是否与合同或信用证规定相符等。

(5)缮制证单

一份证单是否正确、完整、简洁、清晰,代表着检验检疫机构的形象。所以制证人员根据报检单申请项目及已复审的证稿内容,正确配以相应种类和份数的空白证单,然后按照规定的格式和文种将证稿内容正确无误地打印在检验检疫证单上。

(6)校对

校对工作主要是全面校核证单差错,保证证单正确、完整。

(7)签署和盖章

检验检疫证单分别由官方兽医、检疫医师、医师、授权签字人签发。需国外官方机构备案的签字人签发的证书,由备案签字人签发相关的证书。签证印章管理人员在核对证单签发人是否在授权范围内正确签字后,加盖签证印章。

(8)发证归档

发证归档是签证工作的最后一个环节,也是检验检疫工作流程的最后一个环节。

2. 检验检疫证单(书)的补充、更改和重发

在检验检疫机构签发检验检疫证书后,报检人要求更改或补充内容的,应向原证书签发检验检疫机构提出申请,经检验检疫机构核实批准后,按规定予以办理。任何单位或个人不得擅自更改检验检疫证书内容,伪造或变更检验检疫证书属于违法行为。

（1）补充证书

报检人需要补充证书内容时,应办理申请手续,填写"更改申请单",并出具书面证明材料,说明要求补充的理由,经检验检疫机构核准后据实签发补充证书。补充证书与原证书同时使用时有效。

检验检疫机构签发相应证书后,应交接、索赔、结汇等各种需要,或报检人补充检验项目或发现该批货物的其他缺陷或产生缺陷的原因等,为了进一步说明这些情况,检验检疫机构可在原证书的基础上酌情补充证书内容,对原证书的不充分或遗漏部分做进一步说明或评定。报检人应按上述更改证书要求办理申请手续,经检验检疫机构核准据实后签发补充证书。检验检疫机构按规定在补充证书上注明×××证书的补充证书字样（This certificate is a supplement of the certificate No. ×××）。补充证书与原证书同时使用时有效。

签发补充证书（SUPPLEMENT）,在原编号前加"S",并在证书上加注"本证书/单系×××日签发的×××号证书/单的补充",签发日期为补充证书的实际签发日期。

（2）更改证书

报检人申请更改证书时,应将原证书退回,填写"更改申请单",书面说明更改原因及要求,并附有关函电等证明单据。品名、数（重）量、检验检疫结果、包装、发货人、收货人等重要项目更改后与合同、信用证不符的,或者更改后与输出、输入国家法律法规规定不符的,均不能更改。

检验检疫证书发出后,报检人提出更改的,应填写更改申请书,经检务部门审核批准后,予以办理。更改设计检验检疫内容的,还需由施检部门核准。

品名、数（重）量、包装、发货人、收货人等重要项目更改后与合同、信用证不符的,或者更改后与输入国法律法规规定不符的,均不能更改。

超过检验检疫证书有效期的,不予更改。

更改证书的应退回原证书（含副本）,确有特殊情况不能退回的,申请人应书面说明理由,经法定代表人签字、盖章,并在制定的报纸上声明作废,经检务部门责任人审批后,方能重新签发。

对更改的证书,能够退回原证书的,签发日期为原证签发日期;不能退回原证书的,更改后的证书（REVISION）在原证编号前加"R",并在证书上加注"本证书/单系×××日签发的×××号证书/单的更正,原发×××号证书/单作废",签发日期为更改证单的实际签发日期。

（3）重发证书

申请人在领取检验检疫证书后,因故遗失或损坏,应提供经法人代表签字、加盖公章的书面说明,并在检验检疫机构指定的报纸上声明作废。经原发证的检验检疫机构审核批准后,方能重新补发证书。

报检人在领取检验检疫证书后,因故遗失或损坏,应提供经法人代表签字、加盖公章的书面证明,并在检验检疫机构指定的报纸上声明作废。经原发证检验检疫机构审核批准后,方可重新补发证书。

签发重发证书（DUPLICATE）,能够退回原证书的,签发日期为原证签发日期;不能退回原证书的,在原证编号前加"D",并在证书上加注"本证书/单系×××日签发的×××号证书/单的重本,原发×××号证书/单作废",签发日期为重发证书的实际签发日期。

三、检验检疫证单的有效期

"入境货物通关单"有效期 60 天;一般报检的"出境货物换证凭单"（含电子转单方式）和

"出境货物换证通关单"有效期为:一般货物60天,植物和植物产品21天、北方冬季可适当延长至35天,鲜活类货物14天。

用于电讯卫生检疫的"交通工具卫生证书"的有效期:用于船舶的有效期为12个月,用于飞机、列车的有效期为6个月。"船舶免于卫生控制措施证书/船舶卫生控制措施证书"的有效期为6个月。

"国际旅行健康检查证明书"的有效期为12个月,"预防接种或预防措施国际证书"的有效时限根据疫苗的有效保护期确定,国家质检总局对检验检疫证单有效期另有规定的从其规定。

信用证要求装运港装船时检验,签发证单日期为提单日期3天内签发(含提单日期);出口换证凭单以标明的检验检疫有效期为准。

四、检验检疫证单的丢失

检验检疫证单作为贸易结汇、通关等的重要凭证,企业应妥善保管和使用,一旦丢失,应及时报告检验检疫机构,并登报声明作废。

国家质检总局指定《国门时报》为丢失检验检疫证单声明作废报纸,凡丢失检验检疫证单的,统一在《国门时报》上声明作废。

中国国门时报社凭申请单位的营业执照复印件和公函等有效文件受理刊登。

各地检验检疫机构在受理重发证单的申请时,应审核其在《国门时报》上刊登的作废声明。

五、检疫证单的种类及适用范围

目前,出入境检验检疫证单(不含原产地证书)可分为证书类、凭单类、监管类、海峡两岸直通交通工具检验检疫专用证单等。

(一)证书类

证书分为出境货物检疫类、出境货物卫生类、出境兽医类、出境动物检疫类、出境植物检疫类、运输工具检疫类、检疫处理类、国际旅行健康类、入境货物检验检疫类、空白证书类等类别。

1. 出境货物检疫类

(1)格式1—1 检验证书:适用于出境货物(含食品)的品质、规格、数量、重量、包装等检验项目。

(2)格式1—2—1 生丝品级及公量证书:适用于证明生丝的品质和公量。

(3)格式1—2—2 捻线丝品级及公量证书:适用于证明捻线丝的品质及公量。

(4)格式1—2—3 绢丝品质证书:适用于证明绢丝的品质。

(5)格式1—2—4 双宫丝品质及公量证书:适用于证明双宫丝的品质及重量。

(6)格式1—2—5 初级加工丝品质及重量证书:适用于证明初级加工丝的品质及重量。

(7)格式1—2—6 柞丝品级及公量证书:适用于证明柞蚕丝的品级及公量。

(8)格式1—4 啤酒花证书:适用于输往欧盟的啤酒花。(注:此证书只有部分检验检疫机构可以签发。)

2. 出境货物卫生类

(1)格式2—1 卫生证书:适用于经检验符合卫生要求的出境食品以及其他需要实施卫生检验的货物。

(2)格式2—2 健康证书:适用于食品以及食品加工的化工产品、纺织品、轻工品等与人、畜健康有关的出境货物。

3. 出境兽医类

(1)格式 3—1 兽医(卫生)证书:适用于符合输入国家或者地区和中国有关检疫规定、双边检疫协定以及贸易合同要求的出境动物产品。

(2)格式 3—2—1 兽医卫生证书:适用于输往俄罗斯的牛肉。

(3)格式 3—2—2 兽医卫生证书:适用于输往俄罗斯的猪肉。

(4)格式 3—2—3 兽医卫生证书:适用于输往俄罗斯的动物性原料等,包括皮革、角蹄类、肠衣、毛皮、羊皮和羔羊皮、羊毛、鬃、马尾、鸡鸭鹅及其他禽类的羽毛和羽绒。

(5)格式 3—2—4 兽医卫生证书:适用于输往俄罗斯的禽肉。

4. 出境动物检疫类

格式 4—1 动物卫生证书:适用于:

(1)符合输入国家或者地区和中国有关检疫规定、双边检疫协定以及贸易合同要求的出境动物;

(2)符合检疫要求的出境旅客携带的伴侣动物;

(3)符合检疫要求的供港、澳动物。

5. 出境植物检疫类

(1)格式 5—1 植物检疫证书:适用于符合输入国家或地区与中国有检疫规定、双边检疫协定以及贸易合同要求的检疫物。

(2)格式 5—2 植物转口检疫证书:适用于从输出方运往中国转口到第三方(包括到港、澳、台等地区)的符合检疫要求的植物、植物产品以及其他检疫物。

6. 运输工具检验检疫类

(1)格式 6—1 船舶入境卫生检疫证书:适用于入境卫生检疫时没有染疫的或不需要实施卫生处理的国际航行船舶。

(2)格式 6—2 船舶入境检疫证书:适用于入境卫生检疫时,需实施某种卫生处理或离开本港后应继续接受某种卫生处理的国际航行船舶。

(3)格式 6—3 交通工具卫生证书:适用于申请电讯卫生检疫工具的交通工具,包括船舶、飞机、火车等。

(4)格式 6—4 交通工具出境卫生检疫证书:适用于出境交通运输工具的卫生检疫。

(5)格式 6—5 船舶免于卫生控制措施证书/船舶卫生控制措施证书:适用于船舶实施鼠患检查后,未发现鼠患也未采取任何除鼠措施的情况/适用于船舶实施鼠患检查后,发现鼠患并进行除鼠的情况。

(6)格式 6—6 运输工具检疫证书:适用于经动植物检疫合格的出入境交通运输工具,以及经卫生检疫合格的入境运输工具,如飞机、火车等。

注:入境国际航行船舶卫生检疫采用格式 6—1 或格式 6—2。

7. 检疫处理类

(1)格式 7—1 熏蒸/消毒证书:适用于经检疫处理的出入境动植物及其产品、包装材料、废旧物品、邮寄物、装载容器(包括集装箱)以及其他需要实施检疫处理的物品等。

(2)格式 7—2 运输工具检疫处理证书:适用于对出入境运输工具熏蒸、消毒、除虫(含灭蚊),包括对交通运输工具员工及旅客用食品、饮用水以及运输工具的压舱水、垃圾、污水等项目实施检疫处理。

8. 国际旅行健康类

(1)格式 8-1 国际旅行健康检查证明书:适用于对出入境旅客的健康检查。凡申请出境居住一年以上的中国籍人员,必须持有此证明。

(2)格式 8-2 疫苗接种或预防措施国际证书:适用于对国际旅行人员的预防接种。

9. 入境货物检验检疫类

(1)格式 9-1 检验证书适用于:

①经检验不符合检验要求的入境货物;

②报检人要求或交接、结汇、结算需要的情况。

(2)格式 9-2 卫生证书:适用于:

①经卫生检验合格的入境食品、食品添加剂;

②卫生检验不合格而要求索赔的入境食品、食品添加剂。

(3)格式 9-3 兽医卫生证书:适用于经检疫不符合我国检疫要求的入境动物产品。

(4)格式 9-4 动物检疫证书:适用于经检疫不符合我国检疫要求的入境动物。

(5)格式 9-5 植物检疫证书:适用于经检疫不符合我国检疫要求的入境植物、植物产品、植物性包装铺垫材料、植物性废弃物、土壤、菌种、毒种、生物材料等。

10. 空白证书类

(1)格式 e-1 空白证书:适用于规定格式以外的品质检验、鉴定等证书,如品质证书、重/数量证书、外商投资财产价值鉴定证书、冷藏车检验证书、输美陶瓷证书、恶喹酸证书。

(2)格式 e-2 空白证书:适用于规定格式以外的涉及卫生检疫、食品卫生检验、动植物检疫等证书,如卫生证、健康证、兽医证、农残证书、奶槽车检验证书、冷藏车检验证书等。

(3)格式 e-3 空白证书:适用于需要正反面打印的证书,如输往欧盟水产品和肠衣的"卫生证书"等。

11. 其他证书续页:适用于多页的情况。

(二)凭单类

凭单类证单分为申请单类、通关类、结果类、通知类、凭证类等类别。

1. 申请单类

(1)编号 1-1 入境货物报检单:适用于进境货物(包括废旧物品)、包装铺垫材料、装载法定检验检疫货物的集装箱,以及外商投资财产鉴定的申报。

(2)编号 1-2 出境货物报检单:适用于出境货物(包括废旧物品)、包装铺垫材料、装载法定检验检疫货物的集装箱等的申报。

(3)编号 1-3 出境货物运输包装检验申请单:适用于对出境货物运输包装性能检验和危险货物包装使用鉴定的申请,以及出入境食品包装容器检验的申请。

(4)编号 1-4C 航海健康申报书:出入境船舶船方向口岸检验检疫机关提供的书面健康报告(中文版)。

(5)编号 1-4E 航海健康申报书:出入境船舶船方向口岸检验检疫机关提供的书面健康报告(英文版)。

(6)编号 1-4-1 压舱水申报单:适用于国际航行船舶在入境时船方就压舱水装载和排放情况向口岸检验检疫机构的申报。

(7)编号 1-4-2 列车健康申报单:适用于出入境火车向口岸检验检疫机构的申报。

(8)编号 1-5 船舶免于卫生控制措施证书/船舶卫生控制措施证书申请书:适用于需要对

船舶免于采取/采取卫生控制措施的申请。

(9)编号1—6出入境健康申明卡:适用于国内外发生重大传染病疫情时出入境旅客健康申明和携带物申报。

(10)编号1—7预防接种申请书:适用于预防接种的申请。

(11)编号1—8更改申请单:适用于报检人申请更改、补充或重发证书以及撤销报检等情况。

(12)编号1—9出/入境集装箱报检单:适用于出入境集装箱和装载非法定检验检疫货物的集装箱检验检疫的申报。

(13)编号1—10出入境人员健康检查申请表:适用于出入境人员健康检查的申请。

(14)编号0—1中华人民共和国进境动植物检疫许可证申请表:适用于对进出境动植物检疫法及其实施条例以及国家有关规定需要审批的进境动物(含过境动物)、动植物产品和需要特许审批的禁止进境物,以及《农业转基因生物安全管理条例》规定的过境转基因产品的检疫审批许可的申请。

(15)编号0—2中华人民共和国国境口岸储存场地卫生许可证申请书:适用于国境口岸储存进出口货物的场所(如保税仓、集装箱装卸场地、冷库等)申领卫生许可证。

(16)编号0—3中华人民共和国国境口岸服务行业卫生许可证申请书:适用于国境口岸的宾馆、餐厅、小卖部等公共场所服务行业经营单位申领卫生许可证。

(17)编号0—4中华人民共和国国境口岸服务行业卫生许可证申请书:适用于在国境口岸和交通工具上从事食品生产经营的单位申领卫生许可证。

(18)出口食品生产企业卫生注册登记申请书:适用于出口食品生产、加工、储存企业申请办理卫生注册登记。

(19)进出口电池产品备案申请表:适用于进出口电池产品备案申请。

(20)进口涂料备案申请表:适用于进口涂料备案申请。

2. 通关类

(1)编号2—1—1入境货物通关单:适用于在本地报关并实施检验检疫的入境货物的通关,包括调离海关监管区。此联三联,仅供通关用。

(2)编号2—1—2入境货物通关单:适用于:

①在本地报关,由异地检验检疫的入境货物的通关,包括调离海关监管区。

②需要实施通关前查验,且经查验合格,或经查验不合格但可进行有效处理合格的入境货物。此单为四联,其第2、3、4联名称为"入境货物调离通知单",可单独使用,对动植物及其产品,可作为运递证明。

(3)编号2—2出境货物通关单:适用于国家法律、行政法规规定必须经检验检疫合格的出境货物(包括废旧物品、集装箱、包装铺垫材料等)的通关,此单是检验检疫机构对出境货物的放行单。

(4)编号2—3尸体/棺柩/骸骨/骨灰入/出境许可证:尸体、棺柩、骸骨、骨灰经检查符合卫生要求并准予出/入境的凭证。

3. 结果类

(1)编号3—1进口机动车辆随车检验单:适用于进口机动车辆的检验,每车一单。

(2)编号3—2出入境货物运输包装性能检验结果单:适用于:

①经检验合格的出境货物包装性能检验;

②经检验合格的食品包装。

（3）编号 3－3 出境危险货物运输包装使用鉴定结果单：适用于证明包装容器适合装载出境危险货物。

（4）编号 3－4 集装箱检验检疫结果单：适用于：

①装运出口易腐烂变质食品、冷冻品集装箱的适载检验以及装载其他法定检验检疫货物集装箱的检验；

②出入境集装箱的卫生检疫和动植物检疫。

（5）编号 3－5 放射监测/处理报告单：适用于对放射性物质实施监测或处理。

4. 通知类

（1）编号 4－1 入境货物检验检疫情况通知单：适用于：

①入境货物分港卸货或集中卸货分拨数地的检验检疫情况通知；

②进境成套设备数量清点以后同意安装调试。

（2）编号 4－2 检验检疫处理通知书：适用于：

①对运输工具（含饮用水、压舱水、垃圾和污水等）、集装箱、邮寄物、货物的检疫处理以及放射性检测；

②对入境的废旧物品进行检疫处理；

③需实施通关前查验的入境货物，经查验不合格又无有效处理方法，需作退运或销毁处理；

④入境货物通关后经检验检疫不合格需作退运或销毁处理的。

（3）编号 4－3 出境货物不合格通知单：适用于：

①经检验检疫或口岸核查货证不合格的出境货物；

②经检验不合格的包装等。

（4）编号 4－6 提请提前出境书：适用于境外人员被发现有限制入境的疾病时签发，以通知和协同有关部门责令其限期出境。

5. 凭证类

（1）编号 5－1 入境货物检验检疫证明：适用于经检验检疫合格的法定入境货物，是入境货物准予销售、使用或安装调试的凭证，也是检验检疫机构对入境货物的放行单。

（2）编号 5－2 进口机动车辆检验证明：适用于进口机动车辆换领行车牌证。

（3）编号 5－3 出境货物换证凭单：适用于以下三种情况：

①作为生产原料的检验检测报告；

②对未正式成交的经预检符合要求的货物；

③产地检验检疫合格，查验换证（单）的出境货物，此单仅用于检验检疫系统内部的换证。

（4）编号 5－4 抽/采样凭证：适用于检验检疫机构抽取/采集样品时向被抽/采样单位出具的凭证。

（5）编号 5－5 出入境人员携带物留验/处理凭证：适用于出入境旅客携带动植物及其产品的留验处理。

（6）编号 5－6 出入境人员留验/隔离证明：适用于以下两种情况：

①对染疫人签发隔离证书（隔离时间根据医学检查结果而定）；

②对染疫嫌疑人签发留验证书。（本证书在留验隔离期满后签发）。

（7）编号 5－7 境外人员体格检查记录验证证明：适用于对外籍人士、港澳台人员、华侨和非居住在中国境内的中国公民在境外经全面体检后所出具的体检记录的验证，合格者签发此证书。

（8）编号 5—8 预防接种禁忌证明:适用于出入境人员中需实施预防接种而其本人又患有不适于预防接种之禁忌证者。

（9）"附页":适用于多页带底纹编号类凭单。

(三)监管类

监管类证单分为动植物检疫审批类、口岸卫生监督类、卫生检疫类、食品监管类、检验监管类等类别。

1. 动植物检疫审批类

格式 0—1 中华人民共和国进境动植物检疫许可证:适用于对进出境动植物检疫法及其实施条例以及国家有关规定需要审批的进境动物(含过境动物)、动植物产品和需要特许审批的禁止进境物,以及《农业转基因生物安全管理条例》规定的过境转基因产品的检疫审批。

2. 口岸卫生监督类

（1）格式 0—2 中华人民共和国国境口岸储存场地卫生许可证:适用于国境口岸储存进出口货物的场所(如保税仓库、集装箱装卸地、冷库等)的卫生许可。

（2）格式 0—3 中华人民共和国国境口岸服务行业卫生许可证:适用于签发给国境口岸的宾馆、餐厅、小卖部等公共场所服务行业经营单位,作为准予营业的卫生许可凭证。

（3）格式 0—4 中华人民共和国国境口岸食品生产经营单位卫生许可证:适用于签发给在国境口岸和交通工具上从事食品生产经营的单位,作为准予经营的卫生许可凭证。

（4）格式 0—5 健康证明书:对在国境口岸和交通工具上从事饮食、饮用水工作人员以及国境口岸公共场所服务人员的健康证明。

3. 卫生检疫类

（1）编号 0—5 入/出境特殊物品卫生检疫审批单:适用于对入境、出境的微生物、人体组织、生物制品、血液及其制品等特殊物品的检疫审批,是检验检疫机构对申报出/入境的特殊物品审核许可后出具的许可证明。

（2）编号 0—7 艾滋病检验报告单:适用于艾滋病病毒(HIV)抗体检测后出具检验结果。

（3）编号 0—7—1HIV 抗体初筛阳性送检化验单:适用于经艾滋病初筛实验血清学检测有反映,血样送确诊实验室确认检验。

（4）编号 0—8 国际旅行人员健康检查记录:是对出入境人员进行医学检查后的原始结果记录,也是某些国家所要求出具的健康检查证明。

（5）编号 0—9 国境口岸及入/出境交通工具食品饮用水从业人员体检表:是国境口岸公共场所和入/出境交通工具、食品饮用水从业人员实施体格检查的结果记录。

（6）编号 0—11 出入境人员传染病报告卡:适用于在出入境人员传染病检测中发现的检疫传染病、监测传染病及传染病防治法规定的其他传染病,在规定时间内向有关部门上报疫情,并在传染病病例死亡或订正诊断结果时上报。

（7）就诊方便卡:对来自检疫传染病和监测传染病疫区的人员,检疫医师可根据流行病学和医学检查结果,发给就诊方便卡。各地医疗单位对持有就诊方便卡的人员,应当优先诊治。

【同步案例 2—2】 　　　　　　　　**伪造健康证书,法不容情**

某年 4 月,江苏常州局检疫人员对来自日本的伯利兹籍"永盛 1 号"轮实施检疫查验时,发现 2 名中国籍船员的健康证书是出自"营口出入境检疫局",而两份证书中的印章却有明显差异,其中,船长钟××的健康证书与国家质检总局网站上公布的伪造健康证书的破绽一致,印章中"营口"的拼音误拼为"YINGKOV","中华人民共和国"的"PEOPLE'S"误拼为"PEOP-LI'S",且印章的颜色与规定的红色相比颜色偏黑。检疫人员立即对船长进行了询问,最终船长承认证书是伪造的。检疫人员当场没收了伪造证书,并安排船长尽快重新体检。为慎重起见,检疫人员立即与辽宁营口出入境检疫局取得联系,并将伪造的健康证书复印件传真过去。经营口局保健中心体检人员仔细核对,确认该证书系伪造,并出具了伪造确认书。常州局对船长进行了批评教育,没收了假健康证,对该船长行政处罚 500 元人民币。

案例解读: 近年来涉及伪造检验检疫证书的事件时有发生。伪造检验检疫证书严重影响了我国检验检疫制度的正常程序和在世界各国中的地位。从入境角度讲,是为了维护国家的利益,为了健康、卫生、安全和保护环境的需要;而从出境的角度讲,是保证有关世界各国的健康、卫生、安全与环境事业的需要。

4. 食品监管类

(1)卫生注册证书:适用于经审核后对符合卫生注册要求的出口食品生产、加工、储存企业签发。对需办理卫生注册的企业,在取得该证书后方可生产、加工、储存出口食品。

(2)卫生登记证书:适用于经审核后对符合卫生登记要求的出口食品生产、加工、储存企业签发。对需办理卫生登记的企业,在取得该证书后方可生产、加工、储存出口食品。

5. 检验监管类

(1)进出口电池产品备案书:适用于对不含汞的电池产品和汞含量检测合格后取得"电池产品汞含量检测合格确认书"的含汞电池产品签发。进出口电池产品报检时,需提供此备案书。

(2)进口涂料备案书:适用于对经专项检测合格的进口涂料签发,用于进口涂料的备案登记。

(3)自行车产品型式试验确认书:适用于自行车产品型式试验合格后签发。出口自行车报检时需提供此确认书。

(4)电器产品型式试验确认书:适用于电器产品型式试验合格后签发。出口电器产品报检时需提供此确认书。

(四)海峡两岸直航交通工具检验检疫专用证单

1. 船舶

(1)申请类

①Z1—1—1 船舶出港适载检验检疫申请书:适用于:

a. 装载植物、动植物产品及其他检疫物出港直航船舶的动植物检疫;

b. 装载易腐烂变质食品、冷冻品的出港直航船舶船舱适载检验的申请。

②Z1—1—2"船舶卫生证书"申请书:适用于直航船舶申请实施电讯卫生检疫管理的"船舶卫生证书"。

③Z1—1—3 船舶检疫处理申请书:适用于直航船舶申请实施动植物检疫、卫生检疫处理。

④Z1—1—4 航海健康申报单:适用于进港或出港直航船舶船方向港口检验检疫机构提供的书面健康报告。

⑤Z1—1—5 压舱水申报单:适用于进港直航船舶船方就压舱水装载和拟排放情况向港口检验检疫机构的申报。

(2)通知类

⑥Z1—2—1 船舶检疫处理通知书:适用于经动植物检疫或卫生检疫需对直航船舶实施检疫处理的情况。

（3）证书类

⑦Z1—3—1 船舶出港适载检验检疫证书:适用于装载植物、动植物产品及其他检疫物检疫合格,或装载易腐烂变质食品、冷冻品的出港直航船舶船舱适载检验合格的情况。

⑧Z1—3—2 船舶出港卫生检疫证书:适用于直航出港船舶卫生检疫合格情况。

⑨Z1—3—3 船舶卫生证书:适用于可以申请实施电讯卫生的直航船舶。

⑩Z1—3—4 船舶进港检疫证书:适用于进港卫生检疫合格的直航船舶。

⑪Z1—3—5 船舶进港卫生检疫证书:适用于来自传染病疫区,需实施某种卫生处理或离开本港后应继续接受某种卫生处理的直航船舶。

⑫Z1—3—6 船舶检疫处理证书:适用于经动植物检疫防疫消毒处理或卫生检疫消毒处理的直航船舶。

2. 航空器

（1）申请类

①Z2—1—1 航空器出港适载检验检疫申请书:适用于:

a. 装载植物、动植物产品及其他检疫物出港直航航空器的动植物检疫;

b. 装载易腐烂变质食品、冷冻品的出港直航航空器机舱适载检验的申请。

②Z2—1—2"航空器卫生证书"申请书:适用于直航航空器申请实施电讯卫生检疫管理的"航空器卫生证书"。

③Z2—1—3 航空器检疫处理申请书:适用于直航航空器申请实施动植物检疫、卫生检疫处理。

（2）通知类

④Z2—2—1 航空器检疫处理通知书:适用于经动植物检疫或卫生检疫需对直航航空器实施检疫处理的情况。

（3）证书类

⑤Z2—3—1 航空器出港适载检验检疫证书:适用于装载植物、动植物产品及其他检疫物检疫合格,或装载易腐烂变质食品、冷冻品的出港直航航空器机舱适载检验合格的情况。

⑥Z2—3—2 航空器出港卫生检疫证书:适用于直航出港航空器卫生检疫合格情况。

⑦Z2—3—3 航空器卫生证书:适用于可以申请实施电讯卫生的直航航空器。

⑧Z2—3—4 航空器进港检疫证书:适用于进港卫生检疫合格的直航航空器。

⑨Z2—3—5 航空器进港卫生检疫证书:适用于来自传染病疫区,需实施某种卫生处理或离开本港后应继续接受某种卫生处理的直航航空器。

⑩Z2—3—6 航空器检疫处理证书:适用于经动植物检疫防疫消毒处理或卫生检疫消毒处理的直航航空器。

任务八　出入境货物报检单的填制

任务驱动:

在众多的检验检疫证单中,老李重点对出入境货物报检单的填制进行了解读,并提出要重视具体的填制要求和填写规范,避免出现差错。

报检时,必须使用国家质检总局统一印制的报检单。经常使用的报检单种类主要有入境货物报检单、出境货物报检单。

报检单填制的一般要求:

(1)报检时,企业在提交书面报检单的同时,必须向检验检疫机构发送电子数据,且必须确保书面报检单和电子数据的信息完全一致。

(2)报检单必须按所申报的货物内容填写。填写内容必须与随附单证相符,填写必须完整、准确、真实,不得涂改,对无法填写的栏目或无此内容的栏目,统一填写"＊＊＊"。

(3)填制完毕的报检单必须加盖报检单位公章或已经向检验检疫机构备案的"报检专用章",报检人应在签名栏手签,不得代签。

(4)填制完毕的报检单在发送数据和办理报检手续前必须认真审核,检查是否有错填、漏填的栏目,所填写的各项内容必须完整、准确、清晰,不得涂改。

一、"出境货物报检单"的填制

报检单位应加盖报检单位公章,并准确填写本单位在检验检疫机构备案或注册登记的代码,所列的各项内容必须完整、准确、清晰、不得涂改。出境货物报检单如表2—6所示。

(1)编号(No.):15位数字由检验检疫机构报检受理人填写,前6位为检验检疫机构代码,第7位为报检类别代码,如:出境货物报检代码为"2",第8、9位为年代码,第10～15位为流水号。实行电子报检后,该编号可在受理电子化报检的回执中自动生成,实行全国唯一号码。

(2)报检单位(Declaration Inspection Unit):填写报检单位的全称,并加盖报检单位或向检验检疫机构备案的"报检专用章"。

(3)报检单位登记号(Register No.):填写该单位在检验检疫机构备案(自理报检单位)或注册登记的代码(代理报检单位)。

(4)联系人:填写报检员姓名。电话:填写报检员的联系电话。

(5)报检日期(Declaration Inspection Date):检验检疫机构实际受理报检的日期由检验检疫机构受理人员填写。

(6)收货人(Consignor):填写外贸合同、信用证中买方名称,中英文对照填写。

(7)发货人(Consignee):根据不同情况填写。预报检的,可填写生产单位。出口报检的,应填写外贸合同中的卖方或者信用证的受益人。

(8)货物名称(中/英文)(Description of Goods):按外贸合同或发票所列货物名称所对应国家检验检疫机构制定公布的《检验检疫商品目录》所列的货物名称填写。

(9)H.S编码(H.S Code):填写本次报检货物的10位商品编码,使用海关编制的《商品名称及编码协调制度》代码,以当年海关公布的商品税则编码分类为准。

(10)产地(Original Area):填写本批货物生产/加工地,填写省、市、县。

(11)数/重量(Quantity/Weight):填写本批货物的数量/重量,注明数量/重量单位。重量还应该填写毛/净重。

(12)货物总值(Amount):按外贸合同、发票上所列的货物总值和币种填写。

(13)包装种类及数量(Number and Type of Declaration):填写本批货物运输包装的种类及数量,应注明包装的材质。

(14)运输工具名称号码(Means of Conveyance):填写本批货物的运输工具名称与号码。

(15)贸易方式(Means of Trading):根据实际情况填写本批货物的贸易方式一般选填一

般贸易、来料加工、进料加工、易货贸易、补偿贸易、边境贸易、无偿援助、外商投资、对外承包工程进出口货物、出口加工区进出境货物、出口加工区进出区货物、退运货物、过境货物、保税区进出境仓储、转口货物、保税区进出区货物、暂时进出口货物、暂时进出口留购货物、展览品、样品、其他非贸易性物品、其他贸易性货物等。

表 2—6

中华人民共和国出入境检验检疫
出境货物报检单

报检单位(加盖公章)：　　　　　　　　　　　　　　　　　　　　*编号_____

报检单位登记号：　　　　联系人：　　　电话：　　　　　报检日期：　年　月　日

发货人	(中文)					
	(外文)					
收货人	(中文)					
	(外文)					

货物名称(中/外文)	H.S 编码	产地	数/重量	货物总值	包装种类及数量

运输工具名称及号码		贸易方式		货物存放地点	
合同号		信用证号		用途	
发货日期		输往国家(地区)		许可证/审批号	
启运地		到达口岸		生产单位注册号	

集装箱规格、数量及号码

合同、信用证订立的检验检疫条款或特殊要求	标记及号码	随附单据(划"√"或补填)	
	*	[ ]合同 [ ]信用证 [ ]发票 [ ]换证凭单 [ ]装箱单 [ ]厂检单	[ ]包装性能结果单 [ ]许可/审批文件 [ ] [ ] [ ] [ ]

需要证单名称(划"√"或补填)		*检验检疫费	
[ ]品质证书 正 副　[ ]植物检疫证书 正 副		总金额(人民币元)	
[ ]重量证书 正 副　[ ]熏蒸/消毒证 正 副			
[ ]数量证书 正 副　[ ]出境货物换证凭单		计费人	
[ ]兽医卫生证书 正 副　[ ]出境货物通关单			
[ ]健康证书 正 副　[ ]			
[ ]卫生证书 正 副　[ ]		收费人	
[ ]动物卫生证书 正 副　[ ]			

报检人郑重声明：	领 取 证 单	
1. 本人被授权报检。	日期	
2. 上列填写内容正确属实,货物无伪造或冒用其他人的厂名、标志、认证标志,并承担货物质量责任。		
签名：	签名	

注：有"＊"号栏由出入境检验检疫机关填写。　　　　　☆国家出入境检验检疫局制

(16)货物存放地点(Place of Goods):填写本批货物存放的具体地点、厂库。

(17)合同号(Contract No.):填写外贸合同、订单或形式发票的号码。

(18)信用证号(L/C No.):填写本批货物对应的信用证编号。

(19)用途:填写本批货物的用途,根据实际情况,选填繁殖、食用、奶用、观赏、演艺、伴侣动物、实验、药用、饲用、介质土、食品包装材料、食品加工设备、食品添加剂、食品容器、食品洗涤剂、食品消毒剂、其他。

(20)发货日期(Shipment Date):填写出口装运日期,预报检可不填。

(21)输往国家(地区)(Destination Country/Area):指外贸合同中买方(进口方)所在国家或地区,或合同注明的最终输往国家或地区,出口到中国境内保税区、出口加工区入境的,填写保税区、出口加工区。

(22)许可证/审批号(Licence No./Approve No.):需要办理进境许可证或审批的货物,应填写有关许可证号或审批号。

(23)启运地(Place of Departure):填写本批货物离境的口岸/城市地区名称。

(24)到达口岸(Final Destination):填写本批货物抵达目的地入境口岸名称。

(25)生产单位注册号(Manufacture Resister No.):填写本批货物生产、加工单位在检验检疫机构的注册登记编号,如卫生注册登记号等。

(26)集装箱规格、数量及号码(Type of Container,Container Number):货物若以集装箱运输,应填写集装箱的规格、数量及号码。

(27)合同、信用证订立的检验检疫条款或特殊要求:填写在外贸合同、信用证中特别订立的有关质量、卫生等条款或报检单位对本批货物检验检疫的特殊要求。

(28)标记及号码(Marks and Number of Packages):填写货物的标记号码,应与合同、发票等有关外贸单据保持一致,如果没有标记号码则填"N/M"。

(29)随附单据(Attached Files):根据实际情况在对应的"□"内打"√"或补填。

(30)需要证单名称:根据所需由检验检疫机构出具证单,在对应的"□"内打"√"或补填,并注明所需证单的正副本数量。

(31)报检人郑重声明:由持有报检员证的报检人员亲笔签名。

(32)检验检疫费:由检验检疫机构计/收费人员核对费用后填写。

(33)领取单证:报检人在领取检验检疫机构出具的证单时填写实际领证日期并签名。

二、"入境货物报检单"的填制

报检单位应加盖报检单位公章,并准确填写本单位在检验检疫机构备案或注册登记的代码,所列的各项内容必须完整、准确、清晰、不得涂改。入境货物报检单如表2—7所示。

表 2-7

中华人民共和国出入境检验检疫

入境货物报检单

报检单位(加盖公章)：　　　　　　　　　　　　　　　　　　　　　　　　＊编号＿＿＿＿＿

报检单位登记号：　　　　联系人：　　　　电话：　　　　报检日期：　年　月　日

收货人	(中文)		企业性质(划"√")		合资□ 合作□ 外资□
	(外文)				
发货人	(中文)				
	(外文)				

货物名称(中/外文)	H.S编码	原产国(地区)	数/重量	货物总值	包装种类及数量

运输工具名称及号码				合同号	
贸易方式		贸易国别(地区)		提单/运单号	
到货日期		启运国家(地区)		许可证/审批号	
卸毕日期		启运口岸		入境口岸	
索赔有效期限至		经停口岸		目的地	
集装箱规格、数量及号码					

合同、信用证订立的检验检疫条款或特殊要求		货物存放地点	
		用　途	

随附单据(划"√"或补填)		标记及号码	＊外商投资财产划("√")	□是 □否
□ 合同			＊检验检疫费	
□ 发票	□ 到货通知		总金额(人民币元)	
□ 提/运单	□ 装箱单			
□ 兽医卫生证书	□ 质保书		计费人	
□ 植物检疫证书	□ 理货清单			
□ 动物检疫证书	□ 磅码单		收费人	
□ 卫生证书	□ 验收报告			
□ 原产地证书				
□ 许可/审批文件				

报检人郑重声明：	领 取 证 单	
1. 本人被授权报检。	日期	
2. 上列填写内容正确属实。		
签名：	签名	

注：有"＊"号栏由出入境检验检疫机关填写。　　　　☆国家出入境检验检疫局制

（1）编号：15位数字由检验检疫机构报检受理人填写，前6位为检验检疫机构代码，第7位为报检类别代码，如：入境货物报检代码为"1"，第8、9位为年代码，第10~15位为流水号。实行电子报检后，该编号可在受理电子化报检的回执中自动生成，实行全国唯一号码。

（2）报检单位：填写报检单位的全称，并加盖报检单位或向检验检疫机构备案的"报检专用章"。

(3)报检单位登记号:填写该单位在检验检疫机构备案(自理报检单位)或注册登记的代码(代理报检单位)。

(4)联系人:填写报检员姓名。电话:填写报检员的联系电话。

(5)报检日期:检验检疫机构实际受理报检的日期,由检验检疫机构受理人员填写。

(6)收货人:填写外贸合同的收货人,中英文对照填写。企业性质:根据实际情况在对应的"□"内划"√"。

(7)发货人:填写外贸合同的发货人。

(8)货物名称(中/英文):填写本次报检货物的名称应与合同、发票一致,如果是废旧货物应注明。

(9)H.S编码:填写本次报检货物的10位商品编码,使用海关编制的《商品名称及编码协调制度》代码,以当年海关公布的商品税则编码分类为准。

(10)原产国(地区):填写本批货物生产/加工的国家或地区。

(11)数/重量:填写本批货物的数量/重量,注明数量/重量单位与合同、发票及报关单所列一致。

(12)货物总值:填写本批货物的总值及币种,应与合同、发票或报关单上所列的货物总值一致。

(13)包装种类及数量:填写本批货物运输包装的种类及数量,应注明包装的材质。

(14)运输工具名称号码:填写本批货物的运输工具名称与号码。

(15)合同号:填写对外贸易合同、订单或形式发票的号码。

(16)贸易方式:根据实际情况填写本批货物的贸易方式一般选填一般贸易、来料加工、进料加工、易货贸易、补偿贸易、边境贸易、无偿援助、外商投资、对外承包工程进出口货物、出口加工区进出境货物、出口加工区进出区货物、退运货物、过境货物、保税区进出境仓储、转口货物、保税区进出区货物、暂时进出口货物、暂时进出口留购货物、展览品、样品、其他非贸易性物品、其他贸易性货物等。

(17)贸易国别(地区):填写本批货物的贸易国别(地区)。

(18)提单/运单号:填写本批货物海运提单号、空运提单号或铁路运单号,有二程提单的应同时填写。

(19)到货日期:填写本批货物到达口岸的日期。

(20)启运国家(地区):填写装运本批货物的交通工具的启运国或地区,若从中国境内保税区、出口加工区入境的,填写保税区、出口加工区。

(21)许可证/审批号:需要办理进境许可证或审批的货物,应填写有关许可证号或审批号。

(22)卸毕日期:填写本批货物在口岸实际卸毕日期。

(23)启运口岸:填写装运本批货物的交通工具的启运口岸,若从中国境内保税区、出口加工区入境的,填写保税区、出口加工区。

(24)入境口岸:本批货物的交通工具进境时首次停靠的口岸。

(25)索赔有效期至:按外贸合同规定日期填写,特别注明截止日期。

(26)经停口岸:填写本批货物启运后,到达目的地之前曾经停靠的口岸名称。

(27)目的地:填写本批货物预定最后到达的交货地。

(28)集装箱规格、数量及号码:货物若以集装箱运输,应填写集装箱的规格、数量及号码。

(29)合同订立的特殊条款及其他要求:填写在合同中特别订立的有关质量、卫生等条款或报检单位对本批货物检验检疫的特殊要求。

(30)货物存放地点:填写本批货物存放地点。

(31)用途:填写本批货物的用途,根据实际情况,选填繁殖、食用、奶用、观赏、演艺、伴侣动物、实验、药用、饲用、介质土、食品包装材料、食品加工设备、食品添加剂、食品容器、食品洗涤剂、食品消毒剂、其他。

(32)随附单据:根据实际情况在对应的"□"内划"√"或补填(在报检单中列出的单据后面直接做出标记即可)。

(33)标记及号码:填写货物的标记号码,应与合同、发票等有关外贸单据保持一致,如果没有标记号码则填"N/M"。

(34)外商投资财产:由检验检疫机构报检受理人填写,根据实际情况在对应的"□"内划"√"

(35)报检人郑重声明:由持有报检员证的报检人员亲笔签名。

(36)检验检疫费:由检验检疫机构计/收费人员核对费用后填写。

(37)领取单证:报检人在领取检验检疫机构出具的证单时填写实际领证日期并签名。

任务九　出入境检验检疫收费

任务驱动:

在出入境货物报检单中,其中有一项就是检验检疫费的收取。对于费用是如何收取的,老李做出了以下讲解。

一、出入境检验检疫收费概述

出入境检验检疫费是指在进出口业务环节中由出入境检验检疫机构依法收取的检验检疫费用。出入境检验检疫费属于行政执法收入,依法收费是检验检疫机构的重要职责之一,依法缴费是出入境关系人[①]的基本义务。

现行的《出入境检验检疫收费办法》是国家发改委和财政部依据"统一制定、简化减少、公开透明、公正合理"十六字基本原则制定的,于 2003 年 12 月 31 日下发,并于 2004 年 4 月 1 日正式实施。

检验检疫机构依法对出入境人员、货物、运输工具、集装箱及其他法定检验检疫物(以下统称"法定检验检疫对象")实施检验、检疫、鉴定、认证、监督管理等检验检疫业务,按《出入境检验检疫收费办法》收费,其他单位和个人、企业不得收取出入境检验检疫费[②]。

检验检疫机构严格按照《出入境检验检疫收费办法》规定收费,按规定到指定的价格主管部门办理收费许可证,出具财政部规定使用的票据。公开收费项目和收费标准,并接受物价、财政等部门的检查监督,不得擅自增加或减少收费项目,不得擅自提高或降低收费标准,不得

---

① 出入境关系人:是各级检验检疫机构及其所属事业单位,以及与出入境相关的货主及其代理人和其他相关单位、个人的简称。

② 2015 年 1 月 1 日起停征和免征的 10 项质检收费。其中,暂停征收工业产品生产许可证审查费与出口商品检验疫费,对小微企业(含个体工商户)免征组织机构代码证书费收费、社会公用计量标准证书费、标准物质定级证书费、国内计量器具新产品型式批准证书费、修理计量器具许可证考核费、计量考评员证书费、计量考评员考核费、计量授权考核费共 8 项收费。

重复收费。

二、出入境检验检疫收费的基本规定

（1）检验检疫机构对出入境货物的计费以"一批"为一个计算单位。"一批"是指同一品名在同一时间，以同一个运输工具，来自或运往同一地点，同一收货、发货人的货物。列车多车厢运输，满足以上条件的，按一批计；单一集装箱多种品名货物拼装，满足以上条件的，按一批计。

（2）同批货物涉及多项检验检疫业务的，应根据检验检疫业务工作实际情况，以检验检疫为一项，数量、重量为一项，包装鉴定为一项，实验室检验为一项，财产鉴定为一项，安全监测为一项，检疫处理为一项，分别计算，累计收费。其中，货物检验检疫费项按品质检验费、动物临床检疫、植物现场检疫、动植物产品检疫、食品及食品加工设备卫生检验、卫生检疫分别计算，累计收费。

（3）货物品质检验费按不同品质检验方式计算。由检验检疫机构进行检验的，收取全额品质检验费；由检验检疫机构会同有关单位共同进行检验的（包括组织检验），按收费额的50%收取品质检验费。

（4）货物重量鉴定费按不同鉴定方式计算。由检验检疫机构鉴重的，按全额计收；由检验检疫机构监督鉴重的（包括检验检疫机构不具备鉴重设备的重量鉴定业务），按收费额的50%计收。

（5）进料加工的出境货物品质检验费按收费标准的70%计收。

（6）来料加工的入境货物不做品质检验的，不收品质检验费；来料加工的出境货物品质检验费，按收费标准的70%计收。

（7）检验检疫机构依据有关规定对出口货物做型式试验的，按本办法及其收费标准收取型式试验费；完成型式试验的出口货物品质检验费，按收费标准的 - (计收。

（8）出入境贵稀金属，单价每千克超过20 000元的，超过部分免收品质检验费。

（9）同批货物检验检疫费项超过5 000元的，超过部分按80%计收。

（10）出入境货物每批总值不足2 000元的，免收品质检验费，只收证书（单）工本费；涉及其他检验检疫业务的，按规定收取相应费用。

（11）已经实施检验检疫的出入境法定检验检疫对象，有下列情况之一的，经重新报检并检验检疫后，检验检疫机构应按本办法及其收费标准另行收取相关费用：

①输入或前往国家（地区）更改检验检疫要求的；

②更换货物包装或拼装的；

③超过检验检疫有效期或证书（单）报运出口期限的；

④在口岸查验过程中，发现货证不符、批次混乱，需重新整理的。

出入境关系人因故撤销检验检疫时，检验检疫机构未实施检验检疫的，不得收费；已实施检验检疫的，按收费标准的100%计收。因检验检疫机构责任撤销检验检疫的，不得收费。

出入境关系人应按照有关法律、法规和本办法及其收费标准，按时足额缴纳检验检疫费用。自检验检疫机构开具收费通知单之日起20日内，出入境关系人应缴清全部费用，逾期未缴的，自第21起，每日加收未缴纳部分5‰的滞纳金。

三、出入境检验检疫业务收费实例

【例2－1】 出境检验检疫业务收费

货物名称及规格	H.S编码	检验检疫类别	货物总值(港币)	数/重量	包装数量及种类
椰菜	0704900010	Q.S	32 000	40 000克	4 000竹篓

报检类别：一般报检　　　贸易方式：一般贸易　　　输往国家/地区：中国香港

运输工具：汽车　　　　　用途：食用

是否报关地：否　　　　　证单类别：换证凭单(条)

说明：①本例为10辆汽车装载，同批报检。②竹篓不计收包装使用鉴定费。③非报关地出具电子转单换证凭条不计费，如需签发证书另计签发证(单)费。④中国人民银行当日外汇牌价中间价：1港币＝1.065 6人民币。

【计费】

品质检验费：32 000×1.065 6×1.5‰＝51(元)

植物产品检疫费：32 000×1.065 6×1.2‰＝41(元)

重量鉴定费：20元(最低费)

合计：112元

【例2－2】 入境检验检疫业务收费

货物名称及规格	H.S编码	检验检疫类别	货物总值(港币)	数/重量	包装数量及种类
提净塔	8419401000	M.R	188 000	1台	2个/大木箱
再沸器	8419500000	M	87 000	1台	4个/大木箱

报检类别：一般报检　　　贸易方式：一般贸易　　　检验方式：共验

证单类别：通关单、检验检疫证明

运输工具名称：海运集装箱　　　集装箱规格、数量及号码：海运40尺普通×1

说明：①对于多H.S编码的同一报检批货物，按相应的检验检疫类别分别计算品质、动植物检疫、食品卫生检验费；②如其计量单位既有数量又有重量的，应分别计收数量、重量鉴定费，累计收费；③累计不足最低费的，按两个最低费计收。④中国人民银行当日外汇牌价中间价：1欧元＝10.00人民币。

【计费】

品质检验费：(188 000＋87 000)×10.00×1.5‰×50％＝4 125(元)

数量鉴定费：20元(最低费)

食品及食品加工设备卫生检验费：188 000×10.00×1.2‰＝2 256(元)

木箱检疫：20元(最低费)

集装箱检疫费：4×2＝8(元)

其他证单：6元

通关单费：6元

合计：6 441元

任务十　电子检验检疫、直通放行、通关单联网核查

任务驱动：

在出入境检验检疫业务中，国家为了实现"大通关"，实行了"三电工程"。进出口直通放行和通关单联网核查为检验检疫业务提供了便利。

一、电子检验检疫

2005 年 8 月，检验检疫"大通关"会议之后，"大通关"工作取得新进展，在提速、减负、增效、严密监管四个方面取得显著成效，加速启动了以电子申报、电子监管、电子放行为主要内容的中国电子检验检疫建设，简称"三电工程"。

（一）电子申报

电子申报是指报检人使用电子报检软件，通过检验检疫电子业务服务平台，将报检数据以电子方式传输给检验检疫机构，经检验检疫业务管理系统和检验检疫工作人员处理后，将受理报检信息反馈给报检人，实现远程办理出入境检验检疫报检业务的过程。

目前，能够进行电子报检的业务包括出入境货物的报检、出境运输包装和进出境包装食品的报检、进出境木质包装、集装箱的报检等。

申请电子报检的报检单位应具备下列条件：①遵守报检的有关管理规定；②已经在检验检疫机构办理报检单位备案或注册登记手续；③具有经检验检疫机构注册的报检员；④具备开展电子报检的软件和硬件条件；⑤在国家质检总局指定的机构办理电子业务开户手续。

报检单位申请电子报检应提供的资料：①在检验检疫机构取得报检单位备案或注册登记证明复印件；②电子报检登记申请表；③电子业务开户登记表。

开展电子报检业务应使用经国家质检总局测评合格并认可的电子报检软件。有企业端安装版软件通过专门的平台进行电子报检和通过浏览器进行电子报检两种。电子报检的工作流程：

1. 电子报检环节

（1）对报检数据的审核采取"先机审、后人审"的程序。

（2）受理出境货物受理电子报检后，报检人应按受理报检信息的要求，在检验检疫机构施检时，提交报检单和随附单据；

（3）受理入境货物受理电子报检后，报检人在领取"入境货物通关单"时，提交报检单和随附单据；

（4）电子报检申请人对已发送的报检申请需要更改或撤销报检时，应发送更改或撤销报检申请。

2. 施检环节

在现场检验检疫时，持报检软件打印的报检单和全套随附单据交施检人员审核，不符合要求的，施检人员通知报检企业立即更改，并将不符合情况反馈受理报检部门。

3. 计收费

报检单位应持报检单办理计费手续并及时缴纳检验检疫费。

4. 签证放行

对电子报检的货物,检验检疫机构在实施检验检疫后,将按规定办理签证放行手续。

(二)电子监管

电子监管是利用现代电子信息化手段对出口企业生产加工过程、实验室检测、产品质量控制等检验检疫监督管理工作实施的电子化管理。

电子监管包括出口货物前期管理、出口货物过程管理、出口货物快速核放、进口货物快速查验和检验检疫监管工作现场的实时监管等。

(三)电子放行

电子放行是利用口岸电子执法系统和检验检疫广域网,实现检验检疫机构与海关之间、检验检疫产地机构与口岸机构之间在通关放行信息上的互联互通,有效提高通关验放率。电子放行包括电子通关、电子转单和绿色通道制度。

1. 电子通关

电子通关是指采用网络信息技术,将检验检疫机构签发的出入境通关单的电子数据传输到海关计算机业务系统,海关将报检报关数据比对确认相符合,予以放行。

2. 电子转单

电子转单是指通过系统网络,将产地检验检疫机构和口岸检验检疫机构的相关信息相互连通。出境货物经产地检验检疫机构将检验检疫合格后的相关电子信息传输到出境口岸检验检疫机构;入境货物经入境口岸检验检疫机构签发"入境货物通关单"后的相关电子信息传输到目的地的检验检疫机构实施检验检疫的监管模式。

(1)出境电子转单

产地检验检疫机构检验检疫合格后,通过网络将相关信息传输到电子转单中心。出境货物电子转单传输内容包括:报检信息、签证信息及其他相关信息;产地检验检疫机构以书面方式向出境货物的货主或其代理人提供报检单号、转单号及密码;等等。

出境货物的货主或其代理人凭报检单号、转单号及密码等,到出境口岸检验检疫机构申请"出境货物通关单"。出境口岸检验检疫机构应出境货物的货主或其代理人的申请,提取电子转单信息,签发"出境货物通关单"。

按《口岸查验管理规定》需要核查货证的,出境货物的货主或其代理人应配合出境口岸检验检疫机构完成检验检疫工作。

(2)入境电子转单

对经入境口岸办理通关手续,需到目的地实施检验检疫的货物,口岸检验检疫机构通过网络,将相关信息传输到电子转单中心。入境货物电子转单传输内容包括报检信息、签证信息及其他相关信息。

入境口岸检验检疫机构以书面方式向入境货物的货主或其代理人提供报检单号、转单号及密码等。目的地检验检疫机构接收电子转单中心转发的相关电子信息。入境货物的货主或其代理人凭报检单号、转单号及密码,向目的地检验检疫机构申请实施检验检疫。目的地检验检疫机构根据电子转单信息,对入境货物的货主或其代理人未在规定期限内办理报检的,将有关信息反馈给入境口岸检验检疫机构,采取相关处理措施。

有下列情况的,暂不实施电子转单:出境货物在产地预检的;出境货物出口口岸不明确的;出境货物需到口岸并批的;出境货物按规定需在口岸检验检疫并出证的;其他按有关规定不适用电子转单的。

【同步案例2-3】　　　　　　　　**擅自变更出口商品电子转单信息**

2014年9月29日,上海检验检疫局稽查大队接到举报,位于闵行区纪友路上的一家韩国独资企业(以下简称"D公司")将未经商检的节能灯出口美国,并称30日上午将有一个货柜的节能灯装箱出运。30日上午,经稽查大队会同闵行检验检疫局现场突击检查证实举报属实,随即立案调查。通过调查查清这是一起外商独资企业,委托专业外贸公司(以下简称"C公司")对外签订外贸合同,将已经商检好的外地生产节能灯,改换包装打上美国UL(美国安全试验所的英文简称)认证以及D公司生产的节能灯逃避法定检验擅自出口的案件。

上述行为违反了《商检法》的规定,D公司对其违法行为确认无疑。鉴于涉案货物已经出口而无法追回,当事人的违法行为所造成的后果具有不可逆转性,上海检验检疫局依据《商检法》的规定对D公司进行货物金额20%罚款的处罚。

案例解读:D公司作为在华独资公司仅在对外签订贸易合同方面委托C公司办理,其他一切事务由D公司自行负责,包括委托外加工、订舱、异地报关、报检等,手续办妥后D公司再将外地商检节能灯擅自打上美国UL标志。C公司对D公司要求出具合同、发票等文件,对此D公司和C公司均予以确认。因此,D公司最终被确认为本案的违法主体;C公司应严格遵守对外贸易和检验检疫法律法规的有关规定,以便真正尽到外贸代理的作用;通过本案的违法行为,D公司是通过外发加工,并在异地做好商检,获得电子转单信息,将异地商检和自己生产的未经商检的节能灯擅自打上美国UL标志并重新包装,通过电子转单分批换证放行,达到擅自出口目的。这是实施进出口商品检验检疫电子化后出现的逃避法定检验检疫的新动向,值得出口口岸和属地检验检疫部门注意。

3. 绿色通道制度

绿色通道制度是指对于诚信度高、产品质量保障体系健全、质量稳定、具有较大出口规模的生产、经营企业(含高新技术企业、加工贸易企业),经国家质检总局审查核准,对其符合条件的出口货物实行产地检验检疫合格、口岸检验检疫免于查验的放行管理模式。

(1)申请实施绿色通道制度的企业(以下简称"申请企业")应当具备的条件

①具有良好信誉,诚信度高,年出口额500万美元以上;

②已实施ISO9000质量管理体系,获得相关机构颁发的生产企业质量体系评审合格证书;

③出口货物质量长期稳定,2年内未发生过进口国质量索赔和争议;

④1年内无违规报检行为,2年内未受过检验检疫机构行政处罚;

⑤根据国家质检总局有关规定实施生产企业分类管理的,应当属于一类或者二类企业;

⑥法律法规及双边协议规定必须使用原产地标记的,应当获得原产地标记注册;

⑦国家质检总局规定的其他条件。

(2)申请企业应当做出的承诺

①遵守出入境检验检疫法律法规和《出入境检验检疫报检规定》;

②采用电子方式进行申报;

③出口货物货证相符、批次清楚、标记齐全,可以实施封识的必须封识完整;

④产地检验检疫机构检验检疫合格的出口货物在运往口岸过程中,不发生换货、调包等不法行为;

⑤自觉接受检验检疫机构的监督管理。

绿色通道制度的企业实行企业自愿申请原则,应当到所在地检验检疫机构索取并填写"实施绿色通道制度申请书",同时提交申请企业的ISO9000质量管理体系认证证书(复印件)及其他有关文件。

（3）实施绿色通道制度出口货物的放行流程

①实施绿色通道制度的自营出口企业，报检单位、发货人、生产企业必须一致；实施绿色通道制度的经营性企业，报检单位、发货人必须一致，其经营的出口货物必须由获准实施绿色通道制度生产企业生产。

②产地检验检疫机构应当对实施绿色通道制度出口货物的报检单据和检验检疫单据加强审核，对符合条件的必须以电子转单方式向口岸检验检疫机构发送通关数据，在实施转单时，应当输入确定的报关口岸代码并出具"出境货物转单凭条"。

③对于实施绿色通道制度的企业，口岸检验检疫机构应当严格审查电子转单数据中实施绿色通道制度的相关信息；对于审查无误的，不需查验，直接签发"出境货物通关单"。

实施绿色通道制度的企业在口岸对有关申报内容进行更改的，口岸检验检疫机构不得按照绿色通道制度的规定予以放行。

④散装货物、品质波动大、易变质和需在口岸换发检验检疫证书的货物，不实施绿色通道制度。

二、直通放行

国家质检总局于 2008 年 7 月决定实施进出口货物检验检疫直通放行制度。"直通放行"是指检验检疫机构对符合规定条件的进出口货物实施便捷高效的检验检疫放行方式，包括进口直通放行和出口直通放行。

（一）申请实施直通放行应符合的条件

条件包括：

（1）严格遵守国家出入境检验检疫法律法规，2 年内无行政处罚记录；

（2）检验检疫诚信管理（分类管理）中的 A 类企业（一类企业）；

（3）企业年进出口额在 150 万美元以上；

（4）企业已实施 HACCP 或 ISO9000 质量管理体系，并获得相关机构颁发的质量体系评审合格证书；

（5）出口企业同时应具备对产品质量安全进行有效控制的能力，产品质量稳定，检验检疫机构实施检验检疫的年批次检验检疫合格率不低于 99％，1 年内未发生由于产品质量原因引起的退货、理赔或其他事故；

（6）直通放行企业报检时可自愿选择检验检疫直通放行方式或原放行方式。

（二）出口直通放行

出口直通放行是指对符合条件的出口货物，经产地检验检疫机构检验检疫合格后，企业可凭产地检验检疫机构签发的通关单在报关地海关直接办理通关手续的放行方式。

（1）国家质检总局按照风险分析、科学管理的原则，制定《实施出口直通放行货物目录》并实行动态调整。

（2）申请实施出口直通放行的货物应在《实施出口直通放行货物目录》内，但下列情况不实施出口直通放行：散装货物；出口援外物资和市场采购货物；在口岸需更换包装、分批出运或重新拼装的；双边协定、进口国或地区要求等须在口岸出具检验检疫证书的；国家质检总局规定的其他不适宜实施直通放行的情况。

（3）企业选择出口直通放行方式的，办理报检手续时，应直接向产地检验检疫机构申请出境货物通关单,并在报检单上注明"直通放行"字样。

(4)产地检验检疫机构检验检疫合格并对货物集装箱加施封识后,直接签发通关单,在通关单备注栏注明出境口岸、集装箱号、封识号,经总局电子通关单数据交换平台向海关发送通关单电子数据。

(5)实施出口直通放行的货物需更改通关单的,由产地检验检疫机构办理更改手续并出具新的通关单,同时收回原通关单。

(6)因特殊情况无法在产地领取更改后的通关单的,发货人或其代理人可向口岸检验检疫机构提出书面申请,口岸检验检疫机构根据产地检验检疫机构更改后的电子放行信息,通过"通关单联网核查系统"打印通关单,同时收回原通关单。

(三)进口直通放行

进口直通放行是指对符合条件的进口货物,口岸检验检疫机构不实施检验检疫,货物直接运至目的地,由目的地检验检疫机构实施检验检疫的放行方式。

(1)国家质检总局按照风险分析、科学管理的原则,制定《不实施进口直通放行货物目录》,并实行动态调整。

(2)申请实施进口直通放行的货物应符合以下所有条件:

①未列入《不实施进口直通放行货物目录》;

②来自非疫区(含动植物疫区和传染病疫区);

③用原集装箱(含罐、货柜车,下同)直接运输至目的地;

④不属于国家质检总局规定须在口岸进行查验或处理的范围。

(3)对在口岸报关的进口货物,报检人选择直通放行的,在口岸检验检疫机构申领"入境货物通关单"(四联单),货物通关后直运至目的地,由目的地检验检疫机构实施检验检疫。口岸检验检疫机构经总局电子通关单数据交换平台向海关发送通关单电子数据,同时通过"入境货物口岸内地联合执法系统"将通关单电子数据以及报检及放行等信息发送至目的地检验检疫机构。通关单备注栏应加注"直通放行货物"字样并注明集装箱号。

(4)对在目的地报关的进口货物,报检人选择直通放行的,直接向目的地检验检疫机构报检。目的地检验检疫机构在受理报检后,签发"入境货物通关单"(三联单)。目的地检验检疫机构经总局电子通关单数据交换平台向海关发送通关单电子数据的同时,通过"入境货物口岸内地联合执法系统"将通关单电子数据、报检及放行等信息发送至入境口岸检验检疫机构。通关单备注栏应加注"直通放行货物"字样并注明集装箱号。

(5)对于进口直通放行的货物,口岸与目的地检验检疫机构应密切配合,采取有效监管措施,加强监管。对需要实施检疫且无原封识的进口货物,口岸检验检疫机构应对集装箱加施检验检疫封识(包括电子锁等),要逐步实现 GPS 监控系统对进口直通放行货物运输过程的监控。集装箱加施封识的,应将加施封识的信息通过"入境货物口岸内地联合执法系统"发送至目的地检验检疫机构。

(6)进口直通放行的货物,报检人应在目的地检验检疫机构指定的地点接受检验检疫。对已加施检验检疫封识的,应当向目的地检验检疫机构申请启封,未经检验检疫机构同意不得擅自开箱、卸货。

(7)有下列情况之一的,由所在地检验检疫机构填写"停止直通放行通知单",报直属检验检疫局审核同意后,停止其进出口直通放行,并报国家质检总局备案。

①企业资质发生变化,不再具备直通放行有关规定条件的;

②出口直通放行的货物因质量问题发生退货、理赔，造成恶劣影响的；

③直通放行后擅自损毁封识、调换货物、更改批次或改换包装的；

④非直通放行货物经口岸查验发现有货证不符的；

⑤企业有其他违法违规行为，受到违规处理或行政处罚的。

停止直通放行的企业1年内不得重新申请直通放行。

三、通关单联网核查

(一)通关单联网核查的概念

为了提高口岸通关效率，推进无纸通关改革，有效防范和打击逃漏检行为，方便货物的合法进出口，国家质检总局和海关总署开发了电子通关单联网核查系统，于2008年1月1日在全国检验检疫机构和海关正式实施。

"通关单联网核查"依据"先报检、后报关"的原则，海关和检验检疫机构采用信息化手段，对法定检验检疫的出入境货物，实行出/入境货物通关单电子数据与报关单数据联网核查，确保报检报关的一致性，进一步提高口岸通关效率，实现对法定检验检疫的出入境货物的严密监管。

(二)基本流程

"通关单联网核查"的基本流程是：出入境检验检疫机构根据相关法律法规的规定对法检商品签发通关单，实时将通关单电子数据通过质检电子业务平台、经电子口岸信息平台传输至海关，海关凭以验放法检商品，办结海关手续后将通关单使用情况反馈质检总局。

(三)基本要求

出入境检验检疫机构签发的通关单纸质单证信息与通关单电子数据必须保持一致。企业在报检、报关时，必须如实申报，并保证通关单与报关单相关申报内容一致，具体要求如下：

(1)经营单位：报关单的经营单位与通关单的收/发货人一致；

(2)国别：报关单的启运国与通关单的输出国家(地区)一致，报关单的运抵国与通关单的输往国家(地区)一致；

(3)项数和次序：报关单上法检商品的项数和次序与通关单上货物的项数和次序一致；

(4)H.S编码：报关单上法检商品与通关单上对应商品的H.S编码一致；

(5)数(重)量：报关单上每项法检商品的法定第一数量不允许超过通关单上对应商品的数量/重量；

(6)计量单位：报关单上法检商品的第一计量单位与通关单上的货物数量/重量计量单位相一致；

(7)申报日期：出口货物报关单上的"申报日期"必须在出境货物通关单的有效期内。

企业申领通关单的有关要求：

(1)通关单只能有效报关使用一次，企业应确保已申领通关单项下的进出口货物可一次性报关进出口。如通关单签发后需要分成多票报关单报关的，企业应向出入境检验检疫机构申请拆分通关单。

(2)每份通关单所列的货物项数不能超过20项(含20项)。

(3)企业报检时提供的"报关地海关"应为报关地海关隶属的直属海关。特殊情况下，可为指定的报关地海关。

(4)临时注册企业应向出入境检验检疫机构提供海关制发的临时注册编码。

企业报关单预录入有关要求:

(1)申报法检商品必须录入通关单编号,并且一票报关单只允许填报一个通关单编号。

(2)涉及加工贸易手册、电子账册、减免税证明的进出口货物,企业选择海关备案数据填制报关单,报关单上法检商品的项号应与通关单项号一致。

(3)报关单涉及法检商品与非法检商品的,必须先录入法检商品,后录入非法检商品。

(4)实施通关单联网核查后,报关单和通关单电子数据不一致的,海关将做退单处理,企业根据海关退单信息办理相关手续。

(5)商品归类以海关认定为准,报关单上法检商品的H.S编码经海关确认归类有误的,企业需向出入境检验检疫机构申请修改通关单。

(6)企业申领通关单后商品H.S编码依据国家规定调整的,企业报关时通关单商品H.S编码应以调整后的为准,如需修改,需向出入境检验检疫机构申请修改通关单。

(7)因特殊情况无法正常实施通关单联网核查的,海关、出入境检验检疫机构应通过公告栏等方式及时告知企业,企业按照告知要求办理通关手续。

应知考核

一、单项选择题

1. 对于报关地与目的地不同的进境货物,应向报关地检验检疫机构申请办理(   ),向目的地检验检疫机构申请办理(   )。

A. 入境流向报检;异地施检报检   B. 入境一般报检;入境流向报检

C. 异地施检报检;入境流向报检   D. 入境一般报检;异地施检报检

2. 进口商品需对外索赔出证的,货主或其代理人应在索赔有效期前不少于(   )天向到货口岸或货物到达地的检验检疫机构申请检验。

A. 7   B. 10   C. 15   D. 20

3. 鲜活类货物的"出境货物通关单"有效期为(   )天。

A. 14   B. 21   C. 35   D. 60

4. 检验检疫机构对预检合格的出境货物签发(   ),对预检不合格的出境货物签发(   )。

A. 出境货物换证凭单;检验检疫处理通知书

B. 出境货物换证凭单;出境货物不合格通知单

C. 出境货物通关单;检验检疫处理通知书

D. 出境货物通关单;出境货物不合格通知单

5. 以下货物出口时,须由口岸检验检疫机构实施检验检疫的是(   )。

A. 活牛   B. 家用电器   C. 冻鸡肉   D. 烟花爆竹

6. 已办理检验检疫手续的出口货物,因故需变更输入国家或地区(   ):

A. 应重新报检   B. 有不同检验检疫要求的,应重新报检

C. 无须重新报检   D. 不能再更改输入国家或地区

7. 某公司在出口一批保鲜大蒜(检验检疫类别为P.R./Q.S),经检验检疫合格后于2016年2月17日领取了"出境货物通关单"。以下情况中,无须重新报检的是(   )。

A. 将货物包装由小纸箱更换大纸箱

B. 将货物进行重新拼装

C. 更改输出国家,且两国有不同的检验检疫要求

D. 于 3 月 1 日报关出口该批货物

8. 报检人申请复验应当在收到检验检疫机构结果之日起( )天内提出。

A. 10　　　　　　　B. 15　　　　　　　C. 20　　　　　　　D. 25

9. 某公司向韩国出口一批货物,在向检验检疫机构办理报检手续并领取检验检疫证单后,公司临时决定将货物由大包装改为小包装,按照规定( )。

A. 该货物应该重新报检　　　　　　　　B. 该货物无须重新报检

C. 该货物不能再出口　　　　　　　　　D. 该货物应该受到处罚

10. 对于报关地与目的地不同的进境货物,应向( )检验检疫机构申请办理进境流向报检。

A. 报关地　　　　　B. 出境地　　　　　C. 目的地　　　　　D. 指运地

二、多项选择题

1. 对于报关地与目的地属不同检验检疫机构辖区的一般入境货物,以下描述中正确的是( )。

A. 应在报关地检验检疫机构办理入境报检手续,在目的地检验检疫机构申请品质检验

B. 报关地检验检疫机构签发"入境货物调离通知单",供报检人在海关办理通关手续

C. 在报关地卸货时发现包装破损的,应向目的地检验检疫机构申请检验出证

D. 实施电子转单后,可凭报关地检验检疫机构签发的"入境货物调离通知单"向目的地检验检疫机构申请检验

2. 某企业报检一批出口玩具,并于 9 月 10 日领取了"出境货物通关单",以下情况中,企业须重新报检的有( )。

A. 该企业于 11 月 20 日持上述"出境货物通关单"办理报关手续

B. 应客户的要求,在出口前更换了纸箱

C. 临时更改出口口岸

D. 临时减少出口数量

3. 报检人对检验检疫机构的检验结果有异议需复验的,可以向( )申请。

A. 原检验检疫机构　　　　　　　　　　B. 当地法院

C. 上级检验检疫机构　　　　　　　　　D. 当地仲裁委员会

4. 报检人申请复验应当保持原报检商品的( )完好,并保证其质量、重量、数量符合检验或复验时的状态。

A. 检疫物　　　　B. 封识　　　　C. 标志　　　　D. 包装

5. 进出口商品的报检人对检验检疫机构做出的检验结果有异议的,可向( )申请复验。

A. 人民法院　　　　　　　　　　　　　B. 原检验检疫机构

C. 国家质检总局　　　　　　　　　　　D. 原检验检疫机构的上级检验检疫机构

6. 出境货物的报检方式主要包括( )。

A. 出境一般报检　　B. 出境流向报检　　C. 出境换证报检　　D. 出境预报

7. 下列入境货物中应该在入境前 7 天报检的有( )。

A. 美人蕉种子　　B. 玫瑰花种苗　　C. 狂犬病疫苗　　D. 活动物

8. 电子放行包括(　　)。

A. 电子通关　　　　B. 电子转单　　　　C. 绿色通道制度　　　　D. 电子预报

9. 入境货物报检方式主要包括(　　)。

A. 进境一般报检　　B. 异地施检报检　　C. 进境流向报检　　D. 进境预报检

10. 报检单必须做到(　　)"三相符"。

A. 单证相符　　　　B. 单合相符　　　　C. 单单相符　　　　D. 单货相符

三、判断题

1. 货物的标记号码应与合同、发票等有关外贸单据保持一致。若没有标记号码则无须填写。　　　　　　　　　　　　　　　　　　　　　　　　　　　　　　　(　　)

2. 复验申请内容不全或随附证单资料不全的,检验检疫机构向报检人出具"复验申请材料补正告知书",限期补正。逾期不补正的,视为撤销申请。　　　　　　　　　(　　)

3. 检验检疫机构或者国家质检总局对同一检验结果可以进行多次复验。　(　　)

4. 输入植物种子、种苗及其他繁殖材料的,应当在入境前14天报检。　　(　　)

5. 某公司输入一批动物疫苗,该公司应在货物入境前20天报检。　　　　(　　)

6. 进口需要检疫审批的货物,必须在检疫许可证规定的口岸入境。　　　(　　)

7. 出口易腐烂变质的商品,可以申请预报检。　　　　　　　　　　　　(　　)

8. 出口货物在口岸检验检疫机构办理换证手续时,可持"出境货物凭证/凭单"复印件办理。　　　　　　　　　　　　　　　　　　　　　　　　　　　　　　　　(　　)

9. 复验申请内容不全或随附证单资料不全的,检验检疫机构向报检人出具"复验申请材料补正告知书",限期补正。逾期不补正的,视为撤销申请。　　　　　　　　　(　　)

10. 出入境检验检疫机构签发的通关单纸质单证信息与通关单电子数据必须保持一致。
　　　　　　　　　　　　　　　　　　　　　　　　　　　　　　　　　　　(　　)

四、计算题

1. 出境货物检验检疫

货物名称及规格	H.S编码	检验检疫类别	货物总值(美元)	数/重量	包装数量及种类
女裤	6204690099	N	268 380	54 000 条	2 000 纸箱
女童衬衫	6206100011	N	200 000	50 000 件	2 000 纸箱

报检类别:一般报检　　　　　　　　　　　贸易方式:一般贸易

纺织品标识:有　　　　　　　　　　　　　证单类别:通关单

【说明】

(1)同批货物检验检疫费超过5 000元的,超过部分按80%计收。

(2)列入纺织品标识查验目录内的计费应另计纺织品标识查验费。

(3)纺织品多品名同批货物,纺织品标识查验费每报检批计收50元。

(4)中国人民银行当日外汇牌价中间价:1美元=6.2元人民币。

2. 入境货物检验检疫

货物名称及规格	H.S 编码	检验检疫类别	货物总值(美元)	数/重量	包装数量及种类
已梳棉花	5203000100	M.P	169 643.97	100 000 千克	440 包/其他

报检类别:一般报检　　　　　　　　　贸易方式:一般贸易

鉴重工作方式:衡器鉴重　　　　　　　证单类别:通关单、检验检疫证明

运输工具名称:海运集装箱　　　　　　集装箱规格、数量及号码:海运 40 尺普通×1

【说明】

(1)棉花涉及品质检验、动植物检疫,应分别计收。

(2)40 英尺及 45 英尺集装箱的检验检疫费按两个标准箱计收。

(3)入境货物不计收包装使用鉴定费。

(4)中国人民银行当日外汇牌价中间价:1 美元=6.2 元人民币。

应会考核

■ **案例题**

大连某公司出口一批货物,按照有关规定办理了电子转单,但是突然接到消息,接运货物的船舶于海上触礁,不能按时到达,买方因急需这批货物遂与卖方协商将这批货物交由其他船只承载。问在这种情况下我方能否将电子转单的相关信息进行更改?

试问出境口岸检验检疫机构可以根据下列哪些情况对电子转单有关信息予以更改:

(1)因运输造成包装破损或短装等情况须减少数/重量的;

(2)须在出境口岸更改运输工具名称、发货日期、集装箱规格及数量等有关内容的;

(3)申报总值按有关比重换算或变更申报总值幅度不超过 10%的;

(4)经口岸检验检疫机构和产地检验检疫机构协商同意更改有关内容的。

■ **技能应用**

上海检验检疫局稽查大队接到举报,位于闵行区纪友路上的一家韩国独资企业(以下简称"D 公司")将未经商检的节能灯出口美国,并将有一个货柜的节能灯装箱出运。经稽查大队会同闵行检验检疫局现场突击检查证实举报属实,随即立案调查。通过调查查清这是一起外商独资企业,委托专业外贸公司(以下简称"C 公司")对外签订外贸合同,将已经商检好的外地生产节能灯,改换包装打上美国 UL(美国安全试验所的英文简称)认证以及 D 公司生产的节能灯逃避法定检验擅自出口的案件。请结合本项目重新报检的内容分析检验检疫局如何处理此案件。

■ **综合实务**

【背景资料1】南昌西海电子有限公司向南昌检验检疫机构申请直通放行并获得了批准。该公司生产了一批液晶电视机、等离子电视机等货物,拟通过直通放行方式报检,并从广州口岸出口。

【业务要求】根据业务背景资料,结合本项目内容做出综合分析,并对下列选项做出选择。

【模拟时间】完成本业务操练时间以不超过 15 分钟为准。

1. 该公司申请实施直通放行应符合的条件是(　　　)。

A.2 两年内无行政处罚记录

B. 检验检疫诚信管理(分类管理)的 A 类企业(一类企业)

C. 年进出口额在 1 000 万美元以上

D. 已实施 ISO9000 质量管理体系,并获得相应的质量体系评审合格证书

2. 该批货物发生以下情况,不能实施直通放行的是(　　)。

A. 通过散装方式出口　　　　　　　　B. 在口岸更换包装

C. 在口岸分批出境　　　　　　　　　D. 在口岸重新拼装

3. 以下表述中正确的是(　　)。

A. 应在报检单上注明"直通放行"字样

B. 应向南昌检验检疫机构申请签发换证凭单

C. 应向南昌检验检疫机构申请签发通关单

D. 应向广州检验检疫机构申请签发通关单

4. 该批货物报检地点应该是(　　)。

A. 企业自由选择　　　　　　　　　　B. 南昌

C. 广州　　　　　　　　　　　　　　D. 根据报关地点决定

5. 发生以下情况时,该企业将被停止实施直通放行的是(　　)。

A. 直通放行的出口货物因质量问题发生退货、理赔,造成恶劣影响

B. 直通放行后擅自调换货物

C. 非直通放行货物经口岸查验发现货证不符

D. 受到行政处罚

【背景资料2】

北京 K 制造公司委托上海 X 机械设备进出口公司与美国 M 贸易公司签订贸易合同,从香港进口一台美国产数控机床(检验检疫类别为 M/N)。货物从天津口岸入境。X 公司委托天津 Y 代理报检公司办理报检手续。

【业务要求】根据业务背景资料,结合本项目内容做出综合分析,并对下列选项做出选择。

【模拟时间】完成本业务操练时间以不超过 10 分钟为准。

1. 以下表述正确的有(　　)。

A. X 公司应在天津办理自理报检单位备案

B. X 公司应在上海办理自理报检单位备案

C. Y 公司应在天津办理代理报检企业注册登记,在上海办理异地备案

D. M 公司应向国家质检总局办理注册登记

2. 以下表述中正确的有(　　)。

A. 应在天津申请签发"入境货物检验检疫证明"

B. 应在北京申请签发"入境货物检验检疫证明"

C. 领取"入境货物检验检疫证明"后,不能再申请其他检验检疫单

D. 领取"入境货物通关单"后,K 公司即可安装使用该设备

3. 以下表述中正确的有(　　)。

A. 该货物应在天津申请"入境货物通关单"　　B. 该批货物应在北京申请检验

C. 该批货物应在美国实施装运前检验　　　　D. 该批货物应在香港实施装运前检验

4. 关于"入境货物报检单"的填制,正确的有(　　)。

A. 收货人填写 K 公司　　　　　　　　B. 收货人填写 Y 公司

C. 发货人填写 X 公司　　　　　　　　D. 报检单位填写 Y 公司

5. 关于"入境货物报检单"的填制,正确的有(　　)。

A. 原产国(地区)填写美国   B. 启运国家(地区)填写香港

C. 贸易国别(地区)填写美国   D. 目的地填写天津

【背景资料3】赵昂于2016年通过考试后,应聘于南京一家新成立的生产企业任报检员。该企业的一笔进出口业务是从德国进口一批生产原料(检验检疫类别为 M/N,纸箱包装),进境口岸为宁波。企业拟指派于齐办理该批货物的报检手续。

【实务要求】根据业务背景资料,结合本项目内容,对下列问题进行选择。

【模拟时间】完成本业务操练时间以不超过10分钟为准。

1. 对该批进口货物,赵昂应向(   )检验检疫机构报检,申请"入境货物通关单",并在货物通关后向(   )检验检疫机构申请实施检验。

A. 南京;南京   B. 宁波;南京   C. 南京;宁波   D. 宁波;宁波

2. 该批货物报检时,以下所列单据无须提供的是(   )。

A. 合同、发票   B. 提单

C. 运输包装容器使用鉴定结果单   D. 无木质包装声明

3. 赵昂在取得"入境货物通关单"并办理货物通关手续后,即将货物运至企业投入生产。以下表述错误的是(   )。

A. 该企业应在该批生产原料全部使用完之前申请检验

B. 该企业违反了有关法律、法规规定,检验检疫机构将对其进行处罚

C. 赵昂违反了检验检疫有关规定,检验检疫机构将对其进行处罚

D. 该批货物在使用前应取得"入境货物检验检疫证明"

4. 关于自理报检单位备案登记,以下表述中正确的是(   )。

A. 该企业可根据需要选择在南京或宁波检验检疫机构提出备案登记申请

B. 该企业应向南京检验检疫机构提出备案登记申请

C. 该企业应向宁波检验检疫机构提出备案登记申请

D. 该企业应分别向南京和宁波检验检疫机构提出备案登记申请

5. 关于报检员注册,以下表述中正确的是(   )。

A. 在企业办理自理报检单位备案登记手续后方可注册为报检员

B. 应分别在南京和宁波检验检疫机构进行报检员注册

C. 须在宁波检验检疫机构进行报检员注册

D. 赵昂在取得"报检员证"前,可凭"报检员资格证书"报检

项目实训

【实训项目】

出入境报检单的填制。

【实训任务】

上海新星有限责任公司(自理报检单位备案号3100600759)与日本(HAMOJIKA)公司签订外贸合同出口冷冻蔬菜,合同号 LV201102FM,信用证结汇,货物生产商为四川绿田蔬菜公司(自理报检单位备案号5100600335)。

【模拟时间】完成本业务操练时间以不超过20分钟为准。

FORM OF DOCUMENTAPY CREDIT:IRREVOCABLE

DOCUMENTARY CREDITNUMBER:CJ20160326

DATE OF ISSUE：20160120

DATE AND PLACE OF EXPIRY：20160501CHINA

APPLICANT：

HAMOJIKA CO. LTD

No. 1 KOMEIROAD，TOKYO，JAPAN

BENEFICIARY：

SHANGHAI NEW STAR CO. LTD.

No. 3 CHANGNING ROAD SHANGHAI，CHINA

CURRENCY CODE，AMOUNT：

CURRENCY：USD(US DOLLOR)

AMOUNT：$ 98. 00

AVAH ABLE WTTH. BY：ANY BANK IN CHINA ON SIGHT BASIS BY NEGOTI-ATION

PARTIAI SHIPMENT：ALLOWED

TRANSSHIPMENT：PROHIBTTED

PORTOFLOADIN：ANY MAN PORT OF CHINA

PORT OF DISCHARGE：ANY MAIN PORT OF JAPAN

LATEST DATE OF SHIPMENT：20160218

DESCRIPTION OF GOODS AND/OP SERVICES：

FROZEN POTATO 1 000PACKAGES/1 0000KGS

USD 9. 8 PER KG

PACKING IN CARTON INNER PLASTIC BAG

ACCORDING TO SAEES CONTRACT No. LV201102FM

TRADE TERMS：C AND F OSAKA

DOCUMENTS REQUIRED：

1. SIGNED COMMERCIAL INVOICE IN ONE ORIGINAL AND TOW COPIES

2. PACKING LIST IN ONE ORIGINAL SHOWING WEIGHT AND ME ASURE-MENT PER PACKAGE

3. ORIGINAL CLEAN ON BOARD OCEAN BILLS OF LADING MADE OUT TO ORDER OF HAMOOJIKA CO. LTD. MARKED "FREIGHT COLLLECT"

4. INSPECTION CERTIFICATE ISSUED AND SIGNED BY HEAD OF SHANG-HAIREPRESENTATIVE OFFICE OF HAMOJIKA CO. LYD.

5. QUALITY CERTIFICATE AND PHYTOSANITARY CERTIFICATE ISSUED BY CIQ (THE CONSIGNEE MUST BE HAMOJIKA CO. LTD.)

ADDITIONAL CONDITIONS：

+INSURANCE TO BE COVERED BY ULTIMATE BUYER

+BILLS OF LADING MUST NOT SHOW THIS L/C No.

中华人民共和国出入境检验检疫
出境货物报检单

(1)报检单位(加盖公章):四川绿田蔬菜有限公司 　　　　　　　*编号_____

报检单位登记号:5100600333　　联系人:宋新平　　电话:35797563　　报检时间:2016年2月14日

(2)发货人	(中文) 四川绿田蔬菜有限公司				
	(外文)LV. Tian Vegetable Corp SiChuan China				
收货人	(中文)日本禾木佳公司				
	(外文)HAMOJIKACO,LTD				

(3)货物名称 (中/外文)	(4)H.S编码	产地	(5)数/重量	货物总值	(6)包装种类 及数量
冷冻蔬菜 FEOZEN POTATO	0710100000	四川	1 000 件	USD98 000	1 000 纸箱
运输工具名称及号码	船舶	贸易方式	一般贸易	货物存放地点	工厂仓库
合同号	LV201602FM	(7)信用证号	C120160326	用途	食用
发货日期	2016.02	输往国家(地区)	日本	(8)许可证/审批号	* * *
启运地	上海	(9)到达口岸	日本大阪	生产单位注册号	5100600335

集装箱规格、数量及号码		* * *	
合同、信用证订立的检验检疫条款或特殊要求	、标记及号码	随附单据(划"√"或补填)	
  * * *	New Star/HAMOJIKA	[√]合同 [√]信用证 [√]发票 [ ]换证凭单 [√]装箱单 [√]厂检单	[ ]包装性能结果单 [ ]许可/审批文件 [ ] [ ] [ ]

(10)需要单证名称(划"√"或补填)		*检验检疫费	
[√]品质证书 正 副 [ ]重量证书 正 副 [ ]数量证书 正 副 [ ]兽医卫生证书 正 副 [ ]健康证书 正 副 [ ]卫生证书 正 副 [ ]动物卫生证书 正 副	[ ]植物检疫证书 正 副 [ ]熏蒸/消毒证 正 副 [√]出境货物换证凭单 [ ]出境货物通关单 [ ]	总金额(人民币元) 计费人 收费人	
本人被授权报检上列填写内容正确属实,货物无伪造或冒用他人的厂名、标志、认证标志,并承担货物质量责任。 　　　　　签名_____		领 取 证 单	
		日期	
		签名	

【实训要求】

　　根据资料,结合本项目出入境货物报检的填制规范,请根据所提供的材料判断填制"出境货物报检单"有关内容的正误(见报检单上标注的题号)。

项目三
入境货物报检特殊要求

项目引领：

在入境货物报检中，因检验检疫对象的不同，在报检的范围、程序、要求及提供的单据上也就存在着差异性，那么就需要赵昂在入境报检中掌握这些特殊业务要求。

知识目标：

理解：入境石材、涂料的报检规定。

熟知：入境可用作原料的废物、来自疫区的货物，汽车、电池、成套设备，食品的报检规定。

掌握：入境动植物及其产品、木质包装、机电产品、化妆品、玩具、展览品、特殊物品报检规定。

能力目标：

能够掌握各种入境货物报检业务的特殊报检要求及具备解读报检单据的能力。

项目案例：

苏州某企业向苏州局申报查验一批印度入境空运货物：砂布，重量1 919千克，使用三个木质板条箱装载，申报情况为使用木质包装已经检疫除害处理，并按规定加施了IPPC标识。

苏州出入境检验检疫局检疫人员在对该批货物实施查验的时候，发现木箱的木质表面颜色为土黄色，木板上存在新鲜虫孔和虫道，木屑脱落严重。进一步检查后发现三个板条箱全部存在严重虫害，箱体内有大量昆虫活体，并有爬出。检疫人员立即对该批货物进行隔离并采取预防性卫生除害处理措施，同时向领导进行汇报。经苏州局外防室技术人员初步鉴定，主要有害生物为钻蛀性的黑双棘长蠹，另有蜚蠊、胡蜂科、赤拟谷盗等医学媒介和有害生物。现场查获的3个板条箱中，两个加施了IPPC标识"IN-090 MB"，有一个板条箱未施加IPPC标识。为了防止疫情扩散，口岸查验人员当即对货物进行封存。

该批货物的部分木质包装虽然已经过熏蒸处理，加施了IPPC标识，但显然没有达到效果。企业和物流方忽视了木质包装检疫，不仅对我国的动植物安全造成威胁，而且退运处理给企业和物流方都造成了一定损失，影响了企业的正常生产。口岸检疫，不仅是检验检疫机关维护国民卫生健康、动植物安全的需要，而且是国家主权的体现。本例中由于进境货物出现严重检疫问题直接导致退运，使得国内收货企业遭受了一定损失。

资料来源：http://www.docin.com/p-599199490.html.

知识支撑：

任务一　入境动植物及其产品

任务驱动：

在入境动植物及其产品的介绍中，老李以进口日本料理店的生鱼片为例，强调在入境过程中必须要遵守相关的报检规定。

一、入境动物及其产品

（一）入境动物的报检

1. 报检范围

"动物"是指饲养、野生的活动物，如畜、禽、兽、蛇、龟、鱼、虾、蟹、贝、蚕、蜂等。根据检疫管理不同，动物可分为大、中、小动物。根据用途不同，入境动物可分为种用动物、屠宰用动物、演艺动物、伴侣动物等，其中演艺动物特指入境用于表演、展览、竞技，而后须复出境的动物；入境伴侣动物特指由旅客携带入境作为伴侣的犬、猫等。

对动物实施检疫的范围包括：通过贸易、科技合作、赠送、援助等方式进出口的动物；旅客携带和邮寄进境的动物；过境动物。

2. 报检程序

检疫审批（入境或过境）→报检→现场检验检疫→隔离检疫→（如有需要）→实验室检验检疫→处理（合格/不合格）。

3. 报检要求

进口动物的货主或其代理人在动物抵达口岸前，须按规定向口岸检验检疫机构报检。入境后须办理转关手续的检疫物，除活动物和来自动植物疫情流行国家或地区的检疫物由入境口岸检疫外，其他均在指定检验检疫机构报检并实施检疫。

输入种畜、禽及其精液、胚胎的在入境前30天报检；输入其他动物在入境前15天报检；输入上述以外的动物产品在入境时报检。

输入动物、动物遗传物质抵达入境口岸时，动物检疫人员须登机、登轮、登车进行现场检疫。现场检疫的主要工作是查验出口政府动物检疫或兽医主管部门出具的"动物检疫证书"等有关单证；对动物进行临床检查；对运输工具和动物污染的场地进行防疫消毒处理。对现场检疫合格的，口岸检验检疫机关出具相关单证，将进境动物、动物遗传物质调离到口岸检验检疫机关指定的场所做进一步全面的隔离检疫。

进境动物必须在入境口岸进行隔离检疫。输入马、牛、羊、猪等种用或饲养动物，须在国家检验检疫机关设立的隔离场进行隔离检疫。

目前，我国共有四个国家级动物隔离检疫场，分别位于北京、上海、天津、广州。输入其他动物，须在国家检验检疫机关批准的进境动物临时隔离场进行隔离检疫。在隔离检疫期间，口岸检验检疫机关负责对进境动物监督管理，货主或其代理人必须遵照检验检疫机关的规定派出专人负责饲养管理的全部工作。隔离检疫期间，口岸动物检疫人员对进境动物进行详细的临床检查，并做好记录；对进境动物、动物遗传物质按有关规定采样，并根据我国与输出国签订的双边检疫议定书或我国的有关规定进行实验室检验。大中动物的隔离期为 45 天,小动物隔离期为 30 天,需延期隔离检疫的必须由国家检验检疫机关批准。

检疫工作完毕后,口岸检验检疫机关对检疫合格的动物、动物遗传物质出具"动物检疫证书"和相关单证,准许入境。

对检出患传染病、寄生虫病的动物,须实施检疫处理。检出农业部颁布的《中华人民共和国进境动物一、二类传染病,寄生虫病名录》中一类病的,全群动物或动物遗传物质禁止入境,做退回或销毁处理;检出《中华人民共和国进境动物一、二类传染病、寄生虫病名录》中二类病的阳性动物禁止入境,做退回或销毁处理,同群的其他动物放行,并进行隔离观察;阳性的动物遗传物质禁止入境,做退回或销毁处理。检疫中发现有检疫名录以外的传染病、寄生虫病,但国务院农业行政主管部门另有规定的,按规定作退回或销毁处理。

输入我国的水生动物,必须来自输出国家或者地区官方注册的养殖场。水生动物输往我国之前,必须在输出国家或者地区官方机构认可的场地进行不少于 14 天的隔离养殖。输往我国的水生动物在隔离检疫期间,不得与其他野生或者养殖的水生动物接触。

进口种用/观赏用水生动物、种畜禽以及国家质检总局批准进境的其他动物,须在临时隔离场实施隔离检疫的,申请单位应在办理检疫审批初审前,向检验检疫机构申请"进境动物临时隔离检疫场许可证"。

4. 报检应提供的单据

货主或其代理人在办理进境动物报检手续时,除填写"入境货物报检单"外,还需按检疫要求出具下列有关证单:

(1)外贸合同、发票、装箱单、海运提单或空运/铁路运单、原产地证等;

(2)输出国家(地区)官方出具的检疫证书(正本);

(3)"进境动植物检疫许可证"第一联,分批进口的还需提供许可证复印件进行核销;

(4)种用(或观赏用)水生动物、种畜禽等活动物应提供隔离场审批证明;

(5)输入国家(地区)规定禁止或限制入境动物,须持有特许审批单报检;

(6)来自美国、日本、欧盟以及欧盟的检疫物,应按规定提供有关包装情况的证书和声明。

【同步案例 3—1】   **入境水产品被遣出境**

2 月 21 日(农历正月初八),乘坐 T808 次列车从广九直通车站入境的李女士,被广州检验检疫局工作人员从其行李中检出 2 袋海参、1 袋鲍鱼、1 袋螺头等水产品。根据《进出境动植物检疫法》规定,上述物品均禁止携带入境。工作人员认真向李女士做出解释后,并提示说该物品允许她在出境时限期带回。当晚,李女士领回上述水产品搭乘直通车返回香港,并对检验检疫人员和蔼可亲的服务和人性化工作方式深表感谢。

近年来,随着出入境人员日益增多,每年春节期间,检验检疫部门都会截获大批国家禁止携带入境的各类动植物产品,并从中发现有多种危险性病虫害。除夕和正月初六,广州检验检疫局仅在天河口岸就截获了 660 批、176 千克禁止携带入境的动植物产品,其中有鲍鱼、三文鱼、香肠、羊排、鸡蛋、苹果、香蕉、辣椒、盆景等 30 多个品种,并从中检出 62 批有害生物。

案例解读:根据我国有关规定,擅自携带动植物产品入境,最高可给予 5 000 元的行政处罚,引起重大动植物疫情的,还要追究刑事责任。因此,广大旅客,凡出国经商、旅游、探亲时,应避免携带动植物及其产品,或出国前事先了解有关国家(地区)的相关规定,否则,轻则可使自己经济受到损失,严重时或会招来法律惩罚,应吸取经验教训,避免类似事件再次发生。

(二)入境动物产品的报检

1. 报检范围

"动物产品"是指来源于动物未经加工或者虽经加工但仍有可能传播疫病的产品,如生皮张、毛类、肉类、脏器、油脂、动物水产品、奶制品、蛋类、血液、精液、胚胎、骨、蹄、角等。

2. 报检要求

对加工、仓储进境动物肉类、水产品、原皮、原羽毛/羽绒、生骨、生蹄、生胶、生角明胶、蚕茧等的企业,必须取得国家质检总局批准的动物产品定点加工、仓储企业资格。

根据《中华人民共和国动植物检疫法》(以下简称《动植物检疫法》)和《中华人民共和国动植物检疫法实施条例》(以下简称《动植物检疫法实施条例》)及其他法律、法规的规定,输入动物产品在入境前或入境时,货主或其代理人应当向入境口岸检验检疫机构报检,若输入动物粉类,即作为饲料添加剂用的肉骨粉、鱼粉、血粉、羽毛粉等,货主或其代理人应当在入境前3~5天向入境口岸检验检疫机构预报检,以便检验检疫局做好采用和实验室检验的准备工作。

国家质检总局经过风险评估,取消了一部分风险较小的动物产品进境检疫审批规定。以下动物产品无须申请办理检疫审批手续:蓝湿(干)皮、已鞣制毛皮、洗净毛、碳化毛、毛条、贝壳类、水产品、蜂产品、蛋制品(不含鲜蛋)、奶制品(鲜奶除外)、熟制肉类产品(如香肠、火腿、肉类罐头、食用高温炼制动物油脂)。

对输入动物产品货证不符、霉烂、腐败变质、包装严重破损的,口岸检验检疫机构根据情况作退回或销毁处理,退回或销毁动物产品必须在口岸检验检疫机构监督下实施。

对输入的内脏类、动物水产品、软体及无脊椎动物、甲壳动物、奶及奶制品、蛋及蛋制品,经实验室检验合格的,贴上口岸检验检疫机构检验合格标志方可使用。

输入动物性粉类的索赔期至少30天,试验室应在索赔期内出具检疫结果报告单,以保证按时出证,经检疫未发现沙门氏菌属等病原菌的,及时出具检疫结果通知单,允许货主加工使用;经检疫发现沙门氏菌属等病原菌的,及时出具检疫证书,供货主作对外索赔依据,同时签发"检验检疫处理通知书",通知并监督或做无害化处理方可使用。对分港卸货的,各口岸检验检疫机构各自出证。

3. 报检应提供的单据

货主或其代理人在入境口岸检验检疫机构报检或预报检时,必须按规定填写报检单和外贸单据,并向检验检疫机构提交下列文件:

(1)"进境动植物检疫许可证"正本。

(2)向我国输出动物产品的国外生产、加工、存放企业的注册登记证及标识、企业印章及标识的复印件。

(3)输出国(地区)政府检疫机关签发的检疫证书的正本及产地证书的副本。

(4)国内生产、加工、储存输入动物产品企业在口岸检验检疫机构的注册登记证。

(5)输入国家(地区)规定禁止或限制入境动物产品,须持特许审批单报检。

(6)来自美国、日本、欧盟以及欧盟的检疫物,应按规定提供有关包装情况的证书和声明。

(7)以加工贸易方式进境的肉鸡产品,应提供由商务部门签发的"加工贸易业务批准证"。

(8)以一般贸易方式进境的肉鸡产品,需提供由外经贸部门签发的"自动登记进口证明";外商投资企业进境的肉鸡产品,需提供外经贸主管部门或省级外资管理部门签发的"外商投资企业特定商品进口登记证明"复印件。

(9)中国参加的国际公约所限制进出口的野生动物或者其产品,必须经国务院野生动物行政主管部门或者国务院批准,并取得国家濒危物种管理机关允许入境证明书(副本),如虎骨、豹骨、象皮、象牙、羚羊角等。

(三)入境动物生物制品的报检

1. 报检范围

入境动物生物制品主要包括动物血清、疫苗、诊断液等。

2. 报检要求

申请单位必须在签订贸易合同或者协议前申请办理"进境动植物许可证",取得后,申请单位在生物制品入境前到申请单位所在地检验检疫机构备案。如果入境口岸不在所在地直属检验检疫局管辖区内,申请单位还须到入境口岸检验检疫机构备案。

入境口岸检验检疫机构受理报检后,审核有关的单证,符合要求的,进行现场查验;不符合要求的,不受理报检;现场查验主要是查验生物制品等货物启运时间、港口、途经国家或地区等,核对单证与货物的名称、规格、数量、产地、包装、唛头标记是否相符;查验货物有无异常,容器、包装是否完好,运输的保存温度、湿度等是否与说明书相符。现场未发现异常,按规定标准抽样,签发一式两联的"入境货物通关单";样品送检验检疫机构认可的实验室检验,检测其是否受到细菌等微生物的污染等;同时,货物送指定地点存放。货物指定地点不在入境口岸检验检疫机构辖区内的,入境口岸检验检疫机构不抽样,签发一式四联的"入境货物通关单",通知货物存放所在地检验检疫机构。运输途中严禁开箱挪动或使用。

货物到存放地后,货主或其代理人在2天内向货物存放所在地的检验检疫机构办理申报手续,并提供入境口岸检验检疫机构签发的第三联"入境货物通关单"、"进境动植物检疫许可证"复印件、输出国或地区官方兽医检疫证复印件、"进口兽药许可证"复印件、进口合同、发货单、生产厂检验证明、产品使用说明书、提单、装箱清单等有关单证。

货物存放所在地的检验检疫机构接受申报后,按规定抽样,送检验检疫机构认可的实验室检验。实验室检验结果符合要求的,签发"入境货物检验检疫证明";货主或其代理人收到"入境货物检验检疫证明"后,方可使用或销售。实验室检验结果不符合要求的,签发"检验检疫处理通知书",对货物作"退回"或"销毁"处理;货主有要求的,可签发"兽医卫生证书"。

3. 报检应提供的单据

入境时,货主或其代理人凭"进境动植物检疫许可证"的正本向入境口岸检验检疫机构办理报检手续,并提供输出国(地区)官方出具的检疫证书正本、"进口兽药许可证"复印件、进口合同或协议、发货单、生产厂检验证明、产品使用说明书、装箱清单、提单等。

没有"进境动植物检疫许可证"或输出国(地区)官方出具的兽医检疫证书的,不得办理报检。

(四)过境动物及其产品的报检

1. 过境检疫

过境是指境外的动物、动物产品在事先得到批准的情况下,允许途径中华人民共和国国境运往第三国。

过境检疫是指出入境检验检疫机构对过境的动物、动物产品的检疫。《动植物检疫法》及其实施条例规定:运输动物过境,必须事先得到国家检验检疫局同意,并按照制定的口岸和路线过境;动物产品必须以原包装过境,在我国境内换包装的,按入境产品处理。检验检疫机构对过境动物、动物产品依法实施检验检疫和全程监督管理。

2. 过境动物、动物产品报检

过境动物必须是经输出国(地区)检验检疫合格的,并有输出国(地区)官方机构出具的动物检疫证书。货主或其代理人必须事先得到出入境检验检疫机构的同意,并按照指定的口岸和路线过境。

过境动物报检与检疫程序是:检疫审批→入境报检→入境口岸现场检验检疫→放行及处理、过境期间的检疫监督→离境检疫。

动物过境,货主或其代理人必须事先办理"过境动物许可证"①。过境动物审批程序为:书面申请、审核批准、签发许可证。有以下情况者,过境申请不被批准:

(1)输出国家、地区或进入中华人民共和国国境前所途经国家、地区发生一类动物传染病、新发病或其他严重威胁我国畜牧业和人体健康的疾病,拟过境动物属该疫病的易感动物。

(2)无输出国或地区官方检验检疫证书。

(3)无目的地或运输途经下一个国家、地区官方机构出具的动物进境检疫许可证或动物接收证。

过境动物进境前或进境时,承运人或押运人应向"动物过境检疫许可证"指定的入境口岸检验检疫机构报检,并提供以下资料:

(1)货运单;

(2)有效的输出国(地区)官方动物检疫证书正本;

(3)输出国(地区)或途经国(地区)官方机构出具的过境动物使用饲料、铺垫材料检疫证书正本;

(4)国家质检总局签发的"动物过境检疫许可证"。

以上证单经审核合格,由入境口岸检验检疫机构签发"入境货物通关单"将过境动物调离到离境口岸。通关单上注明动物过境期间的检疫防疫要求。

无"动物过境检疫许可证"及输出国(地区)官方机构出具的动物检疫证书的,入境口岸检验检疫机构将不予受理报检,动物不得过境。"动物过境检疫许可证"超过有效期的,在规定期限内补办过境检疫许可手续后,可重新办理报检手续。

动物到达前,货主或其代理人要提前预报准确的到港时间,并做好通关和接卸准备。动物到达入境口岸后,口岸检验检疫人员将对过境动物实施现场检验检疫,未经现场检验检疫合格,任何人不得擅自将动物卸离运输工具。如在现场检验检疫中发现以下情况的,按相关规定处理:

(1)货证不符或不能提供有效产地国(地区)官方检疫证书的,不准过境;

(2)临床检查发现动物急性死亡或有一、二类动物传染病、寄生虫病症状的,全群动物不准过境;

(3)经检查发现运输工具、笼具有可能造成途中散漏的,承运人或押运人应按检验检疫机构的要求采取密封措施,无法采取密封措施的,不准过境;

(4)过境动物的饲料、铺垫材料受病虫害污染的,作除害处理,无法处理的,不准过境和作销毁处理;

(5)动物到达前或到达时,产地国(地区)突发动物疫情,按国家质检总局相关公告、禁令执行。

动物产品过境无须事先取得检疫许可证。承运人或押运人员在动物产品入境前或入境时

---

① 国家出入境检验检疫局对符合下列条件的签发"过境动物许可证":过境动物不得产自动物疫区;入境前的运输过程不得途经动物疫区;输入国家(地区)政府应同意该批货物入境;进入中国境内时,必须按国家出入境检验检疫局拟定的线路运输过境。

向入境口岸检验检疫机构申请办理检验检疫手续。报检时须提供运货单复印件和有效的输出国(地区)官方检疫证书正本。检验检疫机构在入境口岸对过境动物产品实施现场检验检疫。

经现场检验检疫合格的,入境口岸检验检疫机构签发"入境货物通关单",同意将产品卸离运输工具,运往指定的出境口岸。过境期间,未经检验检疫机构同意,任何人不得开拆包装或将过境动物产品卸离运输工具,必要时入境口岸检验检疫机构可对过境货物产品施加封识。

过境动物、动物产品离境时,承运人凭入境口岸检验检疫机构签发的"入境货物通关单"向出境口岸检验检疫机构申报,出境口岸检验检疫机构验证放行,不再实施检疫。

二、入境植物及其产品

(一)入境植物的报检

1. 报检范围

凡是入境的植物、植物产品及其他检疫物,均属于实施检疫的范围。"植物"是指栽培植物、野生植物及其种子、种苗及其他繁殖材料等;"植物产品"是指来源于植物未经加工或者虽经加工但仍有可能传播病虫害的产品,如粮食、豆、棉花、油、麻、烟草、籽仁、干果、鲜果、蔬菜、生药材、木材、饲料等;"其他检疫物"包括植物废弃物,如垫舱木、芦苇、草帘、竹篓、麻袋、纸等废旧植物性包装物、有机肥料等。一般情况下,列入《法检目录》的植物及其产品才必须向检验检疫机构报检。

2. 检疫审批

入境植物种子、种苗,货主或其代理人应按照我国引进种子的审批规定,事先向农业部、国家林业局、各省植物保护站、林业局等有关部门申请办理"引进种子、苗木检疫审批单"。入境后需要进行隔离检疫的,还要向检验检疫机构申请隔离场或临时隔离场。带介质土的还需办理特许审批。转基因产品需到农业部申领许可证。

3. 报检要求

在植物种子、种苗入境前,货主或其代理人应持有关资料向检验检疫机构报检,预约检疫时间。经检验检疫机构实施现场检疫或处理合格的,签发"入境货物通关单"。

4. 报检应提供的单据

(1)货主或其代理人报检时应填写"入境货物报检单"并随附合同、发票、提单;

(2)"引进种子、苗木检疫审批单"及输出国官方植物检疫证书、产地证等有关文件;

(3)需调往目的地检验检疫的,还需要目的地检验检疫机构出具的"准许调入函";

(4)来自美国、日本、韩国以及欧盟(其中的 15 个国家①)的货物,按照规定提供有关包装情况的证书或证明。

(二)水果、烟叶和茄科蔬菜

1. 检疫审批

进口水果、烟叶和茄科蔬菜(主要有番茄、辣椒、茄子等)须事先提出申请,办理检疫审批手续,取得"进境动植物检疫许可证"。转基因产品需到农业部申领许可证。

2. 报检要求

在货物入境前,货主或其代理人向口岸检验检疫机构报检,约定报检时间,经口岸检验检

---

① 截至 2015 年,欧盟有 28 个成员国,即法国、德国、意大利、荷兰、比利时、英国、丹麦、爱尔兰、希腊、西班牙、葡萄牙、卢森堡、奥地利、瑞典 芬兰、塞浦路斯、匈牙利、捷克、爱沙尼亚、拉脱维亚、立陶宛、马耳他、波兰、斯洛伐克、斯洛文尼亚、罗马尼亚、保加利亚、克罗地亚。

疫机构检疫合格的签发"入境货物报检单",准予入境。

3. 报检应提供的单据

货主或其代理人报检时应填写"入境货物报检单"并随附合同、发票、提单、"进境动植物检疫许可证"及输出国官方植物检疫证书、产地证等有关文件。

(三)粮食及饲料

1. 报检范围

报检范围包括:入境的粮食和饲料。"粮食"是指禾谷类、豆类、薯类等粮食作物的籽实及其加工产品;"饲料"是指粮食、油料经加工后的副产品。

2. 检疫审批

有些产品的疫病风险比较低,无须进行入境检疫审批。无须进行检疫审批的植物产品有:粮食加工品(大米、面粉、火粉、淀粉等)、薯类加工品(马铃薯细粉等)、植物源性饲料添加剂、乳酸菌、酵母菌。国家质检总局对其他入境粮食和饲料实行检疫审批制度。货主或其代理人应在签订进口合同前办理检疫审批手续。货主或其代理人应将"进境动植物检疫许可证"规定的入境粮食和饲料的检疫要求在贸易合同中列明。转基因产品需要到农业部申领许可证。

3. 报检要求及应提供的单据

(1)货主或其代理人应当在粮食和饲料入境前向入境口岸检验检疫机构报检,报检时应填写"入境货物报检单"并随附合同、发票、提单;

(2)"进境动植物检疫许可证";

(3)输出国官方植物检疫证书、约定的检验方法标准或成交样品、产地证及其他有关文件。

(四)其他植物产品

进口原木须附有输出国家或地区官方检疫部门出具的植物检疫证书,证明不带有中国关注的检疫性有害生物或双边植物检疫协定中规定的有害生物和土壤。进口原木带有树皮的应在植物检疫证书中注明除害处理方法、使用药剂、剂量、处理时间和温度;进口原木不带树皮的,应在植物检疫证书中做出声明。

进口干果、干菜、原糖、天然树脂、土产类等,货主或其代理人应当根据这些货物的不同种类进行不同的报检准备。需要办理检疫审批的,如干辣椒等,在货物入境前事先提出申请,办理检疫审批手续,取得许可证。在进口上述货物前,应当持合同、输出国官方出具的植物检疫证书同检验检疫机构报检,约定检疫时间。经检验检疫机构实施现场检疫、实验室检疫合作或经检疫处理合格的,签发"入境货物通关单",准予入境。

进口植物性油类及植物性饲料,包括草料、颗粒状或粉状成品饲料原料和配料以及随动物出入境的饲料,货主或其代理人在进口上述货物前,持合同、发票、输出国官方植物检疫证书等有关资料向检验检疫机构报检,约定检验检疫时间。到货后,经检验检疫机构实施现场和实验室检疫合格的,签发"入境货物通关",准予入境。

(五)转基因产品

"转基因产品"是指国家《农业转基因生物安全管理条例》规定的农业转基因生物及其他法律法规规定的转基因生物与产品,包括通过各种方式(包括贸易、来料加工、邮寄、携带、生产、代繁、科研、交换、展览、援助、赠送以及其他方式)进出境的转基因产品。

国家质检总局对进境转基因动植物及其产品、微生物及其产品和食品实行申报制度。

1. 进境转基因产品的报检

货主或其代理人在办理进境报检手续时,应当在"入境货物报检单"的货物名称栏中注明是否为转基因产品。申报为转基因产品的,除按规定提供有关单证外,还应当提供法律法规规定的主管部门签发的"农业转基因生物安全证书"和"农业转基因生物标识审查认可批准文件"。

对于实施标识管理的进境转基因产品,检验检疫机构核查标识,符合"农业转基因生物标识审查认可批准文件"的,准予进境;不按规定标识的,重新标识后方可进境,未标识的,不得进境。

对列入实施标识管理的农业转基因生物目录(国务院农业行政主管部门制定并公布)的进境转基因产品,检验检疫机构酌情实施以下项目检测:

(1)如申报是转基因的,实施转基因项目的符合性检测;

(2)如申报是非转基因的,检验检疫机构进行转基因项目抽查检测;

(3)对实施标识管理的农业转基因生物目录以外的进境动植物及其产品、微生物及其产品和食品,检验检疫机构可根据情况实施转基因项目抽查检测。

检验检疫机构按照国家认可的检测方法和标准进行转基因项目检测。经转基因检测合格的,准予进境。如有下列情况之一的,检验检疫机构通知货主或其代理人作退货或者销毁处理:

(1)申报为转基因产品,但经检测其转基因成分与批准文件不符的;

(2)申报为非转基因产品,但经检测其含有转基因成分的。

(3)进境供展览用的转基因产品,须获得法律法规规定的主管部门签发的有关批准文件后方可入境,展览期间应当接受检验检疫机构的监管,展览结束后,所有转基因产品必须作退回或者销毁处理,如因特殊原因,需改变用途的,须按有关规定补办进境检验检疫手续。

2. 过境转基因产品的报检

过境的转基因产品,货主或其代理人应当事先向国家质检总局出过境许可申请,并提交以下资料:

(1)"转基因产品过境转移许可证申请表";

(2)输出国家或者地区有关部门出具的国(境)外已进行相应的研究证明文件或者已允许作为相应用途并投放市场的证明文件;

(3)转基因产品的用途说明和拟采取的安全防范措施;

(4)其他相关资料。

国家质检总局自收到申请之日起 20 日内做出答复,对符合要求的,签发"转基因产品过境转移许可证"并通知进境口岸检验检疫机构;对不符合要求的,签发不予过境转移许可证,并说明理由。

过境转基因产品进境时,货主或其代理人须持规定的单证和过境转移许可证向进境口岸检验检疫机构申报,经检验检疫机构审查合格后,准予过境,并由出境口岸检验检疫机构监督其出境。对改换原包装及变更过境线路的过境转基因产品,应当按照规定重新办理过境手续。

任务二　入境化妆品

任务驱动:

老李看到办公室女同事的办公桌上放着一管"唇膏",指出:这类化妆品必须符合检验检疫的规定,必须在检验检疫机构的监督下加贴检验检疫标志,因为这些商品直接接触人体表面,要重视此类货物的报检。

一、报检范围

化妆品是指以涂抹、喷、洒或者其他类似方法散布于人体表面任何部位(皮肤、毛发、指甲、口唇等)或口腔黏膜,以达到清洁、护肤、美化和修饰、修正人体气味、保持良好状态为目的的产品。

二、报检要求

自 2006 年 4 月 1 日起,进出口食品、化妆品的标签审核与进出口食品、化妆品检验检疫结合进行,不再实行预先审核。各级受理机构不再受理进出口食品、化妆品标签预先审核申请,出入境检验检疫机构不再强制要求凭"进(出)口食品、化妆品标签审核证书"报检。

国家质检总局对进出口化妆品实施分级监督检验管理制度,按照品牌、品种将进出口化妆品的监督检验分为放宽级和正常级,并根据日常监督检验结果,动态公布《进出口化妆品分级管理类目表》。检验检疫机构对 10% 的报检批次的放宽级化妆品实施全项目检验,其余报检批次的仅检验标签、数量、重量、规格、包装、标记等项目;对所有报检批次的正常化妆品均实施全项目检验。

检验检疫机构对进口化妆品生产企业实施卫生注册登记管理。

进口化妆品由进境口岸检验检疫机构实施检验。经检验合格的进口化妆品,须在检验检疫机构监督下加贴检验检疫标志。进口化妆品的标签内容必须符合中国法律法规和强制性标准的规定以及与质量有关内容的真实性、准确性进行检验,对化妆品的标签审核,检验检疫机构与进口化妆品检验检疫结合进行。经检验合格的,在按规定出具的检验证明文件中加注"标签经审核合格"。

化妆品标签审核,是指对进出口化妆品标签中标示的反映化妆品卫生质量状况、功效成分等内容的真实性、准确性进行符合性检验,并根据有关规定对标签格式、版面、文字说明、图形、符号等进行审核。

化妆品标签审核的内容包括:

(1)标签所标注的化妆品卫生质量状况、功效成分等内容是否真实、准确;

(2)标签的格式、版面、文字说明、图形、符号等是否符合有关规定;

(3)进口化妆品是否使用正确的中文标签;

(4)标签是否符合进口国使用要求。

进出口化妆品经检验合格的,由检验检疫机构出具合格单证,并对进口化妆品监督加贴检验检疫标志。进出口化妆品经检验不合格的,由检验检疫机构出具不合格单证。其中:

(1)安全卫生指标不合格的,应在检验检疫机构监督下进行销毁或退货;

(2)其他项目不合格的,必须在检验检疫机构监督下进行技术处理,经重新检验合格后,方可销售、使用或出口;

(3)不能进行技术处理或者经技术处理后,重新检验仍不合格的,进口化妆品责令其销毁或退货,出口化妆品则不准出口。

发现未经检验检疫机构检验的、未加贴或者盗用检验检疫标志及无中文标签的进口化妆品,可依法采取封存、补检等措施。

三、报检应提供的单据

报检人按规定填写"入境货物报检单"并提供合同、发票、装箱单、提(运)单等相关外贸单据。

任务三　入境玩具、展览物品

任务驱动：

要到"六一"儿童节了，赵昂要为自己的外甥购买一辆日产的电动玩具小汽车，他准备去大连市每年举办的展览会逛一圈。对此，老李说，这些商品入境的时候也必须遵守检验检疫的规定。

一、入境玩具

(一)报检范围

2008 年 5 月 30 日，国家质量监督检验检疫局局务会议审议通过了《进出口玩具检验监督管理办法》，自 2009 年 9 月 15 日起施行。

玩具的检验是指对列入《出入境检验检疫机构实施检验检疫的进出境商品目录》中检验检疫类别为 M 的入境玩具实施法定检验。对强制性产品认证目录外的进出口玩具按照国家质检总局的规定实施抽查检验。

玩具主要包括布绒玩具(软体填充玩具)、竹木玩具、塑胶玩具、乘骑玩具(承载儿童体重的玩具)、童车、电玩具、纸制玩具、类似文具类玩具、软体造型类玩具、弹射玩具、金属玩具、其他玩具等。检验检疫机构对《法检商品目录》外的进出口玩具按照国家质检总局的规定实施抽查检验。

(二)报检要求及提供的单据

进口玩具的收货人或者其代理人在办理报检时，应当按照《出入境检验检疫报检规定》如实填写入境货物报检单，提供外贸合同、发票、装箱单、提(运)单等有关单证。对列入强制性产品认证目录的进出口玩具还应该提供强制性产品认证证书复印件。

对未列入强制性产品认证目录内的进口玩具，报检人员提供进出口玩具检测实验室(以下简称"玩具实验室")出具的合格的检测报告的，检验检疫机构对报检人提供的有关单证与货物是否相符进行审核。

对未能提供检测报告或者经审核发现有关单证与货物不相符的，应当对该批货物实施现场检验并抽样送玩具实验室检测。

进口玩具经检验合格的，检验检疫机构出具检验证明。经检验不合格的，由检验检疫机构出具检验检疫处理通知书。涉及人身财产安全、健康、环境保护项目不合格的，由检验检疫机构责令当事人退货或销毁；其他项目不合格的，可以在检验检疫机构的监督下进行技术处理，经重新检验合格后，方可销售或者使用。

在国内市场销售的进口玩具，其安全、使用标识应当符合我国玩具安全的有关强制性要求。国家质检总局对存在缺陷可能导致儿童伤害的进出口玩具的召回实施监督管理①。

---

① 国家质检总局发布的 2015 年第 151 号公告《缺陷消费品召回管理办法》规定，自 2016 年 1 月 1 日起，电子电器和儿童用品两大共 20 种商品存在缺陷的，应当由该商品的生产者(进口商品为进口商或其授权机构)依照本办法实施召回。自 2016 年 1 月 1 日起，国家质检总局进出口工业与消费品风险评估中心已开始承担缺陷进口消费品召回的技术服务工作，并负责受理企业的召回申请。

二、入境展览物品

(一)报检范围

参加国际展览的入境展览物品及其包装材料、运输工具均应实施检验检疫。

(二)报检要求

展览物品入境前、入境时,货主或其代理人应持有关证单向出入境检验检疫机构报检,出入境检验检疫机构根据有关规定出具"入境货物通关单"。入境的展品不必进行品质检验和3C认证。

入境展览物品运抵存放地后,检验检疫人员实施现场检验检疫,对入境的集装箱进行检疫处理,并按有关规定对入境货物进行取样。

经现场检验检疫合格或经检疫处理合格的展览物品,可以进入展馆展出,展览期间接受检验检疫机构的监管。经检疫不合格又无有效处理方法的作退运或销毁处理。

入境展览物品在展览期间必须接受检验检疫人员的监督管理,仅供用于展览,未经许可不得改作他用。展览会结束后,所有入境展览物品须在检验检疫人员监管下由货主或其代理人作退运、留购或销毁处理。留购的展览物品,报检人应重新办理有关检验检疫手续。

退运的展览物品,需出具官方检疫证书的应在出境前向出入境检验检疫机构报检,经检疫或除害处理合格后,出具有关证书,准予出境。

(三)报检时应提供的单据

报检时应提供的单据包括:

(1)报检时,应填写"入境货物报检单"并提供外贸合同、发票、提(运)单等有关证单。

(2)来自美国、日本、欧盟和韩国的展览物品入境时,报检人须按有关规定提交相应证书或声明。

(3)入境展览物为旧机电产品的应按旧机电产品备案手续办理相关证明。

任务四　入境机电产品、电池产品、成套设备

任务驱动:

在日常生活中,我们经常会看到机电产品、电池产品和成套设备。检验检疫机构对其也做了不同的规定,老李向赵昂特别指出了旧机电产品、成套设备的报检。

一、入境机电产品

(一)报检范围

由商务部、海关总署、质检总局共同制定的《机电产品进口管理办法》于2008年5月1日起实施,该法中所指的机电产品(含旧机电产品)是机械设备、电气设备、交通运输工具、电子产品、电器产品、仪器仪表、金属制品等及其零部件、元器件。进口旧机电产品,进口单位需向国家质检总局或其授权机构申请办理进口检验。

所谓"旧机电产品",是指具有下列情形之一的机电产品:

(1)已经使用(不含使用前测试、调试的设备),仍具备基本功能和一定使用价值的;

(2)未经使用,但超过质量保证期(非保修期)的;

（3）未经使用，但存放时间过长，部件产生明显有形损耗的；

（4）新旧部件混装的；

（5）经过翻新的，如旧压力容器类、旧工程机械类、旧电器类、旧车船类、旧印刷机械类、旧食品机械类、旧农业机械类等。

（二）报检要求

1. 强制性产品认证

国家对涉及人类健康、动植物生命和健康，以及环境保护和公共安全的产品实行强制性认证制度。凡列入《中华人民共和国实施强制性产品认证的产品目录》（以下简称《强制性产品认证目录》）内的商品，必须经过指定的认证机构认证合格、取得指定认证机构颁发的认证证书、并加施认证标志后，方可进口。

实施强制性产品认证商品的收货人或其代理人在报检时除填写"入境货物报检单"并随附有关外贸证单外，还应提供认证证书复印件并在产品上加施认证标志。

2. 列入强制性认证范围的民用商品入境验证

民用商品入境验证是指对国家实行强制性产品认证的民用商品，在通关入境时由检验检疫机构核查其是否取得必需的证明文件。在《法检商品目录》内检验检疫类别中，标有"L"标记的进口商品的收货人或其代理人，在办理进口报检时，应当提供有关进口许可的证明文件。口岸检验检疫机构对其认证文件进行验证，必要时对其货证的相符性以及认证标记进行查验。

（三）旧机电产品

国家允许进口的旧机电产品的收货人在签订对外贸易合同前，应当向国家质检总局或者出入境检验检疫机构办理备案手续。按国家质检总局规定，有的旧机电产品可在直属检验检疫局备案，而有的则须由直属检验检疫局审核合格后再到国家质检总局进行备案①。

凡列入《国家质检总局办理备案的进口旧机电产品目录》的进口旧机电产品，经所在地直属检验检疫局初审后，报国家质检总局备案；目录外的进口旧机电产品由所在地直属检验检疫局受理备案申请。国务院国有资产监督管理委员会履行出资人职责的企业及其所属的经营性企业进口旧机电产品的备案申请由国家质检总局受理。

凡列入《不予备案的进口旧机电产品目录》的进口旧机电产品，除国家特殊需要并经国家质检总局批准的之外，进口旧机电产品备案机构一律不予受理备案申请。

进口旧机电产品的单位，在签署合同或有约束力的协议时，必须按照国家安全、卫生、环保等法律、行政法规的规定，订明该产品的检验依据及各项技术指标等的检验条款。对涉及国家安全、环保、人类健康的旧机电产品以及大型二手成套设备，进口单位必须在对外贸易合同中订明在出口国进行装运前预检验②、监装等条款。国家规定必须进行装船前预检验的旧机电产品，报检时还应提供装运前检验证书。

进口旧机电产品，报检时应提供商务部或者地方、部门机电办签发的注册为旧机电的相关机电进口证明。

列入《强制性产品认证的产品目录》的旧机电产品，用于销售、租赁或者专业维修等用途的，备案申请人在提交规定的备案申请资料的同时，还必须提供相应的"CCC认证"证明文件。

---

① 国家质检总局发布的2015年第171号令《进口旧机电产品检验监督管理办法》，将进口旧机电产品原有的"产品备案、装运前预检验、到货检验和监督管理"要求，调整为"口岸查验、目的地检验以及监督管理"，仅对价值较高、涉及人身财产安全、健康、环境保护项目的高风险进口旧机电产品，实施装运前检验。该规定于2016年1月1日开始实施。

② 装运前预检验包括以下内容：检验货物是否与国家审批项目相符；核查进口旧机电产品的品名、规格、型号、数量、产地、制造日期、新旧状况、价格等货物的实体状况是否与合同或者协议相符；对安全、卫生、环境保护项目做出初步评价。

国家特殊需要并经国家质检总局批准的除外。

须做装运前预检验的旧机电产品,受理报检时审核"进口旧机电产品装运前预检验备案书"和"旧机电产品装运前预检验证书"、"进口旧机电产品装运前检验报告";不须做装运前预检验的旧机电产品,受理报检时审核"进口旧机电产品免装运前预检验证明书"。

有下列情形之一的机电产品,禁止进口:

(1)为维护国家安全、社会公共利益或者公共道德,需要禁止进口的;

(2)为保护人的健康或者安全,保护动物、植物的生命或者健康,保护环境,需要禁止进口的;

(3)依照其他法律、行政法规的规定,需要禁止进口的;

(4)根据中华人民共和国所缔结或者参加的国际条约、协定的规定,需要禁止进口的。

有下列情形之一的机电产品,限制进口:

(1)为维护国家安全、社会公共利益或者公共道德,需要限制进口的;

(2)为保护人的健康或者安全,保护动物、植物的生命或者健康,保护环境,需要限制进口的;

(3)为建立或者加快建立国内特定产业,需要限制进口的;

(4)为保障国家国际金融地位和国际收支平衡,需要限制进口的;

(5)依照其他法律、行政法规的规定,需要限制进口的;

(6)根据中华人民共和国所缔结或者参加的国际条约、协定的规定,需要限制进口的。

国家限制进口的旧机电产品称为重点旧机电产品。商务部会同海关总署、质检总局制定、调整并公布《重点旧机电产品进口目录》。重点旧机电产品进口实行进口许可证管理。

《限制进口机电产品目录》及《重点旧机电产品进口目录》至迟应当在实施前21天公布。在紧急情况下,应当不迟于实施之日公布。

进口实行进口自动许可的机电产品,进口单位应当在办理海关报关手续前,向商务部或地方、部门机电办申领"中华人民共和国进口自动许可证"(以下简称"进口自动许可证"),并持"进口自动许可证"按海关规定办理通关手续。《进口自动许可机电产品目录》至迟应当在实施前21天公布。

进口列入进口自动许可机电产品目录的旧机电产品(不含重点旧机电产品),进口单位持"进口自动许可证"和国家检验检疫机构签发的"入境货物通关单"(在备注栏标注"旧机电产品进口备案"字样)按海关规定办理通关手续。

从2006年3月1日起,根据商务部、海关总署、国家质检总局、环保总局联合公告:禁止进口和出口以氯氟烃物资为制冷剂的产业、贸易用压缩机。从2007年9月1日起,禁止进口、出口以氯氟烃物质为制冷剂、发泡剂的家用电器产品和家用电器产品用压缩机。

【同步案例3—2】 **盲目进口旧机器被欺诈数百万**

某年6月,浙江诸暨某针织有限公司从韩国进口了两批旧电脑织袜机,共计100台,货值51 000美元。该两批货物到达宁波口岸后,因该公司在旧设备进口前没有到检验检疫部门申请备案,不能提供进口旧机电产品备案的有关证明,遂对其进行了立案调查。经查,这批旧电脑织袜机根本无法正常安装和使用,其中核心部件——电脑板严重丢失,而生产该类设备的韩国生产厂已经停产关闭,这就意味着这类设备的配件再也无法供应和制造。更令人头疼的是,这些设备的电脑板由密钥控制,调试好的设备在使用一定时间后就会自动上锁,导致无法工作。收货人为此已经投入了200多万元,但看到的只是一堆废品,损失惨重。同时,该公司因违反我国相关的检验检疫法律法规规定,还将面临行政处罚。

案例解读：旧机电产品是我国重点监管的进口产品之一,根据《进出口商品检验法》及其实施条例、《旧机电产品管理办法》等有关法律法规的规定,进口旧机电产品在进口合同签订之前,必须向国家质检总局和各地直属检验检疫局申请备案,对涉及安全、卫生、环保的进口旧机电产品还需要进行装运前预检验。但是有些企业对关于进口旧机电产品的相关规定不了解,盲目进口,此类行为不仅违反了相关法律,其自身利益一旦受到侵害,也得不到合法保障。上述案例提醒广大进出口企业,要加强对检验检疫法律法规及政策的学习,严格按照相关规定执行,不要存在侥幸心理,以免造成不必要的损失。

二、进口电池产品

国家质检总局发布 2015 年第 163 号公告《质检总局关于停止实施进口电池产品汞含量备案工作的公告》。15 年之久的电池汞含量检测备案工作的实施,造就了如今电池生产商、出口商、进口商牢固的责任意识和质量控制意识,进出口电池产品汞含量也得到了根本上的控制。目前的生产工艺和技术水平也可基本确保电池产品符合相关规定。按照加快推进检验监管模式改革、提高管理效率和执法水平、促进外贸便利化发展的要求,结合电池产业发展和贸易实际,国家质检总局经研究决定,2016 年 1 月 1 日起停止实施进口电池产品检验监管中的汞含量备案工作。

三、成套设备

成套设备是指完整的生产线,成套装置设施,包括工程项目和技术改造项目中的成套装置设施,以及与国产设备配套组成的成套设备中的进口关键设备。成套设备是一项特殊的法定检验检疫商品,很难与商品编码一一对应。

需结合安装调试进行检验的成套设备、机电产品以及在口岸开件后难以恢复包装的商品,应在收货人所在地检验检疫机构报检并检验。

对大型成套设备,应当按照对外贸易合同约定监造、装运前检验或者监装。收货人保存到货后终极检验和索赔的权利。成套设备中涉及旧机电产品的,应按照旧机电产品的相关规定处理,并提供相应的证明文件。

出入境检验检疫机构可以根据需要派出检验人员参加或者组织实施监造、装运前检验或者监装。

出入境检验检疫机构对检验不合格的进口成套设备及其材料,签发不准安装使用通知书。经技术处理,并经出入境检验检疫机构重新检验合格的,方可安装使用。

任务五　入境汽车

任务驱动：

汽车已经成为现今生活中不可或缺的一部分。入境汽车在进口时,应注意报检要求及报检单据的规定。

一、报检范围

列入《法检商品目录》的汽车,以及虽未列入但国家有关法律法规明确由检验检疫机构负责检验的汽车。运输工具的动植物检疫和卫生检疫不属于入境汽车的报检范围。入境汽车的报检范围不包括运输工具的动植物检疫和卫生检疫(因为这时汽车是运输工具而不是货物)。

进口机动车辆必须先报检,经检验合格后发给证明,才能向当地公安部门的交通车辆管理机构申报领取行车牌照。

二、报检要求

进口汽车的收货人或其代理人应持有关证单在进境口岸或到达站办理报检手续,口岸检验检疫机构审核后签发"入境货物通关单"。

进口汽车入境口岸检验检疫机构负责进口汽车入境检验工作,经检验合格的进口汽车,由口岸检验检疫机构签发"入境货物检验检疫证明",并一车一单签发"进口机动车辆随车检验单"。转关到内地的进口汽车,视通关所在地为口岸,由通关所在地检验检疫机构负责检验。

用户在国内购买进口汽车时必须取得检验检疫机构签发的"进口机动车辆随车检验单"和购车发票。用户所在地检验检疫机构负责进口汽车质保期内的检验管理工作,用户在办理正式牌证前到所在地检验检疫机构登检、换发"进口机动车辆检验证明",作为到车辆管理机关办理正式牌证的依据。

2008年3月1日起,检验检疫机构对进口机动车实施车辆识别代号(简称"VIN")入境验证管理。在进口前,强制性产品认证证书(CCC证书)的持有人或其授权人可向签发CCC证书的认证机构提交拟进口的全部机动车VIN和相关结构参数资料进行备案,认证机构在对上述资料进行核对、整理后上报国家质检总局及认监委,以便口岸检验检疫机构对进口机动车产品的VIN进行入境验证。

进口机动车辆识别代码(VIN)必须符合国家强制性标准《道路车辆、车辆识别(VIN)》(GB16735-2004)的要求。对VIN不符合上述标准的进口汽车,检验检疫机构将禁止其进口,公安机关不予办理注册登记手续,国家特殊需要并经批准,以及常住我国的境外人员、我国驻外使领馆人员自带的除外。[①]

三、报检应提供的单据

直接从国外进口汽车的收货人或其代理人在入境口岸报检时,应提供"入境货物报检单"、合同、发票、提(运)单、装箱单、进口安全质量许可证复印件、非CFC-12为制冷剂的汽车空调器压缩机的证明以及海关出具的"进口货物证明"正本及复印件等证单及有关技术资料。

通过国内渠道购买进口汽车的用户在报检时应提供"入境货物报检单"或进口机动车辆报检单、口岸检验检疫机构签发的"进口机动车辆随车检验单"正本和海关出具的"进口货物证明"的正本及复印件。单位用车需提供企业代码或营业执照复印件;个人自用的进口机动车辆报检时须提供车主的身份证及复印件,或户口簿及复印件。

罚没的进口汽车的用户报检时应提供"入境货物报检单"或进口机动车辆报检单、罚没证正本、商业发票等。单位用车需提供企业代码或营业执照复印件;个人用车需提供使用人的身份证、户口簿复印件。

---

① 2016年1月1日起实施《缺陷汽车产品召回管理条例实施办法》,该办法规定进口汽车的销售者是进口缺陷汽车产品的召回主体,任何单位和个人有权向出入境检验检疫机构投诉进口汽车产品可能存在的缺陷等有关问题。

国外赠送的汽车(包括贸易性和非贸易性交往),必须持有部或省、市级政府同意接受赠送的批文。

任务六　入境石材、涂料

任务驱动:

老李强调入境的石材和涂料也是法定报检中的一个项目,必须对它们进行严格的审核。

一、入境石材

(一)报检范围

报检范围包括:进口石材(《商品名称及编码协调制度》中编码为2515、2516、6801、6802项下的商品)和涂料(《商品名称及编码协调制度》中编码为3208、3209项下的商品)。

(二)报检要求及单据

报检要求及单据包括:

(1)报检人应在货物入境前到入境口岸检验检疫机构报检;

(2)报检时应提供合同、发票、提单和装箱单等资料;

(3)应提供符合GB6566-2001分类要求的石材说明书,注明石材原产地、用途、放射性水平类别和适用范围等;

(4)报检人未提供说明书或者说明书中未注明的,均视为使用范围不受限制,检验时依据GB6566-2001规定的最严格限量要求进行验收。

二、入境涂料

(一)报检要求

国家质检总局对进口涂料的检验采取登记备案、专项检测制度。进口涂料的生产商、进口商和进口代理商根据需要,可以向备案机构申请进口涂料备案。备案申请应在涂料进口之前至少2个月向备案机构申请。

国家质检总局指定的进口涂料备案机构和专项检测实验室,分别负责进口涂料的备案和专项检测。备案机构和专项检测实验室须具备检测能力和相应的资格。检验检疫机构按照以下规定实施检验:

(1)核查"进口涂料备案书"的符合性。核查内容包括品名、品牌、型号、生产厂商、产地、标签等。

(2)专项检测项目的抽查。同一品牌涂料的年度抽查比例不少于进口批次的10%,每个批次抽查不少于进口规格型号种类的10%,所抽取样品送专项检测实验室进行专项检测。

(3)对未经备案的进口涂料,检验检疫机构接受报检时,按照相关规定抽取样品,并由报检人将样品送专项检测实验室检测,检验检疫机构根据专项检测报告进行符合性核查。

(4)经检验合格的进口涂料,检验检疫机构签发"入境货物检验检疫证明"。检验不合格的进口涂料,检验检疫机构出具检验检疫证书,并报国家质检总局。对专项检测不合格的进口涂料,收货人须将其退运出境或者按照有关规定妥善处理。

(二)报检提供的单证

货主或其代理人应当在进口涂料入境前,到入境口岸检验检疫机构办理报检手续。报检时除提供合同、发票、提单和装箱单等资料外,已经备案的涂料应同时提交"进口涂料备案书"或其复印件。

任务七　入境食品

任务驱动:

在大型超市中,我们经常会看到很多国外的食品,这些都必须符合《食品安全法》的规定。

一、报检范围

《中华人民共和国食品安全法》(以下简称《食品安全法》)已由中华人民共和国第十一届全国人民代表大会常务委员会第七次会议于 2009 年 2 月 28 日通过并予以公布,自 2009 年 6 月 1 日起施行。原《中华人民共和国食品卫生法》同时废止。

《食品安全法》规定,食品是指各种供人食用或者饮用的成品和原料以及按照传统既是食品又是药品的物品,但是不包括以治疗为目的的物品。进口的食品应当经出入境检验检疫机构检验合格后,海关凭出入境检验检疫机构签发的通关证明放行。

二、报检要求

食品标签,是指在食品包装容器上或附于食品包装容器上的一切附签、吊牌、文字、图形、符号说明物。预包装食品,指预先定量包装或者制作在包装材料和容器中的食品。

《食品安全法》规定预包装食品的包装上应当有标签。标签应当标明下列事项:①名称、规格、净含量、生产日期;②成分或者配料表;③生产者的名称、地址、联系方式;④保质期;⑤产品标准代号;⑥贮存条件;⑦所使用的食品添加剂在国家标准中的通用名称;⑧生产许可证编号;⑨法律、法规或者食品安全标准规定必须标明的其他事项;⑩专供婴儿和其他特定人群的主辅食品,其标签还应当标明主要营养成分和含量。

食品和食品添加剂的标签、说明书不能含虚假、夸大的内容,不得涉及疾病预防、治疗。生产者对标签、说明书上所载明的内容负责。进口预包装食品应当有中文标签、中文说明书。

进口食品标签审核的内容包括:标签的格式、版面、标注的与质量有关的内容是否真实、准确。经审核合格的,按照规定出具的检验证明文件中加注"标签经审核合格"。

凡以保健食品的名义保健的进口食品必须报国家食品药品监督管理局审批合格后方准进口,凡是取得保健食品批号的进口保健食品,在进口时须增做功能性复合实验项目,一律不予签发"卫生证书"。

进口尚无食品安全国家标准的食品,或者首次进口食品添加剂新品种、食品相关产品新品种,进口商应当向国务院卫生行政部门提出申请并提交相关的安全性评估材料。

向我国境内出口食品的出口商或者代理商应当向国家出入境检验检疫部门备案。向我国境内出口食品的境外食品生产企业应当经国家出入境检验检疫部门注册。进口商应当建立食品进口和销售记录制度,保存期不得少于一年。

三、报检提供的单据

报检提供的单据包括:

(1)填写"入境货物报检单",提供外贸合同、发票、装箱单、提单/运单；

(2)进口食品原产地证书；

(3)输出国使用的农药、化肥、除草剂、熏蒸剂及生产食品的原料、添加剂、加工方法等有关资料及标准。

四、进口食品换证

进口食品经营企业(指进口食品的批发、零售商)在批发、零售进口食品时应持有当地检验检疫机构签发的进口食品卫生证书。进口食品在口岸检验合格取得卫生证书后再转运内地销售时，进口食品经营企业应持与口岸检验检疫机构签发的进口食品卫生证正本或副本到当地检验检疫机构换取卫生证书。申请换证时也应填写"入境货物报检单"，并在报检单上"合同订立的特殊条款以及其他要求"一栏中注明需换领证书的份数。

五、进口食品包装容器、包装材料

进口食品包装容器、包装材料(以下简称"食品包装")是指已经与食品接触或预期会与食品接触的进口食品内包装、销售包装、运输包装及包装材料。

国家质检总局对食品包装进口商实施备案管理。对进口食品包装产品实施检验。作为商品直接进口的与食品接触材料和制品及已盛装进口食品的食品包装，应向到货地口岸检验检疫机构报检。报检时应填写"入境货物报检单"，同时随单提供提单、合同、发票、装箱单等，还应提交"出入境食品包装备案书"(复印件)。经检验合格出具"入境货物检验检疫证明"。

盛装进口食品的食品包装，在进口食品报检时列名包装情况。检验检疫机构在对进口食品检验的同时对食品包装进行抽查检验。

对未能提供"出入境食品包装备案书"的，在检验检疫机构予以受理报检时，进口商可按备案管理规定及时办理相关手续。进出口食品包装备案不是行政许可，对未经备案企业进口或生产的食品包装应实施批批检验检测。

对已列入《法检商品目录》的进口食品包装，如用于盛装出口食品，可凭"入境货物检验检疫证明"换发"出入境货物包装性能检验结果单"，必要时应对安全、卫生项目进行检测。对未列入《法检商品目录》的进口食品包装，按照非法定检验检疫商品监督抽查管理规定实施抽查检验，如用于盛装出口食品，应按照出口食品包装有关规定办理"出入境货物包装性能检验结果单"。

六、入境食品和动物饲料添加剂及原料产品

(一)报检范围

入境人类食品和动物饲料添加剂及原料产品是指根据国家质检总局、商务部、海关总署2007年第70号联合公告须纳入进出口检验检疫监管的124种产品。

(二)报检要求及应提供的证单

货主或其代理人应当在入境前，向进出境口岸的出入境检验检疫机构办理报检手续。报检时除提供合同、发票、提(运)单和装箱单等资料外，还应该注意：

(1)对申报用于人类食品或动物饲料添加剂及原料的产品，报检时须注明用于人类食品加工或用于动物饲料加工，由出入境检验检疫机构进行检验检疫，海关凭出入境检验检疫机构签

发的"出/入境货物通关单"办理放行手续。

(2)对申报仅用于工业用途,不用于人类食品或动物饲料添加剂及原料的产品,企业须提交贸易合同及非用于人类食品和动物饲料添加剂及原料产品用途的证明。对检验检疫类别仅为 R 或 S 的,直接签发"出/入境货物通关单";检验检疫类别非 R 或 S 的,按规定实施品质检验。

(3)进口 124 种入境人类食品和动物饲料添加剂及原料产品时,外包装上须印明产品用途(用于食品加工或动物饲料加工或仅用于工业用途),所印内容必须与向检验检疫机构申报的用途一致。

任务八　入境可用作原料的废物、来自疫区的货物

任务驱动:

由于国内企业的需求,国内可能会从国外进口废物原料,这些废物原料必须经过国家环保总局的批准和认可。

一、入境可用作原料的废物

(一)概述

入境可用作原料的废物是指以任何贸易方式和无偿提供、捐赠等方式进入中华人民共和国境内的一切可用作原料的废物(含废料)。根据可用作原料的废物的物理特性及产生方式可分为:(1)固体可用作原料的废物;(2)工业固体可用作原料的废物;(3)城市生活垃圾;(4)危险废物。

(二)报检范围

为切实加强对进口废物的管理,国家将进口废物分两类进行管理:一类是禁止进口的废物;另一类是可作为原料但必须严格限制进口的废物。

对国家禁止进口的废物,任何单位和个人都不准从事此类废物的进口贸易以及其他经营活动。

对可作为原料但必须严格限制进口的废物,国家制定了《限制进口类可用作原料的废物目录》和《自动进口许可管理类可用作原料的废物目录》,目录内的废物由国家环保总局统一审批,由检验检疫机构实行强制性检验检疫。

(三)申请进口可用作原料的废物必须符合的条件

(1)申请进口可用作原料的废物作原料利用的企业必须是依法成立的企业法人,并具有利用进口可用作原料的废物的能力和相应的污染防治设备。

(2)申请进口的可用作原料的废物已被列入《限制进口类可用作原料的废物目录》或《自动进口许可管理类可用作原料的废物目录》。

(3)进口可用作原料的废物前,进口单位应事先取得国家环保总局签发的"进口废物批准证书"。

(4)检验检疫机构对进口可用作原料的固体废物实行装运前检验制度,到货口岸出入境检验检疫机构凭收货人提供的"装运前检验证书"受理报检。

(5)检验检疫机构对进口可用作原料的固体废物的国外供货商、国内收货人实行注册登记

制度。国外供货商、国内收货人未获得国家质检总局批准注册的,入境口岸检验检疫机构不受理其报检申请。

(6)废旧物品到达口岸时,承运人、代理人或者货主,必须向检验检疫机构申报并接受检验检疫。

(四)报检要求

入境可用作原料的废物到达口岸后货主或其代理人应立即向卸货口岸检验检疫机构报检,经检验检疫合格后签发"入境货物通关单"供货主办理通关放行手续。

品质检验合格的由检验检疫机构签发"入境货物检验检疫证明",准予销售、使用。经检验不符合有关规定或合同约定的,由检验检疫机构签发品质检验证书对外进行索赔。

(五)报检应提供的单据

入境可用作原料的废物在口岸办理报检时除按规定填写"入境货物报检单"外,还应按规定提供以下证单:

(1)对外贸易合同、提单、发票、装箱单;

(2)国家环保总局签发的"进口废物批准证书"(正本);

(3)企业废物利用风险报告书;

(4)国家质检总局认可的检验机构签发的装运前检验证书(正本);

(5)国外供货商、国内收货人注册登记证书复印件;

(6)自陆运口岸进口的可用作原料的废物,报检时还必须提供出口国官方机构出具的检验合格证书(主要内容为不含爆炸物以及放射性符合我国标准)。

目前,国家质检总局认可的境外可用作原料的废物装船前检验机构为中国认证认可集团公司的各海外分公司、中国检验有限公司(香港)、日中商品检查株式会社等。

二、入境来自疫区的货物

(一)疫区的概念

在我国,疫区就是世界卫生组织(WHO)或世界动物卫生组织(OIE)或国际植物保护公约(IPPC)公布并经国家质检总局认可的符合传染病流行特征或动植物疫病流行特征的发生传染病或其他疫情的国家或地区。疫区分为动物传染病疫区、植物疫区、人类传染病疫区。

(二)来自疫区货物的检疫

一般而言,来自动植物疫区的动植物及其产品是不能入境的。来自疫区的其他货物在报检要求上与非疫区相同。但是,为防止疫情的传入,对来自疫区的货物要进行严格的检疫处理。

来自疫区货物的检疫要根据疫区及货物的具体情况来确定。一般而言,与疫情有关的对应产品是不能进口的。例如,美国发生了禽流感,我国禁止直接和间接从美国进口禽鸟及其产品。对于与具体疫情无关的货物,检疫要求没有特别的变化。

(三)来自疫区货物的检疫处理

1. 动物检疫处理

动物检疫处理是指检验检疫机构对经检疫不合格的动物、动物产品及其他检疫物所采取的强制性的处理措施。检疫处理的方式有除害、扑杀、销毁、退回或封存、不准出境、不准过境等。

根据检疫结果,对需要进行检疫处理的动物、动物产品和其他检疫物由口岸检验检疫机构签发相关单证,通知货主或其代理人进行检疫处理,由口岸检验检疫机构监测处理结果,或由口岸检验检疫机构指定的或认可的单位按要求进行处理。

2. 植物检疫处理

植物检疫处理的要求与动物检疫处理的要求基本一致,但也有所不同。一旦在上述入境物品中发现疫情,作熏蒸、热处理、消毒等植物检疫除害处理;不能作除害处理的,不准入境或过境,已经入境的作退回或销毁处理。

对经检疫不合格的检疫物,由口岸检验检疫机构签发"检疫处理通知单"。对能够通过除害处理达到要求的货物,作除害处理;不能进行除害处理或除害处理后仍不符合要求的,作退回或者销毁处理。

经检疫合格或经除害处理合格的出入境检疫物,由口岸检验检疫机构签发"入境货物通关单",准予入境。

3. 卫生处理

卫生处理是指隔离、留验和就地诊验等医学措施,以及消毒、除鼠、除虫等卫生措施。检验检疫机构对出入境的交通工具、人员、集装箱、尸体、骸骨以及可能传播检疫传染病的行李、货物、邮包等实施检疫查验、传染病监测、卫生监督和卫生处理。

(四)禁止入境的疫区货物

为了确保把疫情拒于国门之外,保护我国人民生命财产安全和农、林、牧、渔业的安全,国家规定了《进境植物禁止进境名录》和《国家禁止进口的血液及其制品的品种》,具体明确禁止进境物。当某一国家发生新的疫情时,国家质检总局根据需要发出公告,禁止可能染疫的物品及其相关产品入境,直到疫情解除。各检验检疫机构针对禁止进境物进行严格的把关。因科学研究等特殊原因需要引进禁止进境物品的,必须事先提出申请,经国家质检总局批准,凭批准证明文件报检。

任务九　入境特殊物品

任务驱动:

老李强调,在入境中还存在一些特殊物品,如微生物、人体组织、生物制品等,凡国家禁止进口的特殊物品禁止入境。

一、报检范围

出入境特殊物品是指微生物、人体组织、生物制品、血液及其制品等。

(1)"微生物"包括病毒、细菌、放线菌、立克次氏体、螺旋体、衣原体等医学微生物的菌种、毒种及培养物等和医用抗生素菌种。

(2)"人体组织"包括人体器官、组织、细胞和人体胚胎活细胞组织等。

(3)"生物制品"包括各类菌苗、疫苗、毒素、类毒素和干扰素、激素、单克隆抗体、酶及其制剂、各种诊断用试剂。

(4)"血液及其制品"包括全血、血浆、血清、脐带血、血细胞、球蛋白、白蛋白、纤维蛋白原、蛋白因子、血小板等。

二、报检要求

入境特殊物品必须办理卫生检疫审批手续,未经检验检疫机构许可不准入境。入境特殊物品的申报人在特殊物品入境前 10 天到当地检验检疫机构办理特殊物品审批手续。

出入境特殊物品的卫生检疫管理实行卫生检疫审批、现场查验和后续监督管理制度。入境的特殊物品,必须办理卫生检疫审批手续,未经检验检疫机构许可不准入境。入境、出境的特殊物品的货主或者其代理人应当在交运前向入出境口岸直属检验检疫局入境办理特殊物品审批手续。

受理申请的直属检验检疫局对申请材料进行实质性审查,并在 20 个工作日内做出准予许可或者不准予许可的决定,20 个工作日内不能做出决定的,经负责人批准可以延长 10 个工作日,并应当将延长期限的理由告知申请人。准予许可的,应当签发"入/出境特殊物品卫生检疫审批单",不准予许可的,应书面说明理由。

供移植用器官因特殊原因未办理卫生检疫审批手续的,入境、出境时检验检疫机构可以先予放行,货主或者其代理人应当在放行后 10 日内申请补办卫生检疫审批手续。

邮寄、携带的出入境特殊物品,因特殊情况未办理卫生检疫审批手续的,检验检疫机构应当予以截留,要求按照规定办理卫生检疫审批手续,受理报检的口岸检验检疫机构对出入境特殊物品实施现场查验,经检疫合格后方可放行。

任务十 入境货物木质包装

任务驱动:

对于入境的木质包装,老李指出,一定要加施 IPPC 标识。

一、报检范围

报检范围包括输往中国货物的木质包装及木质铺垫材料。这里的货物木质包装是指用于承载、包装、铺垫、支撑、加固货物的木质材料,如木板箱、木条箱、木托盘、木框、木桶、木轴、木楔、垫木、衬木等。经人工合成或经加热、加压等深度加工的包装用木质材料(如胶合板、刨花板、纤维板等)以及薄板旋切芯、锯屑、木丝、刨花等以及厚度等于或者小于 6mm 的木质材料除外。

自 2006 年 1 月 1 日起,进境货物使用的木质包装应当由输出国家或地区政府植物检疫机构认可的企业按中国确认的检疫除害处理方法处理,并加贴国际植物保护公约组织(以下简称"IPPC")专用标识。

二、报检要求

进境货物使用木质包装的,货主或者其代理人应当向检验检疫机构报检。进境货物使用木质包装的,应当在输出国家或者地区政府检疫主管部门监督下按照 IPPC 的要求进行除害处理,并加施 IPPC 专用标识。除害处理方法和专用标识应当符合国家质检总局公布的检疫除害处理方法和标识要求。标识必须加施于木质包装显著位置,至少应在相对的两面,标识应清晰易辨、永久且不能移动。

经港、澳地区中转进境货物使用木质包装,未按要求进行除害处理并加施 IPPC 专用标识的,货主或者其代理人可以申请国家质检总局认定的港澳地区检验机构实施除害处理并加施 IPPC 标识或者出具证明文件,入境时,检验检疫机构按照相关规定进行抽查或者检疫。

旅客携带物、邮寄物使用的木质包装未加 IPPC 标识的,经检疫未发现活的有害生物的,准予入境;发现活的有害生物的,对木质包装进行除害处理。

进境船舶、飞机使用的垫舱木料卸离运输工具的,应当在输出国家或者地区政府检疫主管部门监督下按照 IPPC 的要求进行除害处理,并加施 IPPC 专用标识,如未加施标识,或经检疫发现有害生物活体的或害虫为害迹象的,将在进境口岸实施除害或销毁处理。

不卸离运输工具的,应当接受检验检疫机构的监督管理,在监管过程中发现检疫性有害生物的,应当实施除害或者销毁处理。

有下列情况之一的,检验检疫机构依照《动植物检疫法》及其实施条例的相关规定予以行政处罚:

(1)未按照规定向检验检疫机构报检的;

(2)报检与实际情况不符的;

(3)未经检验检疫机构许可擅自将木质包装货物卸离运输工具或者运递的;

(4)其他违反《动植物检疫法》及其实施条例的。

有下列情况之一的,由检验检疫机构处以 3 万元以下罚款:

(1)未经检验检疫机构许可,擅自拆除、遗弃木质包装的;

(2)未按检验检疫机构要求对木质包装采取除害或者销毁处理的;

(3)伪造、变造、盗用 IPPC 专用标识的。

三、报检应提供的单据

报检人应填写"入境货物报检单",并提供合同、发票、装箱单、提(运)单等外贸单据。来自其他国家应实施检疫的货物的木质包装在报检时应提供我国要求提供的单证。

【同步案例 3-3】 　　　　　**伪造木质包装 IPPC 标识案**

5 月 27 日,A 公司向甲检验检疫局申报了 3 个天然木制作的中木箱。5 月 30 日中午,甲检验检疫局口岸查验部门在甲机场检验检疫监管库 D 库门口对申报的 3 个中木箱进行现场查验时,发现每个木箱上仅印有一个 IPPC 标识,且所印标识均不符合相关要求。因当时正值货物入库高峰期,甲局人员及时记录下运单号,将该货物暂时监管并告知下午入库做进一步处理。下午,甲局人员发现该批货物已经装车,且在每个木箱外侧多出了两个合格的 IPPC 标识。经仔细检查,该 IPPC 标识的墨迹未干,用手触摸标识有扩散现象,甲局人员遂认定该 IPPC 标识有明显伪造嫌疑,于是迅速联系了监管库库管人员,调取了该批货物的入库信息,显示该批货物入库时木箱上仅有一个 IPPC 标识,库管人员做出了书面说明并签字、加盖监管库印章。随后,甲局人员依法对该批货物的报检员进行了调查,该报检员承认了伪造 IPPC 标识的违法事实,甲检验检疫局于 6 月 2 日缴获了作案用的假 IPPC 印章。

案例解读: 该报检员伪造 IPPC 标识系个人行为,根据国家质量监督检验检疫总局《进境货物木质包装检疫监督管理办法》第十八条:"有下列情况之一的,由检验检疫机构处以 3 万元以下罚款:……(三)伪造、变造、盗用 IPPC 专用标识的。"甲检验检疫局对该报检员处以人民币 3 万元的罚款,并依法取消其代理报检资格,同时对该报检员所在企业进行了警告、批评。

应知考核

一、单项选择题

1. 以下所列入境货物,报检时应提供装运前检验证书的是( )。

A. 可用作原料的固体废物　　　　　　B. 大宗散装货物

C. 易腐烂变质商品　　　　　　　　　D. 危险化学品

2. 进口兰花种苗,其报检时限为入境前( )。

A. 3 天　　　　　　B. 5 天　　　　　　C. 7 天　　　　　　D. 14 天

3. 以下入境产品,须办理动植物检疫审批的是( )。

A. 蓝湿牛皮　　　B. 盐渍猪肠衣　　　C. 洗净羽绒　　　D. 黄油

4. 进口旧机电产品运抵使用地后,向检验检疫机构申报检验的时限为( )。

A. 运抵之日起 6 个工作日内　　　　　B. 运抵之日起 20 个工作日内

C. 通关之日起 20 个工作日内　　　　　D. 企业自行验收完毕后 6 个工作日内

5. 入境种牛的隔离检疫期为( )天。

A. 15　　　　　　B. 30　　　　　　C. 45　　　　　　D. 60

6. 办理进口电池报检手续时应提供( )。

A. 进出口电池产品备案申请书　　　　B. 进出口电池备案书

C. 电池产品汞含量检测合格确认书　　D. 强制性产品认证证书

7. 以下进口货物中,应在收货人所在地检验检疫机构申请检验的是( )。

A. 新鲜水果　　　　　　　　　　　　B. 散装无烟煤

C. 需要进行安装调试的机电仪器　　　D. 口岸卸货时发现残损的起重机

8. 对经检验检疫合格的进口化妆品,货主或其代理人应向检验检疫机构申请并加贴( )。

A. QS　　　　B. CCC　　　　C. CIQ　　　　D. 原产地标记

9. 某公司进口一批工业用柠檬酸(商品编码 2918140000),共 2 500 塑料桶,320 吨,入境货物报检单中"数量、重量"应填写( )。

A. 2 500 塑料桶/320 000 千克　　　　B. 320 吨

C. 2 500 塑料桶　　　　　　　　　　D. 320 000 千克

10. 检验检疫类别为"LM/N"的儿童玩具,入境报检时无须提供( )。

A. 玩具实验室的检测报告　　　　　　B. 装箱单

C. 强制性产品认证证书复印件　　　　D. 外贸合同

二、多项选择题

1. 入境转基因大米报检时需提供( )。

A. 进境动植物检疫许可证　　　　　　B. 原产地证书

C. 农业转基因生物安全证书　　　　　D. 农业转基因生物标识审查认可批准文件

2. 以下所列各项中,属于禁止携带入境的有( )。

A. 动植物病原体　　B. 笔记本电脑　　C. 骨灰　　　　D. 土壤

3. 以下所列进口货物中,必须在卸货口岸实施检验检疫的有( )。

A. 电池　　　　　　　　　　　　　　B. 散装转基因大豆

C. 饲料添加剂　　　　　　　　　　　　　D. 新鲜猕猴桃

4. 某公司进口一批动物源性饲料添加剂,报检时须提供的单据包括(　　　)。

A. 进境动植物检疫许可证　　　　　　　　B. 输出国或地区官方检疫证书

C. 进口饲料和饲料添加剂产品登记证　　　D. 标签审核证书

5. 报检进口化妆品时应提供的标签相关资料包括(　　　)。

A. 中文标签样张　　　　　　　　　　　　B. 外文原标签及翻译件

C. 化妆品功效原理说明　　　　　　　　　D. 化妆品成分配比

6. 以下入境货物包装物,须进行除害处理并加施 IPPC 标识的有(　　　)。

A. 垫木　　　　　　　　　　　　　　　　B. 有木条加固的纤维板箱

C. 胶合板箱　　　　　　　　　　　　　　D. 厚度为 5 毫米的木质垫板

7. 以下所列各项中,须办理特殊物品检疫审批手续的有(　　　)。

A. 土壤　　　　　B. 人体组织　　　　　C. 转基因产品　　　　　D. 生物制品

8. 以下所列各项中,无须办理进口旧机电产品备案手续的有(　　　　)。

A. 出口退货的旧机电产品　　　　　　　　B. 出口维修复进口的旧机电产品

C. 新旧部件混装的进口机电产品　　　　　D. 进口大型二手成套设备

9. 入境转基因大豆报检时需提供(　　　)。

A. 进境动植物检疫许可证　　　　　　　　B. 原产地证书

C. 农业转基因生物安全证书　　　　　　　D. 农业转基因生物标识审查认可批准文件

10. 以下货物进境报检时无须提供"进境动植物检疫许可证"的有(　　　)。

A. 鸵鸟　　　　　B. 火腿　　　　　C. 冻鳕鱼　　　　　D. 马铃薯粉

三、判断题

1. 进口玩具涉及人身财产安全、健康、环境保护项目不合格的,检验检疫机构作退运或者销毁处理。　　　　　　　　　　　　　　　　　　　　　　　　　　　　(　　　)

2. 进口涂料报检时须提供"进口涂料备案书"。　　　　　　　　　　　　　(　　　)

3. "进境动植物检疫许可证"有效期一般为 6 个月。　　　　　　　　　　　(　　　)

4. 进境动植物检疫审批手续应当在贸易合同或者协议签订后及时办理。　　(　　　)

5. 进口旧机电产品应在到达使用地 20 个工作日内申请检验。　　　　　　　(　　　)

6. 进口棉花须在第一到货口岸实施现场开包检验。　　　　　　　　　　　(　　　)

7. 对于环保项目不合格的入境玩具,由检验检疫机构责令当事人退货或者销毁。(　　　)

8. 进口活动物的收货人应凭"进境动植物检疫许可证"申请临时隔离检疫场备案。
　　　　　　　　　　　　　　　　　　　　　　　　　　　　　　　　　(　　　)

9. 进口预包装食品的标签、说明书应当载明食品的原产地以及境外生产商的名称、地址、联系方式。　　　　　　　　　　　　　　　　　　　　　　　　　　　　　(　　　)

10. 输入植物、种子、种苗或种畜、禽及其他繁殖残料的,应在入境前 7 天报检。　(　　　)

应会考核

■ 案例题

某年 9 月,宁波检验检疫局接群众举报,嘉善某商贸公司在从国外进口可用作原料的固体废物的过程中,通过伪报来源国别的方式,逃避装运前检验。获此线索后,宁波局领导高度重视,遂指令宁波局稽查处成立专案组展开详细调查。

经调查查明,在半年期间,嘉善某商贸公司先后从韩国进口了 9 批可用作原料的固体废物——纺织材料制碎织物,启运港均为韩国仁川港,总量为 185.7 吨,涉案货值为 37 140 美元。由于韩国有国家质检总局指定的检验机构,进口报检时,收货人应当提供国家质检总局指定的检验机构出具的装运前检验证书。而该公司对其进口的这 9 批货物在国外都没有办理装运前检验手续,到货时无法提供装运前检验证书。而伊朗由于没有国家质检总局指定的检验机构,从伊朗输出的固体废物经检验检疫机构审核同意后,可以在没有装运前检验证书的情况下接受报检。该公司为了达到逃避装运前检验的目的,遂通过提供虚假的合同、发票、装箱单、提单等资料的方式,将其中的输出国家伪报为伊朗、启运港口伪报为阿巴斯港。没想到,该公司的违法行为最终露出了马脚,被宁波检验检疫局查处。

请结合本项目入境可用作原料的废物对此案例进行分析,并说明从中得到了哪些启示?

■ 技能应用

某年 12 月,大连 A 公司从国外进口了 1 000 台旧复印机,货值 24 000 美元。货物到港前向某直属检验检疫局提交了进口旧机电产品备案申请和相关备案资料,同时提供了该产品强制性产品认证证明。该直属检验检疫局经审查后予以备案,签发了"进口旧机电产品免装运前预检验证明书",货到后,A 公司持此证书和备案手续向入境口岸检验检疫机构报检,取得了"入境货物通关单",将该批旧复印机提至 A 公司仓库。检验人员实施检验时发现实际货物规格、型号与备案申请、强制性产品认证证明不符,经查该批复印机没有获得强制性产品认证。

试问 A 公司有哪些违法行为?检验检疫机构应该怎样追究 A 公司的法律责任?

■ 综合实务

【背景资料1】南昌 A 工厂从韩国 B 贸易公司进口一批冻鸡胗,货物从上海口岸进境。A 工厂使用该批货物生产了鸡胗罐头,鸡胗罐头从厦门口岸报关出口至新加坡。

【实务要求】根据业务背景资料,按照入境动植物及动物产品的相关规定,结合所学过的知识,对下列选项做出选择。

【模拟时间】完成本业务操练时间以不超过 15 分钟为准。

1. 根据有关规定,A 工厂应办理( )。

A. 自理报检单位备案登记　　　　　　　B. 进口肉类产品收货人备案

C. 出口食品生产企业备案　　　　　　　D. 强制性产品认证

2. 以下表述中正确的有( )。

A. B 公司应向国家质检总局申请办理进口食品境外出口商备案

B. 该批冻鸡胗进口后应存放于经检验检疫机构备案的冷库

C. 该批冻鸡胗应在上海口岸报检

D. 取得入镜货物通关单后 A 工厂即可加工使用该批冻鸡胗

3. 报检进口冻鸡胗应当提供的单据有( )。

A. 境外产地预检验证明　　　　　　　　B. 进口肉类产品收货人备案证明

C. 进境动植物检疫许可证　　　　　　　D. 输出国家官方检疫证书

4. 关于冻鸡胗,以下表述中正确的有( )。

A. 商品编码为 0504002100　　　　　　B. 商品编码为 0504002900

C. 检验检疫类别为 P/Q　　　　　　　　D. 应实施进口商品检验

5. 关于出口的鸡胗罐头,以下表述中正确的有( )。

A. 应在生产加工后 6 个月内出口

B. 应在南昌申请检验

C. 应在厦门申请出境货物通关单

D. 实施动植物、动植物产品检疫和食品卫生监督检验

【背景资料 2】

安徽黄山振华制造公司对原有汽车配件生产线进行技术改造,从德国进口一批机电设备和汽车用监视器。合同签订日期是 2016 年 4 月 1 日,合同约定进口设备索赔期为到港后 45 天。货物 6 月 2 日到达上海口岸,6 月 4 日从上海报关进口,6 月 8 日运至安徽黄山。货物清单如下:

序号	货物名称	检疫类别	数量	包装种类及数量	备 注
①	机械压力机	/N	1 台	1 木托	未经使用,但已过质量保证期
②	金属研磨机床	M/N	2 台	裸装,垫木固定	已使用三年
③	立式加工中心	M/	2 台	2 木托	部分为旧部件
④	监视器	L. M/N	2 台	2 纸箱,内有木刨花	汽车配件
⑤	电焊机	L/	2 台	2 胶合纸箱	维修工具

【实务要求】根据业务背景资料,按照入境机电产品的相关规定,结合所学过的知识,对下列选项做出选择。

【模拟时间】完成本业务操练时间以不超过 15 分钟为准。

1. 须实施进口商品检验的是( )。

A. ①   B. ②、③   C. ④   D. ⑤

2. 须事先办理进口旧机电产品备案的是( )。

A. ①   B. ②、③   C. ④   D. ⑤

3. 可以不提供强制性产品证书的是( )。

A. ①   B. ②、③   C. ④   D. ⑤

4. 上述货物包装在德国进行除害处理并加施相关标识的是( )。

A. ①、③   B. ②   C. ④   D. ⑤

5. 如果振华公司在以下日期向黄山检验检疫机构申请检验,则符合报检时限规定的是( )。

A. 6 月 12 日   B. 6 月 25 日   C. 6 月 29 日   D. 7 月 15 日

项目实训

【实训项目】

入境货物报检。

【实训任务】

某公司进口一批冻猪肉(检验检疫类别 P. R/Q. S),货物在香港地区转船。请根据所提供的单据完成相关判断题。

1. "入境货物报检单"的"启运国家"一栏应填写为"美国"。   (   )

2. 报检时,无须提交第一份单据。   (   )

3."入境货物报检单"的"集装箱规格、数量及号码"一栏应填写"1×40'冷藏集装箱 COSU2376567"。　　　　　　　　　　　　　　　　　　　　　　　（　　）

4."入境货物报检单"的"H.S编码"一栏应填写"020321"。　　　　　　（　　）

5.报检时,应提交国家质检总局认可的公司出具的预检证书。　　　（　　）

6.从单据有关内容来看,该批货物的总值不是FOB价。　　　　　　（　　）

7.该批货物须在2015年10月10日至2015年11月15日质检办妥检,验检疫审批手续。
　　　　　　　　　　　　　　　　　　　　　　　　　　　　　　　（　　）

8.办理检验检疫审批申请时,入境口岸应填写为"香港"。　　　　　　（　　）

9.检疫审批的申请人应为"ABC TRADING CO. LTD"。　　　　　　（　　）

10."入境货物报检单"的发货人一栏应填写为"DDE SHIPPING CO. LTD"。（　　）

BILL OF LADING

CONSIGNOR: ABC TRADING CO.,LTD.LONG BEACH,USA		OUR BOOK No.: ABC123456	B/L No.: QJ2323456
CONDIGNEE: DDE SHIPPING CO., LTD 233 QUEEN AVENUE, HONGKONG,CHINA		REMARKS:	
NOTIFY PARTY:AS CONSIGNEE			
PORT OF LOADING:SAN FRANCISCO	VESSEL:NEWSTAR	VOYAGE No.:407E	FLAG:CANADA
PORT OF DISCHARGE: HONG KONG		PLACE OF DELIVERY:SHANGHAI,CHINA	

MARK	No. OF PKGS	DESCRIPTION OF GOODS	GROSS WEIGHT	MEASUREMENT
N/M	1 000 CARTONS	FROZEN PORK H. S. 020321 25KGS NET PER CARTN −18℃ CONTRACT No.:RE010203 1×40' CONTAINER ONLY COSU2376567/ 981263	26 000KGS	30.600CBM
FREIGHT PAID		No. OF ORIGINAL(3)		
PLACE AND DATE OF ISSUE:SAN FRANCISCO Oct.10,2015 MASTER FORWARD (CHINA) CO.,LTD. LADEN ON BOARD:Oct. 10,2015				

BILL OF LADING

CONSIGNOR: DDE SHIPPING CO.,LTD. 233 QUEEN AVENUE,HONG KONG,CHINA			OUR BOOK No.:		B/L:YLDQ3898980
CONSIGNEE: FFG FOODSTUFF IMP&EXP(BEIJING) CO.,LTD. 175 CHANG'AN STREET,BEIJING,CHINA.			REMARKS:		
NOTIFY PARTY: HHI FOODSTUFF CO.,LTD. TEL:032-85607878 FAX:021-85607979					
PORT OF LADING: HONG KONG	VESSEL: SEA EXPRESS		VOYAGE No.: 230E		FLAG: CHINA
PORT OF DISCHARGE: SHANGHAI,CHINA			PLACE OF DELIVERY: SHANGHAI,CHINA		
MARK	No. OF PKGS	DESCRIPTION OF GOODS	GROSS WEIGHT		MEASUREMENT
N/M	1 000 CARTONS 1×40' CONTAINER ONLY CUSU2376567/356338	FROZEN PORK 25KGSNET PER CARTON −18℃	26 000KGS		30.600CBM
FUREGHT PAID		No. OF ORIGINAL(3)			
PLACE AND DATE OF ISSUE:HONG KONG Nov. 15. 2015 LADEN ON BOARD:Nov. 15. 2015			MASTER FORWARD (CHINA) CO.,LTD		

【实训要求】

请运用本项目所学的内容及所学过的知识,根据所提供的单据完成上述相关判断题。

项目四

出境货物报检特殊要求

项目引领：

在出境货物报检中，因检验检疫对象的不同，在报检的范围、程序、要求及提供的单据方面也存在着差异性，那么就需要赵昂在出境报检中掌握这些特殊业务要求。

知识目标：

理解：出境危险货物、出境市场采购货物和非贸易性货物的报检规定。
熟知：出境玩具、出境货物运输包装容器、对外承包工程与援外物资的报检规定。
掌握：出境动植物及其产品、机电产品、食品、木质包装、化妆品的报检规定。

能力目标：

能够具备各种出境货物报检业务的特殊报检要求及具有解读报检单据的能力。

项目案例：

一根实木条引发的货物退运案

2014 年 7 月，某进出口公司向国外出口 7 个集装箱装运的钢丝绳。在货物出运前，公司新进上岗的装卸工人因考虑到此批货物重量较大，为了方便客户利用铲车卸货，在夹板盘上加钉了未进行除害处理、未加施 IPPC 标识的实木条。该公司也未就该木质包装向当地检验检疫机构报检。货物到达目的国后，该国海关在查验过程中发现，包装物中混有实木包装且未加施 IPPC 标识，强制将全部货物做退运处理。

根据《出境货物木质包装检疫处理管理办法》（国家质检总局第 69 号令），从 2005 年 3 月 1 日起，出境货物木质包装应当按照规定的检疫除害处理方法实施处理，并按要求加施 IPPC 专用标识。出境货物使用的木质包装不是获得检验检疫许可的处理单位生产并加施有效 IPPC 标志，发货人也没有依法向检验检疫机构报检致使涉案木质包装已经出口的，属于未依法报检的违法行为。

本案中，该进出口公司装卸工人加装实木条，完全是出于方便收货人卸货的考虑，并不存在逃避检验检疫监管的主观故意，但最终导致了货物被强制退运的结果，使企业蒙受了巨大的损失，也给中国出口货物造成了不好的国际影响。

造成这一不利后果的原因主要是企业的内部管理不健全，岗位交接时培训工作不到位，造成相关岗位工作人员对木质包装相关法律法规不了解，操作不规范。因此，出口企业应当从这一案件中充分吸取教训，采取相应的措施，避免类似的案件再次发生。首先，企业要及时了解最新的相关法律法规,加大对工作人员的宣传教育培训;其次,企业要加强与检验检疫部门的沟通,了解相关政策的最新动向,有疑难问题及时向检验检疫部门咨询;最后,企业要严格遵守有关法律、法规、规章的规定,进一步规范各项业务活动,加强对自身内部工作的监督管理,做到知法、懂法、守法。

资料来源:http://www.aqsiq.gov.cn/zjxw/dfzjxw/dfftpxw/200803/t20080328_68409.htm.

知识支撑:

任务一　出境动植物及其产品检验

任务驱动:

老李说:大连产的"晓芹海参"在大连是很有名的,这类产品在出口时同样要熟知其报检的程序、时间和地点、报检单据及相关规定。

一、出境动物及其产品

(一)出境动物的报检

1. 报检范围

根据《进出境动植物检疫法》的规定,出境动物报检是指我国向境外国家(地区)输出供屠宰食用、种用、养殖、观赏、演艺、科研实验等用途的家禽、禽鸟类、伴侣动物、观赏动物、水生动物、两栖动物、爬行动物、野生动物和实验动物等。

2. 报检程序

出境动物实施启运地隔离检疫、抽样检验,离境口岸作临床检查、必要复检制度。动物出境前应根据《进出境动植物检疫法》及其实施条例的有关规定进行检疫。检疫内容根据双边动物检疫协议、协定或动物检疫议定书、输入国(地区)的兽医卫生要求并参照贸易合同中订明的检疫要求确定。

出境动物检疫的主要程序是:报检→现场检验检疫→隔离检疫(如果需要)→实验室检验检疫→合格的出证放行/不合格的检疫处理→国内运输监管→中转仓检验检疫(如果需要)→离境检验检疫。

3. 报检时间和地点

(1)需要隔离检疫的出境动物,应在出境前60天预报,在口岸隔离前7天报检。

(2)出境观赏动物(观赏鱼除外),应在出境前30天到出境口岸检验检疫机构报检。

(3)出境野生捕捞水生动物的货主或者代理人应当在水生动物出境3天前向出境口岸的检验检疫机构报检。

(4)出境养殖水生动物(包括观赏鱼)的货主或者代理人应当在水生动物出境7天前向注册登记养殖场、中转场所在地的检验检疫机构报检。

4. 报检应提供的单证

出境动物在报检时除了应该提供合同、发票等正常单据以外,还应该提供以下单证:

(1)出境观赏动物,应提供外贸合同或展出和约、产地检疫证书;输出国规定的保护动物,应有国家濒危物种进出口管理办公室出具的许可证。

(2)输出非供屠宰的畜禽,应有农牧部门品种审批单。

(3)输出实验动物,应有中国生物工程开发中心的审批单。

(4)实行检疫监督的输出动物,须出示生产企业的输出动物检疫许可证。

(5)出境野生捕捞水生动物的,应提供以下单证:

①所在地县级以上渔业主管部门出具的捕捞船舶登记证和捕捞许可证;

②捕捞渔船与出口企业的供货协议(含捕捞船只负责人签字);

③检验检疫机构规定的其他材料。

(6)进口国家(地区)对捕捞海域有特定要求的,报检时应当申明捕捞海域。

(7)出境养殖水生动物的,应当提供"注册登记证"(复印件),并交验原件。

5. 报检其他规定

检验检疫机构受理报检后,核对出口动物饲养场注册登记号、出口公司备案资料、合同、信用证、发票及其他必要的单证,经审核符合出境检验检疫规定的,接受报检;否则,不予受理。国家对出口动物实行生产企业注册制度。自2008年4月1日起,所有出口的动物都必须来自经检验检疫机构注册的生产加工企业。

出境养殖水生动物的,除捕捞后直接出口的野生捕捞水生动物外,出境水生动物必须来自注册登记养殖场或者中转场。注册登记养殖场、中转场应当保证其出境水生动物符合进口国(地区)的标准或合同要求,并出具"出境水生动物供货证明"。中转场凭注册登记养殖场出具的"出境水生动物供货证明"接收水生动物。出境水生动物必须凭产地检验检疫机构出具的动物卫生证书或"出境货物换证凭单"或者检验检疫封识进入口岸中转场。在中转场内不得将不同来源的水生动物混合拼装。凡是在口岸中转场内改变包装的、出口前变更输入国家(地区)的、超过规定有效期的,必须重新向口岸检验检疫机构报检。

(二)出境动物产品及其他检疫物的报检

1. 报检范围

根据《进出境动植物检疫法》的规定,"动物产品"是指来源于动物未经加工或经加工但仍有可能传播疫病的动物产品,如生皮张、毛类、脏器、油脂、动物水产品、奶制品、蛋类、血液、精液、胚胎、骨、蹄、角等。"其他检疫物"是指动物疫苗、血清、诊断液、动植物废弃物等。

2. 报检程序

出境动物产品检疫的主要程序为:报检→产地检疫→启运地和出境口岸检疫→出证或放行。

3. 报检时间和地点

(1)出境动物产品,应在出境前7天报检;须做熏蒸消毒处理的,应在出境前15天报检。

(2)不需要进行加工的原毛类动物产品,货主或其代理人可于出境前向口岸检验检疫机构报检。

(3)饲养动物内脏类、野生动物内脏类、动物水产品、蛋类、奶制品、蜂蜜及其他须经加工的动植物产品在加工前向屠宰、加工单位所在地口岸检验检疫机构报检。

4. 报检应提供的单证

(1)按规定填写的"出境货物报检单";相应外贸单据主要有合同或销售确认书或信用证、发票、装箱单等。

(2)出境动物产品生产企业(包括加工厂、屠宰厂、冷库、仓库)的卫生注册登记号码。

(3)特殊证单:如果出境动物产品来源于国内某种属于国家级保护或濒危物种的动物、濒危野生动植物种国际贸易公约中的中国物种的动物,报检时必须递交国家濒危物种进出口管理办公室出具的允许出口证明书。

5. 报检其他规定

国家对生产出境动物产品的企业(包括加工厂、屠宰厂、冷库、仓库)实施卫生注册登记制度;货主或其代理人在报检出境动物产品时,该产品必须来自经注册登记的生产企业并存放于经注册登记的冷库或仓库。

二、出境植物及其产品

(一)报检范围

报检范围包括:

(1)贸易性出境植物、植物产品及其他检疫物;

(2)作为展览、援助、交换、赠送等的非贸易性出境植物、植物产品及其他检疫物;

(3)进口国家(地区)有植物检疫要求的出境植物产品;

(4)以上出境植物、植物产品及其他检疫物的装载容器、包装物及铺垫材料。

"植物"是指栽培植物、野生植物及其种子、种苗及其他繁殖材料等。"植物产品"是指来源于植物未经加工或者虽然经加工但仍有可能传播病虫害的产品,如粮食、豆、棉花、油、麻、烟草、籽仁、干果、鲜果、蔬菜、生药材、木材、饲料等。"其他检疫物"包括植物废弃物:垫舱木、芦苇、草帘、竹篓、麻袋、纸等废旧植物性包装物、有机肥料等。

出境植物检疫是指对贸易性和非贸易性的出境植物、植物产品及其他检疫物(统称"出境检疫物")实施的检疫。出入境检验检疫机构对出境检疫物的生产、加工、存放过程实施检疫监管制度;对生产、加工、存放出境检疫物的场所实施注册、登记管理;对经检疫合格的出境检疫物在出境口岸实施监督装运。

对出境植物及其产品的检疫实行分类管理制度。凡需出具植物检疫证书、熏蒸/消毒证书的出境检疫物,都必须批批自检。粮食谷物类出境检疫物,无论是否需要出具植物检疫证书、熏蒸/消毒证书或换证凭单,必须批批自检。

(二)报检程序

出境植物检疫物的检疫程序为:报检→检疫→签证及其他检疫。

(三)报检时间和地点

(1)出口水果应该在包装厂所在地的检验检疫机构报检。

(2)货主或其代理人在检疫物出境前10天持报检单、贸易合同或有关协议、信用证或同外商(或有关部门)之间关于该批货物有关检疫要求的函电、发票、装箱单等单证向出入境检验检疫机构报检。

(3)需做熏蒸处理的应提前15天报检。如果需要产地检疫,货主应在生长季节的早期与口岸出入境检验检疫机构联系以便确定检疫计划。

(四)报检应提供的单据

(1)"出境货物报检单"和合同/销售确认书或信用证(以信用证方式结汇时提供)以及有关单证、函电等相关贸易单据。

(2)特殊单证:濒危和野生动植物资源须出示国家濒危物种进出口管理办公室或其授权的办事机构签发的允许出境证明文件。

(3)输往欧盟、美国、加拿大等国或地区的出境盆景,应提供"出境盆景场/苗木种植场检疫注册证"。

(4)出境水果来自注册登记果园、包装厂的,应当提供"注册登记证书"(复印件);来自本辖区以外其他注册果园的,由注册果园所在地检验检疫机构出具水果"产地供货证明"。

(五)报检及检疫处理

出入境检验检疫机构在接受报检时应仔细审核有关单证,包括审查国外货主开具的信用证或合同中的检疫要求是否合理,我国能否做到和接受,对不合理的检疫要求应通知货主或其代理人修改信用证或合同。货主或其代理人陪同检验检疫人员实施检疫,检疫人员首先要了解货物存放的周围环境是否符合检疫管理的要求,要检查全部货物的存放情况及报检货物的生产加工日期及地点、存放时间、包装情况等,同时核对报检单与货物的相符情况。

检验检疫机构根据检疫情况做出放行或者重新整理、换货或除害处理合格后放行的处理经检验检疫合格的,检验检疫机构出具出境货物通关单或出境货物换证凭单。根据政府间双边植物检验检疫规定、协议和备忘录或输入国(地区)要求,经检验检疫合格的,出具植物检疫证书或检验证书、卫生证书;经认可的检疫处理合格后,出具"熏蒸/消毒证书"或植物检疫证书。

货主或其代理人应当在出境货物换证凭单有效期内向出境口岸检验检疫机构申请换发出境货物通关单;超过出境货物换证凭单有效期的,货主或其代理人应当向出境口岸检验检疫机构重新报检。

出境口岸检验检疫机构按照 $1\% \sim 3\%$ 的比例抽查,核对货证,经查验货证相符的,换发出境货物通关单;经查验货证不符的,不准出境。

(六)报检的特殊要求

国家质检总局对出境种苗实施花卉基地注册登记制度,推行"公司＋基地＋标准化"管理模式。从事出境种苗花卉生产经营企业,应向所在地检验检疫机构申请注册登记。自 2007 年12 月 1 日起,未获得注册登记的企业,不得从事出境种苗花卉生产经营业务。出境种苗花卉实施产地检验检疫、口岸查验放行制度。来自未实施注册登记生产经营企业的种苗花卉,检验检疫机构不得受理报检,不准出口。对来自非注册果园、包装厂的水果、出境水果来源不清楚的,不予受理报检。

任务二　出境化妆品

任务驱动:

我们在进口国外化妆品时,同样有中国的化妆品出口到国外,例如,中国驰名商标品牌的"雅倩",出口到国外时必须要做的就是标签审核。那么,什么是标签审核呢?

一、报检范围

化妆品是和人体直接接触的物质,其所含有的具有潜在危险的化学成分对人体健康会产生严重的危害。我国及国际上许多国家(地区)对化妆品实施检验管制,对安全和卫生要求很高,特别是对含有汞、铅等有害金属加以严格的限制。我国对出口化妆品实施法定检验。化妆品的报检范围是(H.S 编码):33030000 香水及花露水;33041000 唇用化妆品;33042000 眼用化妆品;33043000 指(趾)用化妆品;33049100 香粉(不论是否压紧);33049900.10 护肤品(包括防晒油或晒黑油,但药品除外);33049900.90 其他美容化妆品;33051000 洗发剂(香波);33052000 烫发剂;33053000 定型剂;33059000 其他护发品。

二、报检要求

出口化妆品必须经过标签审核,标签审核是指对进出口化妆品标签中标示的反映化妆品卫生质量状况、功效成分等内容真实性、准确性进行符合性检验,并根据有关规定对标签格式、版面、文字说明、图形、符号等进行审核;经检验合格的,在按规定出具的检验证明文件中加注"标签经审核合格";申请化妆品标签审核时,须提供相应的、具有代表性的样品,其数量应满足标签审核要求。属于下列情况之一的,可以合并提出化妆品标签审核申请,但每种标签必须提交六套样张:

(1)成分、工艺相同,规格不同的;

(2)成分、工艺相同,包装形式不同的;

(3)成分、工艺、规格及包装形式相同,外观不同的。

自 2006 年 4 月 1 日起国家质检总局取消了出口化妆品标签预审环节,标签审核将作为检疫的一个正常步骤,也不再收取标签审核费,出口化妆品的标签审核与出口化妆品检验检疫结合进行。国家检验检疫局对进出口化妆品实施分级监督管理制度,制定、调整并公布《进出口化妆品分级管理类目录》。

检验检疫机构对出口化妆品实施检验的项目包括标签、数量、重量、规格、包装、标记以及品质卫生等。出口化妆品检验合格的,发放合格证书;不合格的,发放不合格证单;其中安全卫生指标不合格的,在检验检疫机构监督下销毁;其他项目不合格的,在检验检疫机构监督下进行技术处理,经过重新检验合格后方可出口;不能进行技术处理或者经过技术处理后重新检验仍不合格的,不准出口。

三、报检应提供的单证

(1)"出境货物报检单"、合同(销售确认书、形式发票)、信用证、发票、装箱单等外贸单证。

(2)出口预包装化妆品,还应提供与标签检验相关的标签样张和翻译件。

(3)首次出口的化妆品必须提供生产、卫生许可证、安全性评价资料和产品成分表(包括特殊化妆品)以及检验检疫机构备案。

四、其他规定要求

出口化妆品标签必须标注如下内容:产品名称、制造者的名称和地址、内装物量、日期和标志,必要时应注明安全警告和使用指南、注明满足保质期和安全性要求的储存条件。

出口化妆品检验合格的,发放合格证书;不合格的,发放不合格证单,按如下方式处理:

(1)其中安全卫生指标不合格的,在检验检疫机构监督下销毁。

(2)其他项目不合格的,在检验检疫机构监督下进行技术处理,经过重新检验合格后方可出口;不能进行技术处理或者经过技术处理后重新检验仍不合格的,不准出口。

【同步案例 4－1】　　　　　出口美国化妆品频遭 FDA 扣留

某年 3 月,宁波两家外贸公司出口美国的口红、洗手液、沐浴液 3 批化妆品连续被 FDA 通报,产品被扣留在港口无法入关,企业损失惨重。原来是产品进入美国境内前没有在美国

FDA登记。按美国联邦规章有关化妆品企业登记的21CFR710条款、有关化妆品成分及原料构成存档的21CFR720条款规定,化妆品企业的这些登记行为都是自愿的,也就是说出口美国的化妆品生产企业可以向美国FDA登记企业及产品成分、原料构成信息,也可以不登记。

但上述化妆品怎么会被美国FDA扣留呢? 这主要是由于美国法律对化妆品的定义与中国不同,对某些具有特殊功效的化妆品在美国也属于药品的范畴,必须符合化妆品和药品的双重要求,而药品是要求强制向FDA登记的,未经FDA批准是不得销售的,也就不能入关。这类产品有很多,包括具有去头屑功效的洗发香波,具有防蛀功效的含氟牙膏,具有止汗功效的除臭剂,以及具有防晒声明的润肤品等。而该批出口美国的口红恰恰具有防晒功效,没有按药品要求在FDA登记。

因此,向美国出口化妆品的生产企业、外贸经营公司必须清楚自己的产品是普通化妆品还是药用化妆品。可以通过以下三方面来确认:一是产品标签上的声明,某种声明可能使该化妆品被认为是一种药品,即使该产品好像是以化妆品来上市的。如声称产品将恢复头发生长,消减脂肪,治疗静脉曲张,或恢复细胞活力等。二是消费者对产品的预期,要清楚消费者为什么购买该产品以及希望买到的产品有怎样的作用。如果大部分消费者预期该产品具有治疗方面的功效,就可以被认定是药品。三是产品所含的成分,某一成分可能导致该产品被认为是一种药品,因为它们有一个众所周知的治疗用途,牙膏中所含的氟便是一例。

案例解读:目前,由于对美国相关法律法规了解不够,希望相关单位引起重视,防止此类事件再次发生。不管是作为普通化妆品向FDA自愿登记,还是作为药品向FDA登记,企业都可以直接在网上向FDA免费登记。企业完全可以通过自己的努力完成登记程序,减少不必要的费用支出。

任务三　出境玩具

任务驱动:

入境玩具对应的就是出境玩具。对于出境玩具,如儿童常用的玩具,检验检疫机构会对其外观、安全和性能进行检验。

一、报检范围

我国对出口的玩具实施法定检验。出口玩具报检范围是(H.S编码):95010000供儿童乘骑的带轮玩具及玩偶车(如三轮车、踏板车、踏板汽车);95021000玩偶(无论是否着装);95031000玩具电动火车(包括轨道、信号及其他附件);95032000缩小(按比例缩小)的全套模型组件(不论是否活动,但编号950310的货品除外);95033000其他建筑套件及建筑玩具;95034100填充的玩具动物;95034900其他玩具动物;95035000玩具乐器;95036000智力玩具;95037000组装成套的其他玩具;95038000其他带动力装置的玩具及模型;95039000其他未列明的玩具。

二、报检要求

出口玩具检验的主要内容包括外观、安全、卫生以及使用性能方面检验;其中安全、卫生的检验包括物理性能、阻燃性能、重金属元素、年龄警告标签等。出口玩具的收货人应在货物装运前 7 天向检验检疫机构报检。

出口玩具应当由产地检验检疫机构实施检验。出口玩具经检验合格的,产地检验检疫机构出具换证凭单;在口岸检验检疫机构进行检验的,口岸检验检疫机构直接出具出境货物通关单。出口玩具经检验不合格的,出具不合格通知单。

出口玩具经产地检验检疫机构检验合格后,发货人应当在规定的期限内持换证凭单,向口岸检验检疫机构申请查验。经查验合格的,由口岸检验检疫机构签发货物通关单。货证不符的,不得出口。

未能在检验有效期内出口或者在检验有效期内变更输入国家(地区)且检验要求不同的,应当重新向检验检疫机构报检。

出口玩具生产企业应当加强对玩具成品、部件或者部分工序分包的质量控制和管理。分包或者外购的玩具应当来自获得出口玩具注册登记的企业。

出口玩具的经营企业应当建立完善的质量控制体系,其经营的出口玩具应当是获得出口玩具注册登记的生产企业所生产的玩具。

出口玩具生产、经营企业应当建立并执行进货检查验收制度,审验供货商、分包商的经营资格,验明产品合格证明和产品标识,并建立产品进货台账,如实记录产品名称、规格、数量、供货商、分包商及其联系方式、进货时间等内容。

出口玩具生产企业应当在出口玩具或者其最小销售包装的明显位置上标注该企业的出口玩具注册登记证书号,具体办法另行制定。

三、报检应提供的单据

(1)"出境货物报检单"、相关外贸单据(合同或销售确认书、发票、装箱单等)。

(2)出口玩具质量许可证。

(3)该批货物符合输入国法规、标准和国家强制性标准的质量合格的符合性声明。

(4)生产中使用油漆的玩具产品,须同时提供所使用油漆的检测合格报告。

(5)出口日本的玩具,须同时提供安全项目检测合格报告。

四、出境玩具其他规定和要求

国家质检总局对出口玩具产品实施出口玩具质量许可(注册登记)制度,生产出口玩具的企业应根据《出口玩具质量许可证管理办法》的要求,向检验检疫机构申请"出口玩具质量许可证",该证书的有效期为五年。严禁在玩具的材料中使用有毒有害物质(如 1,4-丁二醇)。

玩具出口企业在生产过程中使用新的材料时,应向检验检疫机构提交的资料有:

(1)新材料的成分表;

(2)有关物质的安全分析表(MSDS);

(3)有关机构的毒理评估报告;

(4)进口商或者品牌商对该成分的安全保证确认函。

出口可充气类玩具产品时,出口企业除按照要求提供产品的受检检测报告或安全项目检测报告外,还必须提供所使用电池的安全性能检测报告或者玩具的型式实验报告,供检验检疫机构对电池的安全性进行检测。

检验检疫机构对出口玩具产品实施逐批检验的检验监督管理模式。

【同步案例 4-2】 　　　　　　**玩具出口上演"狸猫换太子"**

　　宁波检验检疫局稽查人员在对一批从美国退运的玩具实施退货调查时发现,该批退运产品邻苯二甲酸酯含量严重超标,且申报的材料不实,引起了调查人员的怀疑。经调查,退回的产品不仅与原出口时报检的品名不同、H.S 编码不同、数量不同,而且部分外包装箱无生产批号,无法确定出口情况。稽查人员通过调取原出口报检材料、实验室检测记录等材料,发现了一起隐藏在退货背后的恶性违法案件。

　　经查实,该批退运的电动小风扇是宁波 A 外贸公司(以下简称"A 公司")于当年 9 月向宁海 B 塑胶有限公司(以下简称"B 公司")订购的,出口到美国,B 公司有魔方(塑料玩具)的出口玩具许可证,但没有电动小风扇(电动玩具)的出口玩具许可证。为了做成这笔买卖,B 公司生产了一批魔方,随后与 A 公司合谋向宁海检验检疫局报检,宁海局检验人员对该批魔方检验合格后,出具了通关单。随后,在产品出运过程中,A 公司将这批魔方调换成了预先生产的一批价值五万余美元的电动小风扇,并以骗取的通关单报关出口,而预先生产的一批塑料玩具(魔方)则销往了义乌。经进一步调查,该批退货中没有生产批号的 60 箱电动小风扇也是以往 A 公司向 B 公司采购,然后以塑料制品的名义未经检验直接冲关出口。货物到达美国后,由于销售不佳,又恰逢美国加紧了对进口玩具产品的邻苯二甲酸酯含量的检测,美国进口商对该批产品进行检测,结果在电动小风扇的扇叶部位发现邻苯二甲酸酯严重超标,随即将其退货。目前,宁波检验检疫局已依法对这两家公司的违法行为进行立案调查,并且将进一步深入挖掘这两家企业以往可能存在的其他违法行为,一旦查实,必将做出严肃处理。

　　案例解读:出口企业要自觉遵守检验检疫相关法律法规,切勿以身试法。如果为了谋取一些蝇头小利而做了违法的事情,结果必将是法律的严惩。

任务四　出境机电产品

任务驱动:

　　出境的电池产品要实行汞含量专项检测;小家电企业实行登记制度,以确保出口的机电产品在国际市场上的质量。

一、出口电池

(一)报检范围
　　H.S 编码为 8506、8507 品目下的所有子目商品(含专用电器具配置的电池)。

(二)报检要求
　　国家对出口电池产品实行备案制度,出口电池产品必须经过审核,取得"进出口电池产品备案书"后方可报检,未经备案的电池产品不准出口。"进出口电池产品备案书"向所在地检验检疫机构申请,有效期为一年。

　　国家对出口电池产品实行汞含量专项检测制度,对含汞以及必须通过检测才能确定其是否含汞的电池产品,须进行汞含量专项检测,一般在国家质检总局指定的实验室进行。汞含量检测不合格的电池产品不准出口。

　　未列入《出入境检验检疫机构实施检验检疫的进出境商品目录》的不含汞的出口电池产品可凭"进出口电池产品备案书"(正本)或复印件申报放行,不实施检验;含汞电池产品实施汞含量和其他项目的检验。

出口非洲等低端市场的原电池产品应作为单独单元进行备案,并将放电性能等主要性能指标纳入备案范围。2007年10月1日起,未获得单独备案的出口非洲等低端市场的电池产品,检验检疫机构不得受理检验,并不得出口。

(三)报检应提供的单据

(1)按规定填写"出境货物报检单"并提供相关外贸单据,如合同或销售确认书、发票、装箱单等;

(2)"出境货物运输包装性能检验结果单"(正本);

(3)"进出口电池产品备案书"(正本)或其复印件。

二、出口小家电

(一)报检范围

自2000年起,我国对出口小家电实施法定检验。小家电产品是指需要外接电源的家庭日常生活使用或类似用途、具有独立功能的并与人身有直接或间接的接触,将电能转化为动能或热能,涉及人身安全、卫生、健康的小型电器产品。

报检范围包括(H.S编码):84145110 功率≤125瓦的吊扇;84145120 功率≤125瓦的换气扇;84145130 功率≤125瓦具有旋转导风轮的风扇;84145191 输出功率不超过125瓦的台扇;84145192 输出功率不超过125瓦的落地扇;84145193 输出功率不超过125瓦的壁扇;84145199 功率≤125瓦的其他风机、风扇;84212110 家用型水的过滤、净化机器及装置;84213910 家用型气体过滤、净化机器及装置;84213991 除尘器;84221100 的家用型洗碟机;84248910 家用型喷射、喷雾机器具;85091000 真空吸尘器;85092000 地板打蜡机;85093000 厨房废物处理器;85094000 食品研磨机、搅拌器及果、菜榨汁器;85098000 其他家用电动器具;85101000 电动剃须刀、85102000 电动毛发推剪;85103000 电动脱毛器;85161000 电热水器(指电热的快速热水器、储存热水器、浸入式液体加热器);85162100 电气储存式散热器;85162990 电气空间加热斗;85165000 微波炉;85166010 电磁炉;85166030 电饭锅;85166040 电炒锅;85166090 其他电炉、电锅、电热板、加热环等;85167100 电咖啡壶或茶壶;85167200 电热烤面包器;85167900 未列名电热器具;90191010 按摩器具;95069110 健康及康复器械。

(二)报检要求

1. 出口小家电产品企业实行登记制度

出口小家电产品企业登记时应提交"出口小家电生产企业登记表",并提供相应的出口产品质量技术文件;检验检疫机构对出口小家电产品的企业的质量保证体系进行书面审核和现场验证,重点审查其是否具备必需的安全项目的检测仪器和相应资格的检测人员。

2. 出口小家电产品实施型式试验管理

首次报检或登记的企业,由当地检验检疫机构随机抽取并封存样品,由企业送到国家质检总局指定的实验室进行型式试验,凡不合格的产品,一律不准出口;合格产品的型式试验报告有效期为一年,逾期须重新进行型式试验。在报检时,要提供国家质检总局指定的实验室出具的产品合格有效的型式试验报告(正本)。

3. 禁止出口以氯氟烃(CFCs)物质为制冷剂、发泡剂的家用电器产品制度

根据国家环境保护总局、国家发展和改革委员会、商务部、海关总署、国家技术质量监督检验检疫总局2007年5月28日发布的《关于禁止生产、销售、进出口以氯氟烃物质为制冷

剂、发泡剂的家用电器产品的公告》(环函〔2007〕200号)的有关规定,自从2007年9月1日起,禁止进口、出口以氯氟烃物质为制冷剂、发泡剂的家用电器产品和以氯氟烃为制冷剂的家用电器产品用压缩机。

(三)报检应提供的单证

(1)"出境货物报检单"、合同(销售确认书、形式发票)、信用证、发票、装箱单等外贸单证。

(2)国家质检总局指定的实验室出具的产品合格有效的型式试验报告(正本)。

(3)列入强制性产品认证的还应提供强制认证证书和认证标志。

(4)以非氯氟烃为制冷剂、发泡剂的家用电器产品和以氯氟烃为制冷剂的家用电器产品用压缩机出口时,应提供非氯氟烃制冷剂、发泡剂的证明(包括产品说明书、技术文件、供货商证明)。

任务五　出境货物运输包装容器

任务驱动:

出境货物的运输包装容器是用来保护商品的免于其在运输中遭到损失,检验检疫机构实施性能和使用鉴定的出境货物运输包装容器,包括钢桶、木箱等。

出境货物运输包装容器的报检主要分为一般、危险、食品货物运输包装容器的报检。

一、出境一般货物运输包装容器的报检

(一)报检范围

列入《出入境检验检疫机构实施检验检疫的进出境商品目录》及其他法律、行政法规规定须经检验检疫机构检验检疫,并且检验检疫监管条件为"N"或"S"的出口货物的运输包装容器,必须进行性能检验。

目前,检验检疫机构实施性能和使用鉴定的出境货物运输包装容器包括钢桶、铝桶、镀锌桶、钢塑复合桶、纸板桶、塑料桶(罐)、纸箱、集装袋、塑料编织袋、麻袋、纸塑复合袋、钙塑瓦楞箱、木箱、胶合板箱(桶)、纤维板箱(桶)等。

(二)出口货物运输包装性能检验报检应提供的单据

(1)按规定填写并提供"出境货物运输包装检验申请单";

(2)生产单位出具的本批包装容器检验结果单;

(3)包装容器规格清单;

(4)客户订单及对包装容器的有关要求;

(5)该批包装容器的设计工艺、材料检验标准等技术资料。

(三)"出口货物运输包装性能检验结果单"的使用

对经检验合格的出口货物运输包装容器,检验检疫机构出具"出口货物运输包装性能检验结果单",其用途:

(1)出口货物的生产经营单位向生产单位购买包装容器时,生产单位应提供"性能检验结果单"正本;

(2)出口危险货物的经营单位向检验检疫机构申请出口危险货物品质检验时,必须提供"性能检验结果单",检验检疫机构凭该单正本,受理其品质检验的报检;

（3）同一批号，不同使用单位的出口货物运输包装容器，在"性能检验结果单"的有效期内，可以凭该单向检验检疫机构申请办理分单。

二、出口危险货物包装容器的报检

对出口危险货物运输的包装容器的检验分为性能检验和使用鉴定两种。

（一）出口危险货物包装容器性能检验

1. 报检范围

按照《进出口商品检验法》的规定，为出口危险货物生产运输包装容器的企业，必须申请检验检疫机构进行运输包装容器性能检验。

危险货物是指具有燃烧、爆炸、腐蚀、毒害以及放射性、辐射性等危害生命、财产、环境的物质和物品。盛装这些物质或物品的容器，称为危险货物包装容器，均列入法定检验范围。

2. 报检要求

国家对出口危险货物运输包装容器生产企业实行质量许可证制度。取得"出口商品质量许可证"后的企业，方可生产出口危险货物包装容器。

空运、海运出口危险货物的运输包装容器由检验检疫机构按照《国际海运危规》和《空运危规》规定实行强制性检验。经检验合格，方可用于包装危险货物。

3. 报检应提供的单证

（1）按规定填写并提供"出境货物运输包装检验申请单"；

（2）运输包装容器生产厂的"出口危险货物运输包装容器质量许可证"；

（3）该批运输包装容器的生产标准；

（4）该批运输包装容器的设计工艺、材料检验标准等技术资料。

4."出境货物运输包装性能检验结果单"的使用

出口危险货物的经营单位向检验检疫机构申请出口危险货物品质检验时，必须提供"性能检验结果单"，检验检疫机构凭该单（正本），受理其品质检验的报检。

出口危险货物的经营单位向检验检疫机构申请出口危险货物运输包装容器的使用鉴定时，必须提供"性能检验结果单"（正本）。检验检疫机构凭该单实施出口危险货物运输包装容器的使用鉴定，并出具"出境危险货物运输包装使用鉴定结果单"。

同一批号、不同使用单位的出口危险货物运输包装容器，在"性能检验结果单"的有效期内，可以凭该单向检验检疫机构申请办理分证。

经检验检疫机构检验合格的本地区运输包装容器销往异地装货使用时，必须附有当地检验检疫机构签发的"性能检验结果单"随该批运输包装容器流通。

使用地检验检疫机构在接受出口危险货物报检时，凭"性能检验结果单"（正本）或分单（正本）受理品质检验或使用鉴定的报检。

（二）出口危险货物包装容器使用鉴定

1. 报检范围

按照《进出口商品检验法》规定，生产出口危险货物的企业，必须向检验检疫机构申请包装容器的使用鉴定。

2. 报检应提供的单证

（1）按规定填写并提供"出境货物运输包装检验申请单"；

（2）"出境货物运输包装性能检验结果单"；

(3)危险货物说明；

(4)其他有关资料。

3."出境危险货物运输包装使用鉴定结果单"的使用

外贸经营部门凭检验检疫机构出具的"使用鉴定结果单"验收危险货物。

"使用鉴定结果单"是向港务部门办理出口装运手续的有效证件，港务部门凭"使用鉴定结果单"安排出口危险货物的装运，并严格检查包装是否与检验结果单相符，有无破损渗漏、污染和严重锈蚀等情况，对未经鉴定合格的货物，港务部门拒绝办理出口装运手续。

对同一批号、分批出口的危险货物运输包装容器在"使用鉴定结果单"有效期内，可凭该结果单在出口所在地检验检疫机构办理分证手续。

三、出口食品包装

(一)报检范围

出口食品包装容器、包装材料(以下简称"食品包装")是指已经与食品接触或预期会与食品接触的出口食品内包装、销售包装、运输包装及包装材料。国家质检总局对出口食品包装生产企业实施备案管理，对出口食品包装产品实施检验。

(二)报检要求

国家质检总局对出口食品包装生产企业实施备案管理制度。各直属检验检疫局负责对辖区相关企业实施备案登记。对出口食品包装生产企业实行企业代码制，企业代码应根据标准要求标注在包装容器上。

出口食品包装原则上由生产企业所在地检验检疫机构负责实施检验和监督管理。

出口食品包装检验监管的范围包括对出口食品包装的生产、加工、贮存、销售等生产经营活动的检验检疫和监管。

出口食品包装经检验检疫合格的，检验检疫机构出具"出入境食品包装及材料检验检疫结果单"，证单的有效期为一年。

出口食品包装生产企业申请备案登记应提交的材料包括：

(1)"出入境食品包装及材料备案登记申请表"；

(2)出口生产企业"企业法人营业执照"(复印件)；

(3)食品容器、包装材料的成分、助剂说明材料；

(4)食品容器、包装材料的生产工艺说明材料；

(5)备案登记申请单位就其产品中有害有毒物质符合我国卫生标准和卫生要求的自律声明；

(6)生产企业平面图；

(7)生产企业概况；

(8)其他相关资料。

备案登记后，检验检疫机构对同一个企业的同一种材料、同一种设计规格、同一种加工工艺的出口食品包装，实行安全、卫生项目的周期检测，周期为三个月，连续三次周期检测合格的企业，可延长检测周期为六个月，连续两次检测不合格的企业，检测周期缩短一个月。检测周期内检验检疫机构将进行现场抽查验证及部分安全、卫生项目抽查；经抽查检测不合格的不准出口。

(三)报检应提供的单证

(1)生产企业厂检合格单、销售合同；

（2）出入境包装及材料检验检疫申请单；

（3）该食品包装周期的周期检测报告及原辅料检测报告。

食品包装及材料的生产企业在提供出口食品包装及材料给出口食品生产企业前，到所在地检验检疫机构申请对该出口食品包装的检验检疫。

四、出口食品运输包装加施检验检疫标志

（一）运输包装加施检验检疫标志的出口食品范围

自 2007 年 9 月 1 日起，所有经出入境检验检疫机构检验合格的出口食品，运输包装上必须加施检验检疫标志。

在运输包装上加施检验检疫标志的出口食品具体包括水产品及其制品、动物源性食品、大米、杂粮（豆类）、蔬菜及其制品、面粉及粮食制品、酱腌制品、花生、茶叶、可可、咖啡豆、麦芽、啤酒花、籽仁、干（坚）果和炒货类、植物油、油籽、调味品、乳及乳制品、保健食品、酒、罐头、饮料、糖与糖果巧克力类、糕点饼干类、蜜饯、蜂产品、速冻小食品、食品添加剂。

（二）加施检验检疫标志食品运输包装的要求

（1）运输包装上必须注明生产企业名称、卫生注册登记号、产品品名、生产批号和生产日期，并加施检验检疫标志。

（2）标志应牢固加施在运输包装上的正侧面左上角或右上角，加施标志规格应与运输包装的大小相适应。

（3）应将加施标志的时间、地点、规格、流水号区段等信息登记在产品检验合格报告上，报检时提交产地检验检疫机构。

（4）出入境检验检疫机构应在出具的证单中注明生产企业名称、卫生注册登记号、产品品名、生产批号和生产日期等，以确保货证相符，便于追溯。

（三）口岸查验要求

口岸检验检疫机构在对出口食品进行查验时如发现货证不符，或未加施检验检疫标志，一律不准出口。

任务六　出境木制品及木家具、竹木草制品、木质包装

任务驱动：

出境的木制品及其包装必须符合检验检验的规定，质检总局对木制品和家具及其包装都做了明确规定。

一、出境木制品及木制家具

（一）报检范围

《实施出口木制品及木制家具检验监管的目录》所列的出口木制品及木制家具产品。

（二）报检要求

国家质检总局对出口木制品和木制家具生产企业实施出口质量许可准入制度。

生产企业应建立从原料、生产环节到最后成品的质量安全控制体系；对已建立健全的质量安全控制体系运行有效的出口企业，实施分类管理。对不健全的企业进行整改，整改期间不得

报检出口；整改后达到要求的，生产企业可以报检出口，但是必须接受检验检疫机构对企业体系运行的监管。

企业应对涉及安全、卫生、环保要求的油漆、粘胶剂、人造板材、布料、皮革等原辅材料开展重金属、甲醛、阻燃料性等相关项目的检测，检测不合格的不得使用；检测报告必须来自 CNAS 认可的实验室，企业应对原辅材料建立台账，如实记录原辅材料的供应商、品名、规格、数量/重量、使用情况等。

(三)报检应提供的单据

除按规定填写"出境货物报检单"，并提供外贸合同或销售确认书或信用证(以信用证方式结汇时提供)、发票、装箱单等有关外贸单据外，还应提供如下相应单证：

(1)产品符合输入国家或地区的技术法规、标准或国家强制性标准质量的符合性声明；

(2)输入国(地区)技术法规和标准对木制家具机械安全项目有要求的，出口木制家具生产企业必须提供相关检测报告。

二、出境竹木草制品

(一)报检范围

出境竹木草制品包括竹、木、藤、柳、草、芒等制品。

(二)报检要求

国家对出境竹木草制品及其生产加工企业实施分级分类监督管理；根据生产加工工艺及防疫处理技术指标等，竹木草制品分为低、中、高 3 个风险等级：

(1)低风险竹木草制品：经脱脂、蒸煮、烘烤及其他防虫、防霉等防疫处理的；

(2)中风险竹木草制品：经熏蒸或者防虫、防霉药剂等防疫处理的；

(3)高风险竹木草制品：经晾晒等其他一般性防疫处理的。

(三)报检时间和地点

自 2008 年 4 月 1 日起，出境竹藤草柳制品应来自注册登记企业，并坚持产地检验检疫、口岸查验的原则，不接受异地报检。

(四)报检应提供的单证

除按规定填写"出境货物报检单"，并提供外贸合同或销售确认书或信用证(以信用证方式结汇时提供)、发票、装箱单等有关外贸单据外，一类、二类企业报检时应当同时提供"出境竹木草制品厂检记录单"。

三、出境木质包装

(一)报检范围

出境货物木质包装是指用于承载、包装、铺垫、支撑、加固货物的木质材料，如木板箱、木条箱、木托盘、木框、木桶、木轴、木楔、垫木、枕木、衬木等。

经人工合成或者经加热、加压等深度加工的包装用木质材料(如胶合板、纤维板等)除外；薄板旋切芯、锯屑、木丝、刨花等以及厚度等于或者小于 6mm 的木质材料除外。

(二)除害处理的申报

出境货物木质包装在实施除害处理前应向检验检疫机构申报，经处理合格且加施标识的木质包装在出境时无须报检，口岸检验检疫机构可视实际情况，必要时有重点地对出境货物木质包装实施口岸抽查检疫。

标识加施企业应当将木质包装除害处理计划在除害处理前向所在地检验检疫机构申报，检验检疫机构对除害处理过程和加施标识情况实施监督管理。

(三)报检要求

我国自 2005 年 3 月 1 日起实施的《出境木质包装检疫监督管理办法》要求,对所有出境货物使用的木质包装,应按规定的检疫除害处理方法进行处理,并加施国际植物保护公约组织(IPPC)专用标识,不符合规定的,不准出境。此外,我国对进境货物木质包装也提出了相同要求,并于 2006 年 1 月 1 日正式实施。

加施 IPPC 标识的木质包装输往采用国际标准的国家或地区的,不再需要出具植物检疫证书。输入国家或地区有特殊检疫要求的,按照输入国家或地区的规定执行。

检验检疫机构对标识加施企业的热处理或者熏蒸处理设施、人员及相关质量管理体系等进行考核,符合要求的,颁发除害处理标识加施资格证书,并公布标识加施企业名单,同时报国家质检总局备案,标识加施资格有效期为三年;不符合要求的,不予颁发资格证书,并连同不予颁发的理由一并书面告知申请企业。未取得资格证书的,不得擅自加施除害处理标识。

对木质包装实施除害处理并加施标识的企业(以下简称"标识加施企业"),应当向所在地检验检疫机构提出除害处理标识加施资格申请并提供以下材料:

(1)"出境货物木质包装除害处理标识加施申请考核表";

(2)工商营业执照及相关部门批准证书复印件;

(3)厂区平面图,包括原料库(场)、生产车间、除害处理场所、成品库平面图;

(4)热处理或者熏蒸处理等除害设施及相关技术、管理人员的资料;

(5)木质包装生产防疫、质量控制体系文件;

(6)检验检疫机构要求的其他材料。

(四)报检提供的单据

使用加施标识木质包装的出口企业,在货物出口报检时,除按规定填写"出境货物报检单"外,还须提供外贸合同或销售确认书或信用证(以信用证方式结汇时提供)、发票、装箱单等有关外贸单据。

应向检验检疫机构出示"出境货物木质包装除害处理合格凭证",现场检验检疫人员根据查验情况予以放行和核销。

(五)其他规定

出口商可以使用来自其他国家或地区的已加施标识的木质包装,标识是木质包装已经除害处理的一种全球认可标志。出口商只要使用加施标识的木质包装,而不必考虑这种木质包装是否来自出口国家或地区。

标识的木质包装再加工或修复后,如使用了新的木质材料,应按规定重新实施除害处理并加施标识后方可使用。

加施标识的木质包装可以重复使用,但是必须满足以下特点:包装标识清晰;未添加任何未经除害处理的木质材料;不带有有害的生物活体、活的有害生物为害迹象;不带土壤等。

对输入国已采纳木质包装检疫措施国际标准的,不再需要出具植物检疫证书;输入国未采纳包装检验措施国际标准的,并需要出具植物检疫证书或熏蒸/消毒证书的,仍按原有规定执行。

对输入国已采纳木质包装检疫措施国际标准的,出口商不需要向检验检疫机构报检,但应接受检验检疫机构的监督;对输入国未采纳木质包装检疫措施国际标准,并需要出具植物检疫证书和熏蒸消毒证书的,出口商仍需要向检验检疫机构报检。

(六)输往美国、加拿大、巴西、欧盟国家的木质包装

1. 输往美国、加拿大的货物木质包装

美国、加拿大从 1998 年 12 月 17 日起先后对从中国输往美国的货物木质包装实施新的检疫规定,要求对所有木质包装进行热处理、熏蒸或防腐处理,并由检验检疫机构出具"熏蒸/消毒证书"。

2. 对输往巴西的货物木质包装

巴西自 2000 年 1 月 3 日起对来自中国(包括香港特别行政区)等多个国家的木质包装实施新的检疫措施,要求木质包装进行热处理、熏蒸处理或其他巴方检疫机构认可的防虫处理,并提供官方检疫部门出具的检疫证书。

3. 对输往欧盟的货物木质包装

欧盟 2001 年 10 月起对来自中国等多个国家的针叶木质包装采取紧急检疫措施,以防止松材线虫传入欧盟。对于不符合规定的木质包装,欧盟将在入境口岸采取除害处理、销毁、拒绝入境等措施。

对输往欧盟的货物木质包装,在货物出口前,出口企业须向当地检验检疫机构报检,按以下办法办理:

(1)对使用松材线虫疫区针叶树木质包装的,在出口前须进行除害处理,处理合格的木质包装上须有标记,在标记上注明处理方法、地点及实施处理的单位,并由检验检疫机构出具"植物检疫证书";

(2)对使用松材线虫非疫区针叶树木质包装的,由检验检疫机构实施检疫并出具植物检疫证书,证明木质包装来自非疫区;

(3)对使用非针叶树木质包装的,如出口企业提出要求或合同、信用证中有规定,需要检验检疫出具除害处理证书的,可向检验检疫机构报检,经对木质包装除害处理,处理合格的出具"熏蒸/消毒证书"。

【同步案例 4—3】   **违反规定必罚**

某年 3 月 10 日,兰溪一家企业接到加拿大客户的急单,要求两天内完成。虽然客户要求的产品有库存,但出口包装用的 10 个托盘却无法在这么短的时间内完成原木托盘的木料采购、制作、热处理等一系列工序。后来,公司负责人找到了位于婺城区蒋堂镇的金华捷特包装公司,利用该公司的免熏蒸处理技术解决了难题。

加拿大食品检验署函告中国质量监督检验检疫总局:某年 1 月 1 日至 4 月 1 日,对于来自中国仅提供植物检疫证书未加施 IPPC 标志的货物木质包装,加拿大将在得到中方确认证书真伪结果前,对该批货物实施扣留处理。自某年 4 月 1 日起,加方对来自中国的货物木质包装仅查验 IPPC 专用标志,凡随附植物检疫证书的,加拿大将拒绝入境。为避免对贸易造成影响,金华出入境检验检疫局根据《出境货物木质包装检疫处理惯例办法》有关规定以及国家质量监督检验检疫总局的文件精神,于 2 月 25 日专门下发了《关于进一步规范出境货物木质包装检疫等有关问题的通知》。

案例解读:木质包装主要是指用于承载、包装、铺垫、支撑、加固货物的木质材料,如木板箱、木条箱、木托盘、木框、木桶、木轴、木楔、垫木、枕木、衬木等。企业在办理相关业务时要熟知检验检疫关于木质包装的规定,加拿大对我国木质包装提高门槛出境,木质包装检疫出证有了新的规范,要按照新要求做好木质包装的检验。

任务七 出境危险货物

任务驱动：

老李对赵昂说，在新春佳节我们经常燃放的烟花爆竹、打火机、点火枪之类的危险货物，对人们的人身安全有较大影响，检验检疫机构加强了对这些危险货物的监管。

一、出境烟花爆竹

国家对出口危险货物（包括烟花爆竹、出口打火机和点火枪类商品）实施法定检验。

烟花爆竹是我国传统的大宗出口商品，属于易燃易爆的危险品。我国对出口烟花爆竹的生产企业实施登记管理制度，出口烟花爆竹的检验和监管采取产地检验和口岸查验相结合的办法。

（一）报检范围

H.S编码为 360410000 的出境烟花爆竹。

（二）报检要求

检验检疫机构对出口烟花爆竹的企业实施登记管理制度。对出口的烟花爆竹，严格执行国家法律法规规定的标准进行检验。

(1)对进口国以及贸易合同高于我国法律、法规规定标准的，按其标准检验。

(2)对长期出口的烟花爆竹产品每年应当进行不少于一次的烟火药剂安全稳定性能的检验。

(3)对首次出口或者原材料、配方发生变化的烟花爆竹，检验检疫机构将实施烟火药剂安全稳定性能检测。

凡非本地直接出口的，且以集装箱运往口岸出口的烟花爆竹，凭产地检验检疫机构签发的"出境货物换证凭单"，到口岸检验检疫机构换领"出境货物通关单"。

对在产地直接报关出口的烟花爆竹，产地检验检疫机构签发"出境货物通关单"。

盛装出口烟花爆竹的运输包装，应当标有联合国规定的危险货物包装标记和出口烟花爆竹生产企业的登记代码。凡经检验合格的出口烟花爆竹，由检验检疫机构在其运输包装明显部位加贴验讫标志。

（三）报检应提供的单证

除按规定填写"出境货物报检单"，并提供外贸合同或销售确认书或信用证（以信用证方式结汇时提供）、发票、装箱单、厂检合格单等有关外贸单据外，还应提供如下相应单证：

(1)出境货物运输包装性能检验结果单；

(2)出境危险货物运输包装使用鉴定结果单；

(3)出口烟花爆竹生产企业声明，对出口烟花爆竹的质量和安全做出承诺；

(4)出口规格为 6 英寸及以上的礼花弹产品时，应提供检验检疫机构出具的分类定级试验报告和 12 米跌落试验合格报告。

二、出境打火机、点火枪类商品的报检

(一)报检范围

我国是打火机、点火枪类商品生产和出口大国。我国自 2001 年 6 月 1 日起,对出口打火机和点火枪类商品实施法定检验。出口打火机、点火枪类商品包括(H.S 编码):96131000 一次性袖珍气体打火机、96132000 可充气袖珍气体打火机、96133000 台式打火机、96138000 其他类型打火机(包括点火枪)等。

(二)报检要求

检验检疫机构对出口打火机、点火枪类商品的生产企业实施登记管理制度,生产企业应当向所在地检验检疫机构提交登记申请。合格的颁发"出口打火机、点火枪类商品生产企业登记证"和专用的登记代码和批次号。

企业应当按照《联合国危险货物建议书规章范本》和有关法律法规的规定生产、包装、储存出口打火机、点火枪。对出口打火机、点火枪的检验,严格执行国家法律法规规定的标准:

(1)对进口国高于我国法律法规规定标准的,按进口国标准进行检验。

(2)对于我国与进口国政府有危险品备忘录或者协议的,应符合备忘录或者协议的要求。

出口打火机、点火枪类商品上应注有检验检疫机构颁发的登记代码,其外包装上须印有登记代码和批次,在外包装的明显部位上要贴有检验检疫机构的验讫标志,否则不予放行。

检验检疫机构对打火机、点火枪类商品的检验监管坚持型式实验和常规检验相结合的原则。检验检疫机构对出口打火机、点火枪类商品的检验实施批批检验,同时对其包装实施性能检验和使用鉴定。

打火机、点火枪类商品首次出口或其结构、原材料、生产工艺发生变化时,须进行产品全项型式试验。检测任务由相关机构认可的检测中心承担。

对于连续出口的相同结构、原材料、生产工艺的打火机、点火枪类商品,全项型式试验周期为:金属外壳打火机、点火枪,12 个月;塑料外壳打火机、点火枪,9 个月。

在型式试验合格的基础上,企业向所在地检验检疫局申办打火机、点火枪类商品的出口常规检验。

常规检验内容包括纸箱性能检验、打火机/点火枪性能检验和纸箱、打火机/点火枪使用鉴定三部分。

经型式试验、常规检验合格,由检验人员或其监督下的企业人员在出口商品外包装的明显部位加贴检验检疫机构验讫标志。

出口打火机、点火枪类商品严格实行产地检验,否则不接受报检。

(三)报检应提供的单证

除按规定填写"出境货物报检单",并提供外贸合同或销售确认书或信用证(以信用证方式结汇时提供)、发票、装箱单等有关外贸单据外,还应提供如下相应单证:

(1)出口打火机、点火枪类商品生产企业自我声明;

(2)出口打火机、点火枪类商品生产企业登记证;

(3)出口打火机、点火枪类商品的型式试验报告;

(4)出境货物运输包装性能检验结果单;

(5)出境危险货物运输包装使用鉴定结果单。

任务八　出境食品、动物饲料添加剂及原料产品

任务驱动：

对于出口食品、动物饲料添加剂和原料产品的企业，国家实行卫生注册和登记制度。在这些制度的约束下，老李希望赵昂掌握基本的报检要求和报检单据。

一、出境食品

(一)报检范围

食品是指各种供人类食用或饮用的成品和原料以及按照传统既是食品又是药品的物品，但不包括以治疗为目的的物品。一切出口食品(包括各种供人食用、饮用的成品和原料以及按照传统习惯加入药物的食品)及用于出口食品的食品添加剂等均属于出口食品的报检范围。

出口食品的检验检疫，是对出口食品通过感官的、物理的、化学的、微生物的方法进行的检验检疫，以判定所检出口食品的各项指标是否符合合同及买方所在国官方机构的有关规定。

(二)报检要求

(1)国家对出口食品的生产、加工、储存企业实施卫生注册和登记制度，货主或其代理人向检验检疫机构报检的出口食品，须产自或储存于经卫生注册或登记的企业或仓库；未经卫生注册或登记的企业和仓库所生产或储存的出口食品，报检时将不予受理。

(2)出口食品的标签必须符合进口国(地区)的要求。

(3)出口预包装食品①的经营者或代理人在出口食品前应当向指定的检验检疫机构提出食品标签审核申请。

(三)报检应提供的单证

(1)"出境货物报检单"、合同(销售确认书、形式发票)、信用证、发票、装箱单等外贸单证；

(2)生产企业(包括加工厂、冷库、仓库)的卫生注册或者登记证；

(3)检验检疫机构出具的"出入境食品包装及材料检验检疫结果单"；

(4)出口预包装食品应提供标签审核有关资料(标签样张和翻译件)。

二、动物饲料添加剂及原料产品

(一)报检范围

出口列入《法检商品目录》的124种人类食品和动物饲料添加剂及原料产品。

食品添加剂是指为改善食品品质和色、香、味，以及为防腐和加工工艺的需要而加入食品中的化学合成或者天然物质。

(二)报检要求

自2007年5月15日起，凡士林、氯化钠、肌醇等124种商品编码的人类食品和动物饲料添加剂及原料产品将列入《出入境检验检疫机构实施检验检疫的进出境商品目录》，并由出入境检验检疫机构进行监管。国家对出口饲料及饲料添加剂生产企业实施注册登记。

企业在出口食品和动物饲料添加剂及原料产品时，外包装上须印明产品用途(用于食品加

---

①　预包装食品是指预包装于容器中，以备交付消费者的食品。

工、动物饲料加工、工业用途),所印内容必须与检验检疫机构申报的内容一致。

对申报用于人类食品或动物饲料添加剂及原料的产品,由出入境检验检疫机构进行检验检疫,海关凭出入境检验检疫机构签发的"出／入境货物通关单"办理放行手续。

对申报仅用于工业用途,不用于人类食品和动物饲料添加剂及原料的产品,企业须提交贸易合同及非用于人类食品和动物饲料添加剂及原料产品用途的证明,经出入境检验检疫机构查验无误后,不再进行检验检疫,直接签发"出／入境货物通关单",海关凭出入境检验检疫机构签发的"出／入境货物通关单"办理放行手续。

(三)报检应提供的单证

(1)"出境货物报检单"、合同(销售确认书、形式发票)、信用证、发票、装箱单等外贸单证。

(2)对申报仅用于工业用途,不用于人类食品和动物饲料添加剂及原料的产品,企业须提交贸易合同及非用于人类食品和动物饲料添加剂及原料产品用途的证明。

(3)对申报用于人类食品或动物饲料添加剂及原料的产品,按报检的一般规定办理,同时在报检时须注明用于人类食品加工或者动物饲料加工。

任务九　对外承包工程及援外物资

任务驱动:

老李向赵昂解释在国与国之间存在着对外承包工程和援外物资,检验检疫机构对这些供货商的资质进行了明确规定,在报检业务中要特别注意相关的报检规定。

一、报检范围

凡由我国政府提供的无息贷款、低息贷款和无偿援助项下购置并用于援外项目建设或交付给受援国政府的一切生产和生活物资。

二、报检要求

检验检疫机构对援外物资实行产地检验、口岸查验的基本原则。援外物资由产地检验检疫机构按照规定签发换证凭单,口岸查验合格后,一律由口岸检验检疫机构换发检验证书。

对于法律、行政法规规定由其他检验机构实施检验的援外物资,如飞机、船舶等,由其他检验机构实施检验。

严格审定援外物资供货厂商资质:

(1)凡实施出口质量许可制度和卫生注册登记制度的产品必须向获证企业采购,禁止在市场上采购;

(2)未实施出口质量许可制度的产品,必须优先选用获得中国国家进出口企业认证机构认可委员会(CNAB)认证企业的产品,其次可选用获得国际质量体系认证企业的产品。

对于小批量、品种繁杂的援外物资,符合下列规定之一的,允许总承包企业在市场采购:

(1)由外经贸主管部门委托总承包企业向已经建成成套项目提供的零配件;

(2)某一品种采购总价不超过 10 万元人民币的物资,但招(议)标文件规定的特殊情况除外;

(3)援外物资总价值超过 10 万元人民币的,总承包企业原则上应当向生产厂家直接购买,申请产地检验并取得换证凭单。

援外物资项目的总承包企业凭各口岸检验检疫机构出具的检验证书向外经贸主管部门办理结算。

三、报检应提供的单证

(1)援外承包总合同;项目总承包企业与生产企业签订的内部购销合同,内部购销合同中必须有"援××国×××项目的内部购销合同"字样;在相关条款中按检验一览表填报的检验标准详细列明质量标准并订明"需报产地检验检疫机构检验合格"。

(2)生产厂家厂检合格单、总承包企业验收合格证。

(3)商务部和国家质检总局的批文。

(4)出境货物运输包装容器性能检验结果单。

(5)货物清单。

任务十 出口产品装运前检验、出境市场采购货物及非贸易性物品

任务驱动:

近年来,随着我国对非洲国家出口贸易的迅速发展,产品质量问题已成为影响中非贸易的一个重要方面,因此要加强贸易和非贸易性物品的监管。

一、出口产品装运前检验

为杜绝假冒伪劣商品和贸易欺诈行为,配合国家外交和外贸工作大局,根据出口非洲产品质量情况的特殊性,国家检验检疫总局积极推动与非洲国家建立检验检疫合作关系,已经与4个非洲国家(塞拉利昂、肯尼亚、埃塞俄比亚、阿尔及利亚)签署了合作协议,对3个非洲国家①(埃塞俄比亚、塞拉利昂、埃及)开展了出口产品装运前检验工作,正在与8个国家(尼日利亚、加纳、坦桑尼亚、利比亚、津巴布韦、利比里亚、伊朗、摩洛哥)进行检验检疫合作磋商。埃塞俄比亚、塞拉利昂、埃及等国政府分别与国家质检总局签署了质检合作协议,对我国出口到上述国家的产品须凭我国检验检疫机构出具的"装运前检验证书"才能办理清关和结汇。

(一)报检范围

每批次价值在2 000美元以上的所有贸易性商品,无论是否列入《出入境检验检疫机构实施检验检疫的进出境商品目录》。

(二)报检义务人

出口商或其代理人。

(三)报检要求

(1)装运前检验工作包括产品检验、价格核实和监督装载三项内容。

①产品检验是对出口产品品名、质量、数量、安全、卫生和环保等项目的检验;

②价格核实是对该批货物在进出口贸易中公平合理价值的确定,为埃塞俄比亚海关征收进口关税提供依据;

---

①自2004年2月1日起,各地检验检疫局开始受理出口商关于中国出口塞拉利昂商品装运前检验的报检;自2006年10月1日起,各直属检验检疫局开始受理中国出口埃塞俄比亚产品的装运前检验,对出口埃塞俄比亚产品应批批检验、批批签证。根据《中埃质检谅解备忘录》,国家质检总局决定自2009年5月1日起对出口埃及工业产品实施装运前检验。

③监督装载是对出口货物装载过程的监督,以保证出口货物批次的相符性。

(2)监装时应核查货物的唛头、批号、品名、数量、型号/规格、包装情况等。监装后应出具装运前检验证书并加施封识,拼装、散装货物可视情况加施封识。装运前检验证书应列明集装箱号和封识号。监装原始记录中应记录本批货物的集装箱号和封号并附货物的照片。

(3)出口货物由于监装工作不同,可分为产地整批出口货物、产地分散供货口岸集中装运出口货物和产地分段装货口岸最终装运出口货物,相应的监装程序和要求不同,具体如下:

①整批装运的集装箱运输出口货物,产地检验检疫机构具备监装条件的,由产地检验检疫机构实施监装工作。

②拼装、散装的货物由产地分批直接运至口岸或最终装运地,产地检验检疫机构不具备监装条件的,由口岸或最终装运地检验检疫机构实施监装,出具装运前检验证书。产地检验检疫机构实施检验后出具换证凭单,且注明"未监装"字样。

③当货物分批装运且有序运往口岸或最终装运地装箱或装船出口时,各装货点的检验检疫机构分别实施检验、估价和监装,出具装运前检验证书并加施封识。后一个检验检疫机构核查前一个检验检疫机构的封识无误后方可开封装货,监装后应重新加施封识,依次类推。最后由口岸或最终装运地检验检疫机构核查货证并重新加施封识后,出具统一的装运前检验证书。

(四)报检时间和地点

买卖双方签订出口合同后,在规定的时间内,出口商或其代理人应到当地的检验检疫机构报检。

(五)报检应提供的单据

报检单、合同、信用证及相关证件、商业单证。

二、出境市场采购货物

(一)报检范围

市场采购货物是指发货人直接从市场采购,货物存放在外贸仓库或集散地的出口商品,不适用于食品、化妆品、压力容器和危险品。对于实施许可证管理的商品,不得以市场采购的形式出口。

(二)报检要求

市场采购货物应该在采购地检验;市场采购出口商品的检验依据是:

(1)市场采购、物流商品的出口检验必须按进口国技术法规的强制性要求进行检验;

(2)进口国没有技术法规强制性要求的,应按外贸合同或信用证约定的要求进行检验;

(3)外贸合同或信用证约定不明确的,按《市场采购出口商品检验基本要求(试行)》(质检检函〔2006〕82号)进行检验。

市场采购货物在产地检验合格后,在口岸出口时,按照"产地检验·口岸查验"的原则,由产地检验检疫机构出具换证凭单或者实施电子转单,并在换证凭单或者转单信息中明确标注为市场采购货物。

(三)报检提供的单据

除按规定填写"出境货物报检单",并提供外贸合同或销售确认书或信用证(以信用证方式结汇时提供)、装箱单等有关外贸单据外,还应提供质量合格验收报告和市场采购发票,方可受理报检。

三、出境非贸易性货物

(一)报检范围

出境非贸易性货物主要包括样品、礼品、暂准进出境的货物、其他非贸易性物品。

(二)报检要求

样品、礼品、暂准进出境的货物及其他非贸易性物品,按照《商检法实施条例》规定,免于检验;但是法律、行政法规另有规定的除外。对需要实施动植物检疫或卫生检疫的,按规定进行动植物检疫或卫生检疫。属于法定检验检疫范围内的,货主或其代理人持相关单证向检验检疫机构报检申请"出境货物通关单"。

(三)ATA 单证册项下货物的报检

ATA 单证册是"暂准进口单证册"的简称,是指世界海关组织通过的《货物暂准进口公约》及其附约 A 和《关于货物暂准进口的 ATA 单证册海关公约》中使用的,用于替代各缔约方海关暂准进出口货物报关单和税费担保的国际性通用文件。

ATA 单证册适用的范围为:①专业设备;②商业样品、集装箱、包装物料;③供展览会、交易会或类似场合使用或展出的货物;④与制造活动相关的进口货物;⑤教育、科学或文化用品;⑥旅游者个人物品和体育用品;⑦旅游广告材料;⑧边境贸易进口货物;⑨为慈善目的进口的货物;⑩运输工具;⑪动物。

从种类区分,通常使用 ATA 单证册较多的货物包括珠宝、服装、工业机械或设备、通信设备、各类测量设备、计算机、摄影和音响设备、舞台道具、医疗诊断设备、体育器材、动物、集装箱、包装物料等。

一份 ATA 单证册一般由 8 页 ATA 单证组成:一页绿色封面单证、一页黄色出口单证、一页白色进口单证、一页白色复出口单证、两页蓝色过境单证、一页黄色复进口单证、一页绿色封底。

我国于 1992 年加入《关于暂准进口的公约》等有关暂准进口的国际海关公约,并于 1998 年开始实施 ATA 单证册制度。根据国质检通〔2006〕120 号文件(《关于给予 ATA 单证册项下货物通关便利的通知》)的精神,从 2006 年 4 月 4 日起,ATA 单证册项下货物的通关将按照以下规定操作:

(1)ATA 单证册项下货物办理出入境检验检疫报检手续时,允许持证人或其授权代表持ATA 单证册作为证明文件报检;

(2)ATA 单证册项下货物免于 3C 认证和品质检验;

(3)ATA 单证册项下货物涉及动植物及其产品检疫(检验检疫类别为 P 或 Q)的,应按相关规定实施检疫。

应知考核

一、单项选择题

1. 出口货物输往下列国家,我国只对法检目录内的工业产品实施装运前检验的是(　　)。

    A. 伊朗　　　　　　B. 埃及　　　　　　C. 塞拉利昂　　　　D. 埃塞俄比亚

2. 以下所列出境货物包装物,需实施除害处理的是(　　)。

    A. 铁托盘　　　　　B. 塑料托盘　　　　C. 木托盘　　　　　D. 纸托盘

3. 首次出口的化妆品,报检时不需要提供的随附资料是( )。

A. 生产企业卫生许可证　　　　　　　　B. 生产企业的自我声明

C. 产品配方　　　　　　　　　　　　　D. 生产企业所执行的国家标准

4. 关于出境竹木草制品生产企业监督管理,以下表述正确的是( )。

A. 产品种类发生变化,应重新办理注册登记手续

B. 注册登记满 3 年的,应办理换证手续

C. 拒不接受检验检疫监督管理,将被暂停报检

D. 被检出质量安全问题,将被取消注册登记资格

5. 以下所列出口货物,报检时须提交包装容器使用鉴定结果单的是( )。

A. 食品　　　　　B. 化妆品　　　　　C. 玩具　　　　　D. 打火机

6. 关于出境水生动物,以下表述正确的是( )。

A. 出境水生动物养殖场应向直属检验检疫局申请注册登记

B. 应在出境 30 天前报检

C. 报检时应提供出口商出具的出境水生动物供货证明

D. 应在出境口岸申请检验检疫

7. 出口水果的报检地点是( )。

A. 果园所在地　　　B. 包装厂所在地　　　C. 发货人所在地　　　D. 出境口岸

8. 出境观赏动物,应在动植物出境前( )天到出境口岸检验检疫机构报检。

A. 15　　　　　　　B. 20　　　　　　　C. 30　　　　　　　D. 60

9. ( )的化妆品不可以合并提出化妆品标签审核申请。

A. 成分、工艺相同,规格不同　　　　　B. 成分、规格及工艺相同,外观不同

C. 成分、工艺相同,包装形式不同　　　D. 成分、规格及包装形式相同,工艺不同

10. 经检验合格的危险货物运输包装容器,检验检疫机构出具( )。

A. 出境货物通关单　　　　　　　　　　B. 出境货物运输包装使用鉴定结果单

C. 出境货物运输包装性能检验结果单　　D. 出境货物运输包装检验检疫证明

二、多项选择题

1. 出口危险化学品报检时应提供的单据有( )。

A. 生产企业符合性声明　　　　　　　　B. 危险特性分类鉴别报告

C. 安全数据单　　　　　　　　　　　　D. 危险公示标签样本

2. 报检出口玩具应提供( )。

A. 出口玩具注册登记证书　　　　　　　B. 货物符合国外客户要求的声明

C. 实验室出具的检测报告　　　　　　　D. 检验检疫机构规定的其他材料

3. 市场采购货物出口报检时应提供的单据有( )。

A. 出口合同　　　　　　　　　　　　　B. 装箱单

C. 市场采购发票　　　　　　　　　　　D. 质量合格验收报告

4. 安徽合肥某公司第一次出口花露水,拟从宁波港启运,下列描述中正确的是( )。

A. 报检时应提交"化妆品标签审核申请书"以及相关资料申请标签审核

B. 申请化妆品标签审核时,应提供产品配方

C. 其产品经检验检疫合格后,必须加贴检验检疫标志

D. 该公司应在安徽检验检疫局取得通关单后,到宁波海关办理通关手续

5. 下列关于出口玩具的表述中,正确的有(　　)。

A. 我国对出口玩具及其生产企业实行质量许可制度

B. 我国对出口玩具及其生产企业实行注册登记制度

C. 出口玩具检验不合格的,但符合双方合同要求也可先出口

D. 检验检疫机构"出口玩具质量许可证"接受报检

6. 某企业报检一批出口玩具,并于9月10日领取了"出境货物通关单",以下情况中,企业须重新报检的有(　　)。

A. 该企业于11月20日持上述"出境货物通关单"办理报关手续

B. 应客户的要求,在出口前更换了纸箱

C. 临时更改出口口岸

D. 临时减少出口数量

7. 检验检疫机构对援外物资实行(　　)的原则。

A. 产地检验　　　　　B. 口岸查验　　　　　C. 产地查验　　　　　D. 口岸检验

8. 下列援外物资中不能在市场上进行采购的是(　　)。

A. 机电产品　　　　　B. 化工品　　　　　C. 食品　　　　　D. 畜产品

9. 下列需进行出境植物及其产品报检的有(　　)。

A. 出口到日本的30吨菠菜

B. 参加法国农业博览会的100克优良大豆样品

C. 通过快递方式向日本出口的5克种子

D. 供应香港地区的10吨蔬菜

10. 某公司办理一批出口至美国的番茄罐头(检验检疫类别为R/Q)和一批出口至美国的鲜花(检验检疫类别为P/Q)的报检手续,两批货物都以纸箱包装,(　　)不是办理两批货物报检时都须提供的单据。

A. 合同、发票、装箱单　　　　　　　　B. 进出口食品标签审核证书

C. 无木质包装声明　　　　　　　　　　D. 卫生注册证书副本或复印件

三、判断题

1. 输出实验动物,应有农牧部门品种审批单。　　　　　　　　　　　　　　　　　(　　)

2. 出口的动物产品必须产自经检验检疫机构注册登记的生产企业。　　　　　　　(　　)

3. 对外展出、援助、交换和赠送的出境植物、植物产品,无须向检验检疫机构报检。

(　　)

4. 出口电池在报检时必须提供"进出口电池产品备案书"。　　　　　　　　　　　(　　)

5. 向检验检疫机构报检的出口食品,需产自或储存于经卫生注册或登记的企业或仓库,未经卫生注册或登记的企业或仓库所生产或储存的出口食品,不予受理报检。　　(　　)

6. 检验检疫机构对获得"出口玩具质量许可证"企业出口的玩具实行抽查检验。　(　　)

7. 出口危险货物的经营单位向检验检疫机构申请出口危险货物品质检验时,必须向当地检验检疫机构提供"出境危险货物运输包装使用鉴定结果单"。　　　　　　　　　　(　　)

8. 我国政府对国外援助物资可不经检验检疫机构实施检验,直接启运出境。　　　(　　)

9. 援外物资是我国政府提供的无息贷款、低息贷款和无偿援助项下购置并用于援外项目

建设或交付给受援国政府的生产和生活物资,虽然它与一般的贸易性出口货物有很大的区别,但是如果援外物资属于实施出口质量许可制度的,报检时仍然需要提供出口质量许可证。

( )

10. 援外物资属于出口质量许可证或卫生注册登记制度的,不可以在市场采购。( )

应会考核

■ **案例题**

苏州检验检疫局对苏州 P 公司代理安徽 W 公司输往美国的 100%丝制女式衬衫(共 4 416 件,货值为 17 222 美元)进行检验。在检验时发现该批衬衫的外观、手感等没有真丝产品的质地,而报检单证的品名、H.S 编码、唛头均表明为 100%真丝衬衫。检验人员当场用纺织品燃烧辨别法进行检验,发现该批衬衫面料不是真丝而是化纤的。为了进一步确认其纤维含量,马上封样送实验室检测,结果表明为 100%化纤面料。苏州检验检疫局做出不准该批衬衫出口的决定。苏州检验检疫局对案情进行立案调查,发现该批衬衫的所有报检资料是由安徽 W 公司提供,面料和标签也是 W 公司自行采购送到苏州 P 公司加工生产的。P 公司在加工生产和报检过程中,一是没有核对标签上的成分与衬衫质地是否相符,二是有盲目听从 W 公司的指挥,具有以假充真,伪造报检单据骗取检验检疫证单的行为。

运用报检理论及相关的检验检疫法律法规,分析本案的法律依据并对本案进行案由分析。另外,谈谈你对本案不如实申报骗取检验检疫证单而引发的深思。

■ **技能应用**

某公司于 2016 年 4 月向埃及出口了一批床上用品,货值 64 176 美元。该公司在货物出运前未向检验检疫部门申请装运前检验。货物到达埃及后,埃及的客户向该公司提出需要装运前检验证书。因货物已出运,该公司无奈之下,使用伪造的装运前检验证书在埃及办理该批货物的通关事宜。检验检疫部门依据《进出口商品检验法实施条例》第四十九条规定,对该公司实施了行政处罚。

试问实施装运前检验的目的是什么?结合本项目出口产品装运前检验和检验检疫证书的内容,分析本案例给我们带来什么启示?

■ **综合实务**

【背景资料】江苏 A 食品厂生产一批冷冻香菇出口美国,8 000 千克/20 000 美元,纸箱包装,内用山东生产的塑料袋包装,香菇原料从浙江 B 蔬菜基地采购。该批货物计划装于集装箱中从上海口岸出口。信用证中要求 A 食品厂须取得 FDA 注册并提供该批货物的植物检疫证书。

【实务要求】

根据业务背景资料,结合本项目内容,对下列问题进行选择。

【模拟时间】

完成本业务操练时间以不超过 10 分钟为准。

1. 该批货物出口报检前,A 厂应向检验检疫机构办理( )。

A. 卫生注册登记(备案)　　　　　　B. FDA 注册

C. 蔬菜种植基地备案　　　　　　　　D. 国外收货人备案登记

2. 以下表述中正确的有( )。

A. 应向江苏检验检疫机构申请塑料袋包装检验

B. 应向浙江检验检疫机构申请塑料袋包装检验

C. 该批货物应在江苏检验检疫机构报检

D. 该批货物可向浙江检验检疫机构报检

3. 以下表述中正确的有(　　　)。

A. 装载该批货物的集装箱须事先申请适载检验

B. 装载该批货物的集装箱须事先申请卫生处理

C. 该批货物必须在江苏装入集装箱并向检验检疫机构申请监装

D. 该批货物必须在上海口岸装入集装箱并向检验检疫机构申请监装

4. 报检时应提供的单据有(　　　)。

A. 食品厂的卫生注册(备案)证书　　　　　B. 信用证

C. 蔬菜基地备案证明　　　　　　　　　　D. 食品包装材料检验结果单

5. A厂报检时应向检验检疫机构申请出具的证单有(　　　)。

A. 原料检验证书　　　　　　　　　　　　B. 出境货物换证凭单或换证凭条

C. FDA 注册证书　　　　　　　　　　　　D. 植物检疫证书

项目实训

【实训项目】

出境货物报检。

【实训任务】

某公司出口一批货物,由于该批货物在国外销售不佳,经国外客户与该公司协商,双方同意按出口单价将部分货物退运。请根据提供的单据对该公司在货物出口和进口时报检单的填制情况做出判断。

INVOICE

CONSIGNOR：HUNAN FOODSTUFFS IMP&EXP CO.,LTD No.2 BEIJING ROAD,CHANGSHA,CHINA		No.：ZZ060724		DATE：JAN.25,2016
CONSIGNEE：DWGP FOODSTUFFS CO.,LTD BARCELONA,SPAIN		L/C No.：LC83902		DATE：JAN.20,2016
PORT OF LOADING：DALIAN,CHINA	VESSEL：STAR RIVER V092	BANK OF CHINA TIANJIN BRANCH		
PORT OF DISCHARGE：BARCELONA		CONTRACT No.：45BAR09		
MARK&No.	DESCRIPTION OF GOODS	QUANTITY/UNIT	UNIT PRICE	AMOUNT
45BAR09 USD HUNAN CHINA	SHAANXI GREEN BEANS(2015) PACKING：IN BAG 500BAGS/50KGS EACH PACKAGE ORIGIN：SHAANXI, CHINA			USD
		500.00/TON		12 500.00
	HUNAN FOODSTUFFS IMP&EXP CO., LTD.			
	SIGNED BY：			

BILL OF LADING

CONSIGNOR： DWGP FOODSTUFFS CO.，LTD BARCELONA，SPAIN		OUR BOOK No.：GY771126	B/L No.：TC345791
CONSIGNEE： HUNAN FOODSTUFFS IMP&EXP CO.，LTD No.2 BEIJING ROAD，CHANGSHA，CHINA		REMARKS：	
NOTIFY PARTY： TIANJIN STAR/MOON COMMERCIAL & TRADE CO.，LTD.No.34 DALIAN ROAD，TIANJIN，CHINA			
PORT OF LAODING：BAR-CELONA	VESSEL：LONG WOOD	VOYAGE No.：500E	FLAG：CANADA
PORT OF DISCHARGE：TIANJIN VIA OSAKA		PLACE OF DELIVERY：	

MARK	No. OF PKGS	DESCRIPTION OF GOODS	GROSS WEIGHT	MEASUREMENT
RE	400BAGS 1×20'CONTAINER CCLU9802330	GREEN BEANS(RETURNCARGO) PACKING： 400BAGSIN20WOODENPALLETS CONTRACT No.：REOIBAHU	20 000KGS	12.600CBM

DATE：APR.25，2016   SLEAN CO.，LTD.

BY：   BY：

1. 出境货物报检单的"发货人"填写"天津月星月工贸有限公司"。 （　　）

2. "出境货物报检单"的"数/重量"填写"400/袋/20 000 千克"。 （　　）

3. "出境货物报检单"的"信用证号"填写"LC83902"。 （　　）

4. "出境货物报检单"的"产地"填写"长沙"。 （　　）

5. "出境货物报检单"的"标记及号码"填写"RE"。 （　　）

6. "入境货物报检单"的"原产国(地区)"填写"西班牙"。 （　　）

7. "入境货物报检单"的"经停口岸"填写"大阪"。 （　　）

8. "入境货物报检单"的"集装箱规格、数量及号码"填写"1×20，REOIBAHU"。 （　　）

9. "入境货物报检单"的"提单/运单号"填写"GY771126"。 （　　）

10. "入境货物报检单"的"数/重量"填写"20 000 千克/12.6 立方米"。 （　　）

【实训任务】

请运用本项目所学的内容及所学过的知识,根据所提供的单据完成相关判断题。

项目五
出入境检验检疫相关对象报检

项目引领：

在出入境检验检疫中，还包括出入境人员及其携带物、快件、伴侣动物、邮寄物、交通运输工具、集装箱等相关报检对象。老李对赵昂说：这些报检对象有其特殊的报检，对此要特别注意。

知识目标：

理解： 出入境集装箱的检验检疫和报检要求；出入境人员申报的要求和国际预防接种的对象和项目、邮寄物检验检疫范围和报检要求。

熟知： 出入境人员健康检查对象、出入境快件的检验检疫范围和报检要求。

掌握： 出入境交通运输工具的检验检疫和报检要求，出入境旅客携带物的申报要求。

能力目标：

能够具备对出入境人员及其携带物、快件、伴侣动物、邮寄物、交通运输工具、集装箱等报检的能力。

项目案例：

入境船舶绝不能擅离检疫地点

2014 年 11 月 30 日，越南籍国际航行船舶神鹰(PVT EAGLE)轮从新加坡出发开往宁波镇海港，12 月 9 日到达宁波海域。该轮持有的"船舶免予卫生控制措施证书"签发于 2014 年 6 月 22 日，2014 年 12 月 21 日到期。2014 年 12 月 24 日 16 时，该轮在检疫部门已明确告知须实施锚地检疫的情况下，未经检疫部门许可，擅自离开检疫锚地，靠泊镇海港 17 号泊位。

该轮的上述行为违反了《国境卫生检疫法》及其实施细则和国家质检总局第 38 号令等相关法律法规。依照《国境卫生检疫法实施细则》第一百零九条规定，宁波镇海检验检疫局对该轮依法做出罚款 2 500 元的行政处罚。

国家质检总局第 38 号令《国际航行船舶出入境检验检疫管理办法》第九条规定：船舶未持有有效的"船舶免予卫生控制措施证书/船舶卫生控制措施证书"的，应当实施锚地检疫。镇海局依照相关规定，对该轮检疫方式批复为锚地检疫。而该轮在明知须实施锚地检疫的情况下，未经许可，擅自离开检疫锚地，靠泊镇海港 17 号泊位。

该行为违反了《国境卫生检疫法》第七条、《国境卫生检疫法实施细则》第二十二条和第一百零九条第六款的相关规定："未经检疫的入境、出境交通工具，擅自离开检疫地点，逃避查验的,应当处以 1 000 元以上 1 万元以下的罚款。"镇海局依法对其做出行政处罚。

经调查,在该案件中,该轮船长对卫生检疫相关法律法规并不十分熟知,在抢船期、争效益的同时,忽略了遵纪守法的重要性,导致该轮违反了法律法规而被处罚,扰乱了正常的检验检疫秩序,得不偿失。另外,现行《国境卫生检疫法》及其实施细则均发布于 20 世纪 80 年代,其中许多条文规定、处罚依据和标准等已不能完全与当前国情相适应,须尽快加以修订和完善,以更好地维护国门安全。

资料来源:冯建利、邱红梅:入境船舶绝不能擅离检疫地点,《中国国门时报》,2015 年 3 月 2 日。

知识支撑:

任务一　出入境人员、携带物、伴侣动物检验检疫

任务驱动:

老李在指导赵昂报检相关业务时提出:报检中对出入境人员、携带物、伴侣动物一定要注意报检时所提供的报检单据的准确性。

一、出入境人员卫生检疫

(一)出入境人员健康检查的对象

1. 健康检查对象

(1)申请出国或出境一年以上的中国籍公民;

(2)在境外居住 3 个月以上的中国籍回国人员;

(3)来华工作或居留一年以上的外籍人员;

(4)国际通行交通工具上的中国籍员工。

2. 健康检查的重点项目

(1)中国籍出境人员。重点检查检疫传染病、检测传染病,还应根据去往国家疾病控制要求、职业特点及健康标准,着重检查有关项目,增加必要的检查项目。

(2)回国人员。除按照国际旅行人员健康检查记录表中的各项内容检查外,重点应进行艾滋病抗体监测、梅毒等性病的监测。同时,根据国际疫情增加必要的检查项目,如疟疾血清学监测或血涂片、肠道传染病的粪检等。

(3)来华外籍人员。验证外国签发的健康检查证明,对可疑项目进行复查,对项目不全的进行补项。其重点检查项目是传染病,监测传染病和外国人禁止入境的五种传染病,即艾滋病、性病、麻风病、开放性肺结核、精神病。

(4)国际通行交通运输工具上的中国籍员工。除按照国际旅行人员健康记录表中的各项检查内容外,重点应进行艾滋病抗体监测、梅毒等性病的监测。

(二)国际预防接种的对象

1. 预防接种的主要对象

(1)中国籍出入境人员(包括旅游、探亲、留学、定居、外交官员、公务、研修、劳务等);

(2)外国籍人员(含港、澳、台胞);

(3)国际海员和其他途经国际口岸的交通工具上的员工；

(4)边境口岸有关人员。

2. 预防接种项目

国际旅行者是否需要实施预防接种，视其旅行的路线和到达国家的要求及其传染病疫情而确定。预防接种项目可分为三类：

(1)根据世界卫生组织和《国际卫生条例》有关规定确定的预防接种项目，目前黄热病预防接种是国际旅行中唯一要求的预防接种项目；

(2)推荐的预防接种项目；

(3)申请人自愿要求的预防接种项目。

(三)出入境人员检疫的申报要求

根据《卫生检疫法》的规定，我国对出入境人员检疫申报分为常态管理和应急管理。

1. 常态管理

当国内外未发生重大传染病疫情时，出入境人员免于填报"出/入境健康申明卡"。但有发热、呕吐等症状，患有传染性疾病或精神病，携带微生物、人体组织、生物制品、血液及其制品、动植物及其产品等须主动申报事项的出入境人员须主动口头向检验检疫人员申报，并接受检验检疫。

检验检疫人员通过加强对出入境人员的医学巡视、红外线体温检测，加强对出入境人员携带特殊物品的检疫巡查、X光机抽查、检查等现代科技手段和科学合理的监督管理办法，提高检验检疫工作的有效性，严防疫病传入或传出，防止禁止进境物入境。

2. 应急管理

当国内外发生重大传染病疫情时，出入境人员必须逐人如实填报"出/入境健康申明卡"，并由检验检疫专用通道通行；出入境人员携带物必须逐件通过X光机透视检查。

对疑似染疫人员、患有传染性疾病或精神病的人员，检验检疫人员将实行体温复查、医学检查等措施；对可能传播传染病的出入境人员携带物，检验检疫人员将采取相应的处理措施，防止疫病疫情传播。

【同步案例5—1】

2015年11月4日，河北国际旅行卫生保健中心在对归国劳务人员进境检疫中发现一例输入性疟疾病人。经该保健中心旅行健康和临床检查发现，该患者是10月20日从安哥拉经北京机场入境。在安哥拉期间曾感染疟疾并多次发病，近日又有发热症状。经免疫学检测为恶性疟抗原阳性，确诊为恶性疟疾再燃。中心立即为其开具了强效抗疟药，嘱其及时用药，必要时住院治疗。另据流行病学调查，该患者同行有7人，是2014年9月前往安哥拉务工人员。期间，7人都有不同程度疟疾感染的症状，服用抗疟药后症状消失。该患者先期回国，其他人员仍在国外。对此，河北出入境检验检疫局国际旅行卫生保健中心采取了防范措施。

案例解读：为了防止传染病由国外传入国内或由国内传出，保障人民身体健康，根据《国境卫生条例》和《国境卫生检疫法》及其实施细则的规定，检验检疫机构对出入境人员实施卫生检疫。《动植物检疫法》和《卫生检疫法》规定，检验检疫机构依法对旅客携带物、伴侣动物实施检验检疫。检验检疫机构通过对出入境国境口岸的人员进行检疫和查验，发现染疫人和染疫嫌疑人，并采取隔离、留验、就地诊验等措施和必要的卫生处理，达到控制传染病源、切断传播途径、防止传染病传入和传出的目的。

二、出入境旅客携带物检验检疫

《出入境人员携带物检疫管理办法》于 2012 年 6 月 27 日由国家质量监督检验检疫总局局务会议审议通过,自 2012 年 11 月 1 日起施行。

(一)携带物的检验检疫概念、范围及检疫地点

出入境人员,是指出入境的旅客(包括享有外交、领事特权与豁免权的外交代表)和交通工具的员工以及其他人员。携带物,是指出入境人员随身携带以及随所搭乘的车、船、飞机等交通工具托运的物品和分离运输的物品。旅检工作主要在海关旅客检查厅或过境关卡执行,以现场检疫为主,其他检疫手段为辅。

(二)携带物的检验检疫规定

1. 出入境人员携带下列物品,应当申报并接受检验检疫机构检疫

(1)入境动植物、动植物产品和其他检疫物;

(2)出入境生物物种资源、濒危野生动植物及其产品;

(3)出境的国家重点保护的野生动植物及其产品;

(4)出入境的微生物、人体组织、生物制品、血液及血液制品等特殊物品(以下简称"特殊物品");

(5)出入境的尸体、骸骨等;

(6)来自疫区、被传染病污染或者可能传播传染病的出入境的行李和物品;

(7)国家质检总局规定的其他应当向检验检疫机构申报并接受检疫的携带物。

2. 出入境人员禁止携带下列物品进境

(1)动植物病原体(包括菌种、毒种等)、害虫及其他有害生物;

(2)动植物疫情流行的国家或者地区的有关动植物、动植物产品和其他检疫物;

(3)动物尸体;

(4)土壤;

(5)《禁止携带、邮寄进境的动植物及其产品名录》所列各物;

(6)国家规定禁止进境的废旧物品、放射性物质以及其他禁止进境物。

经检验检疫机构检疫,发现携带物存在重大检疫风险的,检验检疫机构应当启动风险预警及快速反应机制。

3. 携带物有下列情形之一的,检验检疫机构依法予以截留

(1)需要做实验室检疫、隔离检疫的;

(2)需要作检疫处理的;

(3)需要作限期退回或者销毁处理的;

(4)应当提供检疫许可证以及其他相关单证,不能提供的;

(5)需要移交其他相关部门的。

检验检疫机构应当对依法截留的携带物出具截留凭证,截留期限不超过 7 天。

(三)携带物的检验检疫程序

(1)口岸检验检疫机构受理申报后,要对所申报的内容和相关材料进行物证审核。

①对于国家规定允许携带并且数量在合理范围之内的携带物以现场检疫为主,经现场检疫未发现病虫害的,随检随放,不签发证单;

②现场检疫不能得出结果的,需要截留作实验室检验以及现场检疫认为必须作除害处理

的,则作截留处理,检疫员签发"出入境人员携带物留检/处凭证"交给物主,经检疫合格或除害处理后放行,通知物主领回。

(2)出入境人员携带的特殊物品,经检验检疫合格后予以放行;骸骨、骨灰经检疫合格后签发"尸体/棺柩/骸骨、骨灰出入境移运许可证"或"尸体/棺柩/骸骨/骨灰入出境许可证"予以放行;不合格者则作卫生处理或予以退回。

(3)携带进境的动物、动物产品和其他检疫物,经检疫合格或除害处理后合格的,予以放行;检验检疫不合格又无有效办法处理或经除害处理后不合格的,作限期退回或销毁处理,并由口岸检验检疫机构签发"出入境人员携带物留检/处理凭证"。

(4)携带国家禁止携带进境物进境的,作退回或者销毁处理。

三、出入境旅客伴侣动物检验检疫

为防止狂犬病等恶性传染病传入我国,保障农牧业生产和人体健康,根据《进出境动植物检疫法》和《海关法》的规定,农业部和海关总署制定了《旅客携带伴侣动物的管理规定》。

(一)检疫申报

(1)入境旅客携带伴侣犬、猫进境,每人限一只。旅客携带伴侣犬、猫进境,须持有输出国(或地区)官方兽医检疫机关出具的检疫证书和狂犬病免疫证书向海关申报,并由海关通知口岸检验检疫机构对旅客所携带的动物实施隔离检疫。无上述证书者,一律不准携带伴侣犬、猫入境。

(2)入境旅客携带伴侣动物出境,出境人员在离境前,需持家庭所在地县级以上兽医卫生防疫检验部门出具的动物健康证书及狂犬病疫苗接种证书到离境口岸检验检疫机构申报,检验检疫机构将出具检疫证和狂犬病免疫证书,供出境人员在入境国家和地区入境时使用。

(二)检疫程序

入境口岸检验检疫机构对有关伴侣犬、猫在指定场所进行为期30天的隔离检疫。经检疫合格的犬、猫凭口岸检验检疫机构签发的检疫证书准予进境;检疫不合格的由检验检疫机构按有关规定处理。隔离检疫期内有关伴侣犬、猫的饲养管理由物主负责,或由物主委托口岸检验检疫机构代理负责。

不符合入境检疫要求的入境伴侣犬、猫,检验检疫机构将暂时扣留。有关人员应在口岸检验检疫机构规定的期限内办理退运境外手续。逾期未办理或旅客声明自动放弃的,由口岸检验检疫机构进行检疫处理。

【同步案例5-2】　　　　**上海检验检疫局在旅检现场截获鼬科类动物**

某年2月18日,1名乌克兰籍旅客向上海检验检疫局申报随身携带宠物入境。经初步观察,该名旅客所携带的宠物非犬和猫,野性十足,性情暴躁,时常对铁笼进行撕咬,十分凶狠。上海局工作人员立即上网查询,发现是类似于黄鼠狼等野生的鼬科类动物,不符合检验检疫入境伴侣宠物只限于猫和狗的要求,告知该名旅客宠物不可入境,要求该名旅客将该宠物返送回其所属国;否则,检验检疫机关将依法予以扣留并进行扑杀。经检疫人员详细解释法律法规,该旅客选择放弃该宠物。上海局依法对该宠物予以扑杀并由上海市病死畜禽处理站进行焚烧处理。此次属上海口岸首次截获鼬科类动物入境。

案例解读:随着社会生活水平发展,越来越多的人以各式各样的动物作为宠物饲养,各局检验检疫人员应当提高警惕,注意观察,严防非犬、猫类宠物非法携带入境。

任务二　出入境快件和邮寄物检验检疫

任务驱动：

老李指着办公桌上准备邮寄到国外的快件对赵昂说,快件和邮寄物的报检应该符合检验检疫的规定,特别是快件的报检时间和地点、邮寄物出入境的报检规定。

一、出入境快件检验检疫

出入境快件是指依法经营出入境快件的企业(简称"快件运营人")在特定时间内以快速的商业运输方式承运的出入境货物和物品。

(一)检验检疫范围

(1)根据《动植物检疫法》及其实施条例和《国境卫生检疫法》及其实施细则,以及有关国际条约、双边协议规定应当实施动植物检疫和卫生检疫的;

(2)列入《法检商品目录》内的;

(3)属于实施强制性产品认证制度、进口安全质量许可制度、出口质量许可制度以及卫生注册登记制度管理的;

(4)其他有关法律、法规规定应当实施检验检疫的。

(二)报检要求

1. 报检时间与地点

(1)快件运营人必须经检验检疫机构备案登记后,方可按照有关规定办理出入境快件的报检手续。

(2)快件出入境时,应由具备报检资格的快件运营人及时向所在地检验检疫机构办理报检手续,凭检验检疫机构签发的"出/入境货物通关单"向海关办理报关手续;快件在到达特殊监管区时,快件运营人应及时向所在地检验检疫机构办理报检手续;出境快件在其运输工具离境4小时前,快件运营人应向离境口岸检验检疫机构办理报检手续;快件运营人可以通过电子数据交换(EDI)的方式申请办理报检,检验检疫机构对符合条件的,予以受理。

2. 报检提供的单证

快件运营人在申请办理出入境快件报检时,应提供报检单、总运单、每一快件的分运单、发票等有关单证。属于下列情形之一的,还应向检验检疫机构提供有关文件:

(1)输入动物、动物产品、植物种子、种苗及其他繁殖材料的,应提供相应的检疫审批许可证和检疫证明;

(2)因科研等特殊需要输入禁止进境物的,应提供国家质检总局签发的特许审批证明;

(3)属于微生物、人体组织、生物制品、血液及其制品等特殊物品的,应提供国家相关部门出具的准出入证明、"入/出境特殊物品卫生检疫审批单"及其有关资料;

(4)属于实施强制性产品认证制度、进口安全质量许可制度、出口质量许可制度和卫生注册登记制度管理的,应提供有关证明;

(5)其他法律、法规或者有关国际条约、双边协议有规定的,应提供相应的审批证明文件。

3. 检验检疫的处理

检验检疫机构对出入境快件应以现场检验检疫为主,特殊情况的,可以取样做实验室检验检疫。

（1）入境快件经检疫发现被检疫传染病病原体污染的或者带有动植物检疫危险性病虫害的以及根据法律法规规定须做检疫处理的，检验检疫机构应当按规定实施卫生、除害处理。

（2）入境快件经检验不符合法律、行政法规规定的强制性标准或者其他必须执行的检验标准的，必须在检验检疫机构的监督下进行技术处理。

（3）出入境快件经检验检疫合格的或检验检疫不合格的但经实施有效检验检疫处理符合要求的，由检验检疫机构签发"出/入境货物通关单"，予以放行。

（4）检验检疫机构对出入境快件需做出进一步检验检疫处理的，检验检疫机构可以封存，并与快件运营人办理交接手续。

（5）对应当实施检验检疫的出入境快件，未经检验检疫或者经检验检疫不合格的，不得运递。

【同步思考 5－1】

入境快件有下列情形的，由检验检疫机构作退回或者销毁处理，并出具有关证明：

1. 未取得检疫审批并且未能按规定要求补办检疫审批手续的；

2. 按法律法规或者有关国际条约、双边协议的规定，须取得输出国官方出具的检疫证明文件或者有关声明，而未能取得的；

3. 经检疫不合格又无有效方法处理的；

4. 入境快件不能进行技术处理或者经技术处理后，重新检验仍不合格的；

5. 其他依据法律、法规的规定须作退回或者销毁处理的。

【同步案例 5－3】　　瞒报漏报逃漏检　进口食品谎称是包装材料

2012 年，番禺检验检疫局莲花山办事处在深入开展"三查三整两建"活动中，成功查获一起快件商品瞒报漏报逃避检验检疫的典型案件。

涉案快件商品由深圳某贸易公司于 6 月 19 日向莲花山办事处申报进口，申报商品名为"包装纸箱和聚氯乙烯包装膜"。检务审单人员发现所申报商品为在国内采购更加经济的非法检产品，且该异地公司属首次在莲花山口岸进口，进口企业和产品的情况都属于异常。检务人员查验中发现货柜内为贴有民航快递运单的纸箱，纸箱内分别装有食品、保健品、奶粉、化妆品、随身听、音箱、儿童汽车座椅、服装、鞋等商品，大部分为法检商品。番禺检验检疫局再次现场调查后，确认该公司的行为属于不如实申报和逃避检验检疫行为，违反了《商检法》及相关法规，并依法对该公司进行了行政处罚，该批货物于 7 月 4 日被退运出境。

案例解读：这是一起典型的瞒报漏报逃漏检行为，其典型性在于将整柜的大量"法检"快件商品申报为"非法检"商品进口。

二、出入境邮寄物检验检疫

邮寄物检验检疫是指对通过国际邮政渠道（包括邮政部门、国际邮件快递公司和其他经营国际邮件的单位）出入境动植物、动植物产品和其他检疫物实施的检验检疫。

（一）检验检疫范围

范围包括：

（1）进境的动植物、动植物产品及其他检疫物；

(2)进出境的微生物、人体组织、生物制品、血液及其制品等特殊物品；

(3)来自疫区的、被检疫传染病污染的或者可能成为检疫传染病传播媒介的邮包；

(4)进境邮寄物所使用或携带的植物性包装物、铺垫材料；

(5)其他法律法规、国际条约规定需要实施检疫的进出境邮寄物。

(二)邮寄物检疫审批

(1)邮寄进境植物种子、苗木及其繁殖材料，收件人须事先按规定向有关农业或林业主管部门办理检疫审批手续，因特殊情况无法事先办理的，收件人应向进境口岸所在地直属检验检疫局申请补办检疫审批手续。

邮寄进境植物产品需要办理检疫审批手续的，收件人须事先向国家质检总局或经其授权的进境口岸所在地直属检验检疫局申请办理检疫审批手续。

(2)因科研、教学等特殊需要，需邮寄进境《禁止携带、邮寄进境的动物、动物产品和其他检疫物名录》和《进境植物检疫禁止进境物名录》所列禁止进境物的，收件人须事先按有关规定向国家质检总局申请办理特许检疫审批手续。

(3)邮寄《禁止携带、邮寄进境动物、动物产品和其他检疫物名录》以外的动物产品，收件人须事先向国家质检总局或经其授权的进境口岸所在地直属检验检疫局申请办理检疫审批手续。

(4)邮寄物属微生物、人体组织、生物制品、血液及其制品等特殊物品的，收件人或寄件人须向进出境口岸所在地直属检验检疫局申请办理检疫审批手续。

(三)邮寄物检验检疫

1. 入境检疫

邮寄物入境后，邮政部门应向检验检疫机构提供入境邮寄物清单，须检疫审批的物品应提供检疫审批的有关单证，由检验检疫人员实施现场检疫。现场检疫时，检验检疫人员首先审核证单并对包装物进行检疫。需拆包检验时，由检验检疫人员和邮政部门工作人员双方共同拆包。如需作进一步检疫的邮寄物，由检验检疫人员封存，向邮政部门办理交接手续后带回检验检疫机构，并通知收件人限期办理审批和报检手续。

由国际邮件互换局直接分到邮局营业厅的邮寄物，由邮局通知收件人限期到检验检疫局办理检疫手续。快递邮寄物，由快递公司、收件人或其代理人限期到检验检疫机构办理报检手续。对受理报检的进境邮寄物，由检验检疫机构按有关规定进行检疫。入境邮寄物经检疫合格或经检疫处理合格的予以放行。

进境邮寄物有下列情况之一的，由检验检疫机构作退回或销毁处理：

(1)未按规定办理检疫审批或未按检疫审批的规定执行的；

(2)国家质检总局公告规定禁止邮寄入境的；

(3)单证不全的；

(4)在限期内未办理报检手续的；

(5)经检疫不合格又无有效方法处理的；

(6)其他需作退回或销毁处理的；

对进境邮寄物作退回处理的，检验检疫机构应出具有关单证，注明退回原因，由邮政机构负责退回寄件人；作销毁处理的，检验检疫机构应出具有关单证，并与邮政机构共同登记后，由检验检疫机构通知寄件人。

2. 出境检疫

出境邮寄物有下列情况之一的,寄件人须向检验检疫机构报检,由检验检疫机构实行现场或实验室检疫:

(1)寄往与我国签订双方植物检疫协定等国家或输入国有检疫要求的;

(2)出境邮寄物中含有微生物、人体组织、生物制品、血液及其制品等特殊物品的;

(3)寄件人有检疫要求的。

出境邮寄物经检验检疫机构检疫合格的,由检验检疫机构出具有关单证,由邮政机构运递。经检验检疫不合格的又无有效方法处理的,不准邮寄出境。

【同步案例5—4】　　　　从进境邮寄物中截获禁邮血液制品

天津检验检疫局从一寄自香港的进境邮件中首次截获血液制品。据介绍,截获的7大盒、14小瓶共28毫升新鲜血液系法国产人血,但申报的物品名称却为"质控剂"而非"血液",取件单位也未办理任何审批、检疫手续,属于非法邮寄行为。据介绍,该取件单位称对此规定不知情。目前,检验检疫部门依法将这些血液制品查扣,并在检验检疫后用专用的高炉焚烧销毁。据天津海关介绍,近年来,违反国家有关邮寄、携带进出口物品的相关规定的行为呈逐年上升趋势。仅当年4月,天津口岸在检查的47件国际邮件中就有25件有国家明令禁止邮寄的动物肉罐头、植物种子、水果等物品,占检查邮件总数的53%。此次是第一次查获瞒报血液制品。

案例解读:按照我国检验检疫有关规定,人类血液及其制品、微生物、人体组织及生物制品等特殊物品,邮递人员必须向检验检疫机构申报并接受检疫,未经检验检疫机构许可不准入境。

【同步案例5—5】　　哈尔滨邮局办事处首次从进境邮寄物中截获鲜鸡蛋

2013年4月4日是清明节小长假的第一天,哈尔滨邮局办事处现场值班人员在对一箱申报为牛肉干的日本进境邮件开箱查验时,除查获15袋牛肉干等肉制品外,还查获了19袋海鲜制品及2枚鲜鸡蛋。

鸡蛋属禽类产品,与肉制品和水生动物产品等均为国家农业部、质检总局第1712号公告明令禁止进境物;日本又是禽流感和口蹄疫等重大动物疫病的疫区,而且广东局2005年曾从越南旅客携带进境的鸭、鹅蛋中检出高致病性禽流感H5N1病毒。

案例解读:为严防各种动物疫病疫情传入,检验检疫人员应当对上述物品做出截获销毁处理,并及时出具了"检验检疫处理通知书",由邮局转交收件人;同时,将相关截留物品送省局技术中心作进一步检验检测。

任务三　出入境交通运输工具、集装箱检验检疫

任务驱动:

对运载货物和人员的交通运输工具的报检,特别是船舶的报检,一定要符合相关的报检程序。集装箱报检要符合出境、入境和过境的实箱和空箱的报检要求。

一、出入境交通运输工具检验检疫

根据《卫生检疫法》及其实施细则、《进出境动植物检疫法》及其实施条例,出入境交通运输

工具的检验检疫范围为：①所有出入境交通运输工具，包括船舶、飞机、火车和车辆等，都应当实施卫生检疫；②来自动植物疫区的入境交通运输工具，装载入境或过境动物的运输工具，包括船舶(含供拆船用的废旧船舶)、飞机、火车、车辆，都须实施动植物检疫。来自动植物疫区的交通运输工具，是指本航次或本车次的始发或途经地是上述动植物疫区的交通运输工具。

(一)出入境船舶的报检要求

1. 入境船舶的报检

(1)报检要求

入境船舶报检时，船方或其代理人应当在船舶预计抵达口岸 24 小时前(航程不到 24 小时的，在驶离上一口岸时)向入境口岸检验检疫机构申报并填写入境检疫申请表。并将船舶在航行中发现检疫传染病、疑似检疫传染病或者有人非因意外伤害而死亡而且死因不明的情况，船方必须立即向入境口岸检验检疫机构报告。

入境船舶办理检疫手续时，船方或其代理人应向检验检疫机构提供的资料有："航海健康申报书"、"总申报单"、"货物申报单"、"船员名单"、"旅客名单"、"船用物品申报单"、"压舱水报告单"及载货清单，并应检验检疫人员要求提交"船舶免于卫生控制措施证书/卫生控制措施证书"、"交通工具卫生证书"、"预防接种证书"、"健康证书"以及"航海日志"等有关资料。

报检后船舶动态或报检内容有变化的，船方或其代理人应当及时向检验检疫机构更正。

根据《国境卫生检疫法》的规定，受入境检疫的船舶，必须按照规定悬挂检疫信号，在检疫机关发给入境检疫证前，不得降下检疫信号。

船舶白天入境时，在船舶的明显处悬挂国际通用检疫信号旗："Q"字旗，表示本船没有染疫，请发给入境检疫证；"QQ"字旗，表示本船有染疫或有染疫嫌疑，请即刻实施检疫；夜间入境时，在船舶的明显处垂直悬挂国际通用信号灯：红灯三盏，表示本船没有染疫，请发给入境检疫证；红红白红灯四盏，表示本船有染疫或染疫嫌疑，请即刻实施检疫。

(2)检验检疫程序

船舶入境检疫，必须在最先到达的国境口岸的检疫锚地或者经检验检疫机构同意的指定地点实施。检验检疫机构对申报内容进行审核，确定入境船舶的检疫方式。目前采取的方式有锚地检疫、随船检疫、靠泊检疫和电讯检疫。

①锚地检疫。有下列情况的船舶，应实施锚地检疫：来自检疫传染病疫区的；有检疫传染病病人、疑似传染病病人或者有人非因意外而死亡且死因不明的；发现有啮齿动物异常死亡的；未持有有效"船舶免于卫生控制措施证书/卫生控制措施证书"的；没有申请随船检疫、靠泊检疫或电讯检疫的；装载活动物的。

②随船检疫。对旅游船、军事船及要人访问所乘船舶等特殊传播以及遇有特殊情况的船舶，如船上有人需要救治、特殊物品急需装卸、船舶急需抢修等，经船方或者代理人申请，可以实施随船检疫。

③靠泊检疫。对未持有我国检验检疫机构签发的有效"交通工具卫生证书"，并且没有实施锚地检疫所列情况或者因天气、潮水等原因无法实施锚地检疫的船舶，经船方或者代理人申请，可以实施靠泊检疫。

④电讯检疫。对持有我国检验检疫机构签发的"交通工具卫生证书"，并且没有实施锚地检疫所列情况的船舶，经船方或者代理人申请，可以实施电讯检疫。电讯检疫必须是持有效"交通工具卫生证书"的国际航行船舶在抵港前 24 小时内，通过船舶公司或船舶代理向港口或锚地所在地检验检疫机构以电报形式报告。

检验检疫机构对经检疫判定没有染疫的入境船舶,出具"船舶入境卫生检疫证";对经检疫判定染疫、染疫嫌疑或者来自传染病疫区应当实施卫生除害处理的或者有其他限制事项的入境船舶,在实施相应的卫生除害处理或者注明应当接受的卫生除害处理事项后,签发"船舶入境检疫证"。

2. 出境船舶的报检

(1)报检要求

出境的船舶必须在最后离开的出境港口接受检疫。船方或其代理人应当在船舶离境前4小时内向出境口岸检验检疫机构申报、办理出境检疫手续。同时提供下列材料:航海健康申报书、总申报单、货物申报单、船员名单、旅客名单及载货清单等有关材料(入境时已提交且无变动的可免于提供)。船舶航行目的地为黄热病疫区的,应提供所有人员黄热病预防接种证书。

(2)检验检疫程序

①检验检疫机构审核船方提交的出境有关资料或者登轮检疫,符合规定,签发"交通工具出境卫生检疫证书"。

②装载出境的动植物、动植物产品和其他检疫物的船舶,经口岸检验检疫机构查验合格后方可装运。如发现有危险性病虫害或者一般生活害虫超过规定标准的须做除害处理后,由口岸检验检疫机构签发"运输工具检验处理书",准予装运。"运输工具检验处理书"只限本次出境有效。

(二)出入境航空器的报检要求

1. 入境飞机的报检

(1)报检要求

对来自非疫区并且在飞行中未发现检疫传染病、疑似传染病或者有人非因意外事故死亡并且死因不明的飞机,可通过地面航空站向检验检疫机构采用电讯方式进行检疫申报。飞机到达后,向检验检疫机构提交总申报单、旅客名单及货物舱单。其申报内容为:飞机的国籍、机型、号码、识别标志、预定到达时间、出发站、经停站、机组及旅客人数;飞机上是否载有病人或在飞行途中是否发现病人或死亡人员,若有应提供病名或者主要症状、患病人数、死亡人数。飞机到达后,向检验检疫机构提交总申报单、旅客名单及货物仓单。

对来自疫区的飞机,在飞行中发现检疫传染病、疑似检疫传染病,或者有人非因意外伤害而死亡并且死因不明时,机长应立即通知到达机场的航空站向检疫机构申报,并在最先到达的国境口岸的指定地点接受检疫。向检验检疫机构申报的内容包括:飞机的国籍、航班号、机号、预定到达时间、出发站、经停站、机组及旅客人数;飞机上是否载有病人或在飞行途中是否发现病人或死亡人员,若有应提供病名或者主要症状、患病人数、死亡人数。

(2)检验检疫程序

①来自黄热病疫区的飞机,机长或其授权代理人须主动出示有效的灭蚊证书。

②对来自动植物疫区的入境飞机,在入境口岸均应实施动植物检验检疫,重点对飞机的食品配餐间、旅客遗弃的动植物及其产品、动植物性废弃物等区域进行检疫和防疫处理。发现禁止或者限制进境物,施加标识予以封存,未经口岸检验检疫机构许可,不得启封动用。发现有危险性病虫害的,不准带离运输工具,并做除害、封存、销毁处理;对卸离运输工具的非动植物性物品或货物做外包装消毒处理,合格的由口岸检验检疫机构签发"运输工具检疫证书";对可能被动植物病虫害污染的部位和场地做消毒处理,除害合格的,由口岸检验检疫机构签发"运

输工具检疫处理证书"。

③口岸检验检疫机构采取现场预防措施,对上下飞机的人员、接近动物的人员、装载动物的飞机以及被污染的场地,由口岸检验检疫机构做消毒处理。对饲喂入境动物的饲料、饲养用的铺垫材料以及排泄物等做消毒、除害处理。

2. 出境飞机的报检

(1)报检要求

实施卫生检疫机场的航空站,应该在出境检疫的飞机起飞前向检验检疫机构提交飞机总申报单、货物舱单和其他有关检疫证件,并向检验检疫机构通知飞机的国籍、号码、机型、识别标志、预定起飞时间、经停站、目的站及旅客和机组人数。

(2)检验检疫程序

由检验检疫机构对机上的卫生状况进行检查,确认机上无确诊或疑似检疫传染病病人,确认中国籍员工均持有检验检疫机构签发的有效健康证书,对符合要求的签发"交通工具出境卫生检疫证书"。

(三)出入境列车及其他车辆的报检要求

1. 出入境列车的报检

(1)报检要求

出入境列车在到达或者出站前,车站有关人员应向检验检疫机构提前预报列车预定到达时间或预定发车时间、始发站或终点站、车次、列车编组情况、行车路线、停靠站台、旅客人数、司乘人员人数、车上有无疾病发生等事项。

(2)检验检疫程序

①客运列车到达车站后,检疫人员首先登车,列车长或其他车辆负责人应当口头申报车上人员的健康情况及列车上鼠、蚊、蝇等卫生情况。检查结束前任何人不准上下列车,不准装卸行李、货物、邮包等物品。列车重点检查货运车厢及其货物卫生状况、可能传播传染病的病媒昆虫和啮齿动物的携带情况。

②入境、出境检疫的列车,在查验中发现检疫传染病或疑似检疫传染病,或者因卫生问题需要卫生处理时,应将延缓开车时间,需调离便于卫生处理的行车路线、停车地点等有关情况通知车站负责人。

2. 出入境汽车及其他车辆的报检

(1)报检要求

过境口岸出入境车辆是指汽车、摩托车、手推车、自行车、牲畜车等。

客运汽车在出入境前由有关部门提前通报预计到达时间、旅客人数等;装载的货物应按规定提前向检验检疫机构申报货物种类、数量及重量、到达地点等。

(2)检验检疫程序

①对入境货运的汽车,根据申报实施卫生检疫查验或必要的卫生处理,来自动植物疫区的,由入境口岸检验检疫机构做防疫消毒处理。检疫完毕后签发"运输工具检疫证书"。

②装载出境动物的汽车及其他车辆,须在口岸检验检疫机构监督下进行消毒处理合格后,由口岸检验检疫机构签发"运输工具检疫处理证书",准予装运。

【同步思考 5—2】

在什么情况下,检疫机构对出入境交通运输工具实施消毒、灭鼠、除虫或其他卫生处理?

根据《国境卫生检疫法》及其实施细则规定,出入境交通工具有下列情形之一的,应当由出入境检验检疫机构实施消毒或者其他卫生处理:

(1)来自检疫传染病疫区的;

(2)被检疫传染病污染的;

(3)发现有与人类健康有关的啮齿类动物或者病媒昆虫的。

此外,对已在到达本口岸前的其他口岸实施卫生处理的交通工具有下列情形之一的,仍需实施卫生处理:

(1)在原实施卫生处理的口岸或者该交通工具上,发生流行病学上有重要的事件,需要进一步实施卫生处理的;

(2)在到达本口岸前的其他口岸的卫生处理没有实际效果的。

二、进出境集装箱检验检疫

进出境集装箱是指国际标准化组织所规定的集装箱,包括出境、入境和过境的实箱和空箱。根据《商检法》《动植物检疫法》《卫生检疫法》及有关法律法规的规定,国家质检总局出台了《进出境集装箱检验检疫管理办法》(第17号令),检验检疫机构依法对出入境集装箱实施检验检疫。

(一)进境集装箱检验检疫

1. 检验检疫范围

(1)所有进境集装箱均应实施卫生检疫;

(2)来自动植物疫区的,装载动植物、动植物产品和其他检验检疫物的,以及箱内带有植物性包装物或辅垫材料的集装箱,应实施动植物检疫;

(3)法律、行政法规、国际条约规定或者贸易合同约定的其他应当实施检验检疫的集装箱,按有关规定、约定实施检验检疫。

2. 报检要求

(1)进境重箱集装箱报检要求

进境重箱集装箱报检要求是报检人在办理海关手续前必须填写"入境集装箱报检单"或"出/入境货物报检单"(装载法定检验检疫货物集装箱)向进境口岸检验检疫机关报检,未经检验检疫机构许可,不得提运或拆箱。报检时,应提供集装箱数量、规格、号码、到达或离开口岸的时间、装箱地点和目的地、货物的种类、数量和包装材料等单证或情况。

(2)进境空箱报检要求

进境空箱报检要求是报检人在办理海关手续前必须向进境口岸检验检疫机构申报,申报内容包括集装箱数量、规格、号码、到达或离开口岸的时间、装箱地点和目的地等单证或情况。

3. 检验检疫程序

(1)装载法定检验检疫商品的进境集装箱的检验检疫

①报检人应填写"入境货物报检单",在入境口岸结关的集装箱和货物一次性向入境口岸检验检疫机构报检。

②检验检疫机构受理报检后,集装箱结合货物一并实施检验检疫,检验检疫合格的准予放行,并统一出具"入境货物通关单"。

③需要实施卫生除害处理的,签发"检验检疫处理通知书",完成处理后应报检人要求出具"熏蒸/消毒证书"。

④装运经国家批准进口的废物原料的集装箱,应当由口岸检验检疫机构实施检验检疫。符合环保标准的,签发"检验检疫情况通知单"。

(2)装载非法定检验检疫商品的进境集装箱和进境空箱的检验检疫

①在入境口岸结关的集装箱,报检人填写"出/入境集装箱报检单"向入境口岸检验检疫机构报检。

②检验检疫机构受理报检后,根据集装箱可能携带的有害生物和病媒生物种类以及其他有毒有害物质情况实施检验检疫。

③实施检验检疫后,对不需要实施卫生除害处理的,应报检人的要求出具"集装箱检验检疫结果单";对需要实施卫生除害处理的,签发"检验检疫处理通知书",完成处理后应报检人要求出具"熏蒸/消毒证书"。

(3)应在进境口岸实施检验检疫及监管的进境、过境的集装箱

①口岸结关的、装载废旧物品的以及国家有关法律法规规定必须在进境口岸查验的集装箱,口岸检验检疫机构可根据工作需要指定监管地点对其集装箱实施检验检疫或做卫生除害处理。

②对过境集装箱实施监管。经口岸检查集装箱外表发现有可能中途撒漏造成污染的,报检人应按检验检疫机构的要求,采取密封措施;无法采取密封措施的,不准过境。发现被污染或危险性病虫害的,应做卫生除害处理或不准过境。

③对已在口岸启封查验的进境集装箱,查验后要施加 CIQ 封识,出具"集装箱检验检疫结果单",并列明所查验的进境集装箱原、新封识号。

(4)进境转关分流的集装箱

①指运地结关(转关)的进境集装箱,由指运地检验检疫机构实施检验检疫。口岸检验检疫机构实施口岸登记后,根据集装箱外表可能传带的有害生物种类实施检验检疫,主要检查有无非洲大蜗牛和土壤等,一般在进境口岸结合对运输工具的检验检疫、箱体卸运或进入堆场后检验检疫进行。

②口岸检验检疫机构应将指运地检验检疫机构的进境集装箱的流向等有关的信息资料及时通报有关的检验检疫机构,以便加强监督和管理。

(二)出境集装箱检验检疫

1. 检验检疫范围

(1)所有出境集装箱均应实施卫生检疫;

(2)装载动植物、动植物产品和其他检验检疫物的集装箱应实施动植物检疫;

(3)装运出口易腐烂变质食品、冷冻品的集装箱应实施清洁、卫生、冷藏、密固等适载检验;

(4)输入国要求实施检验检疫的集装箱,按要求实施检验检疫;

(5)法律、行政法规、国际条约规定或贸易合同约定的其他应当实施检验检疫的集装箱按有关规定、约定实施检验检疫。

2. 报检要求

集装箱出境前或出境时,必须向所在地检验检疫机构报检;在出境空集装箱的,必须向出境口岸检验检疫机构报检。出境集装箱报检时,报检人应填写"出/入境集装箱报检单"向检验检疫机构报检;未经检验检疫机构许可,不准装运或者出境。

装运出口易腐烂变质食品、冷冻品的集装箱应实施清洁、卫生、冷藏、密固等适载检验,承运人或者装箱单位必须在装货前申请检验,未经检验合格的,不准装运。

3. 检验检疫程序

（1）出境集装箱实施检验检疫的范围主要是：装载动植物、动植物产品和其他检验检疫物的集装箱应实施动植物检疫；装运出口易腐烂变质食品、冷冻品的集装箱应实施清洁、卫生、冷藏、密固等适载检验。

（2）检验检疫机构受理报检后，对不需要实施卫生除害处理的，应报检人的要求出具"集装箱检验检疫结果单"；对需要实施卫生除害处理的，签发"检验检疫处理通知书"，完成处理后出具"熏蒸/消毒证书"。

（3）出境口岸检验检疫机构凭启运口岸检验检疫机构出具的"集装箱检验检疫结果单"、"熏蒸/消毒证书"验证放行。

（4）集装箱检验检疫有效期为 21 天，超过有效期限的集装箱需要重新检验检疫。

（5）出境新造集装箱的检验检疫。

①对不使用木地板的新造集装箱，仅作为商品空箱时不实施检验检疫。

②对使用木地板的新造集装箱，仅作为商品空箱时，按如下规定办理：

a. 所使用的木地板为进口木地板时，该木地板附有澳大利亚检验检疫机构认可的标准做永久性免疫处理的证书并经我国检验检疫机构检验合格，新造集装箱出口时凭检验检疫合格证书放行，不实施出境检疫；

b. 所使用的木地板为国产地板时，该木地板附有澳大利亚检验检疫机构认可的标准做永久性免疫处理的证明的，新造集装箱可凭该证明放行，不实施出境检疫；

c. 所使用的进口木地板没有进口检验检疫合格证书或使用的国产木地板没有附澳大利亚检验检疫机构认可的标准做永久性免疫处理的证书，新造集装箱出口时须实施出境动植物检疫。

(三)过境集装箱检验检疫

过境应检集装箱，由进境口岸检验检疫机构实施查验，离境口岸检验检疫机构不再检验检疫。

应知考核

一、单项选择题

1. 关于出境快件报检的表述中，正确的是（　　）。

A. 由快货发货人在货物产地办理报检手续

B. 由快件发货人在货物离境口岸办理报检手续

C. 由快件运营人在货物产地办理报检手续

D. 由快件运营人在货物离境口岸办理报检手续

2. 入境检疫的船舶必须按照规定悬挂检疫信号等候查验，夜间悬挂红灯三盏表示（　　）。

A. 本船没有染疫，请发给入境检疫证　　　　B. 本船染疫嫌疑，请即刻实施检疫

C. 本船有染疫，请即刻实施检疫　　　　　　D. 本船染疫严重，请采取隔离措施

3. 装运经国家批准进口的废物原料的集装箱，应当由（　　）实施检验检疫。

A. 目的地检验检疫机构　　　　　　　　　　B. 进境口岸检验检疫机构

C. 指运地检验检疫机构　　　　　　　　　　D. 合同指定的检验检疫机构

4. 装载货物的汽车获得检验检疫机构签发的（　　）后方可入境。

A. 入境货物通关单　　　　　　　　　　　B. 运输工具放行通知单

C. 进口机动车辆随车检验单　　　　　　　D. 运输工具检疫证书

5. 出境集装箱检验检疫有效期为(　　　)天,超过检验检疫有效期限的集装箱需要重新检验检疫。

　　A. 14　　　　　　　　B. 21　　　　　　　　C. 30　　　　　　　　D. 60

6. 白天入境的船舶,若没有染疫,申请发给入境检疫证应该悬挂(　　　)。

A. "Q"字旗　　　　　　　　　　　　　　B. "QQ"字旗

C. 红灯三盏　　　　　　　　　　　　　　D. 红、红、白、红灯四盏

7. 检疫传染病包括(　　　)。

A. 鼠疫、霍乱、黄热病　　　　　　　　　B. 鼠疫、炭疽、黄热病及其他传染病

C. 鼠疫、天花、黄热病及其他传染病　　　D. 鼠疫、霍乱、黄热病及其他传染病

8. 入境旅客携带伴侣犬、猫进境,每人限(　　　)只。

　　A. 1　　　　　　　　B. 2　　　　　　　　C. 3　　　　　　　　D. 4

9. 旅客申报携带进境的伴侣犬、猫不能交验输出国(或地区)官方出具的检疫证书和(　　　)或超出规定限量的,海关可通知口岸检验检疫机构将有关犬、猫暂扣留。

A. 动物注册证明　　　　　　　　　　　　B. 宠物注册证明

C. 宠物健康证书　　　　　　　　　　　　D. 狂犬病免疫证书

10. 口岸检验检疫机构对有关伴侣犬、猫在指定场所进行为期(　　　)天的隔离检疫。

　　A. 10　　　　　　　　B. 20　　　　　　　　C. 30　　　　　　　　D. 40

二、多项选择题

1. 下列表述中正确的是(　　　)。

A. 所有进境集装箱均应实施动植物检疫　　B. 所有进境集装箱均应实施卫生检疫

C. 所有出境集装箱均应实施卫生检疫　　　D. 所有出境集装箱均应实施适载检疫

2. 以下关于集装箱检验检疫的描述中,不正确的是(　　　)。

A. 装运服装的出境集装箱不需要实施卫生检疫

B. 装运木制品的出境集装箱不需要实施动植物检疫

C. 装运设备的进境集装箱需要实施卫生检疫

D. 装运蓝湿牛皮的进境集装箱需实施卫生检疫和动植物检疫

3. 目前,出入境船舶的检疫方式有(　　　)。

A. 锚地检疫　　　　B. 随船检疫　　　　C. 靠泊检疫　　　　D. 电讯检疫

4. 来自疫区的入境运输工具经检疫合格或经除害处理合格的,由口岸检验检疫机构根据不同情况,分别签发(　　　)方能准予入境。

A. 运输工具检疫证书　　　　　　　　　　B. 运输工具检疫处理证书

C. 检验检疫处理通知书　　　　　　　　　D. 交通工具卫生证书

5. 锚地检疫针对下列(　　　)船舶。

A. 来自传染病疫区的船舶

B. 来人访问所乘船舶

C. 有检疫传染病病人的船舶

D. 有人非因为意外伤害而死亡且死亡原因不明的船舶

6. 出入境人员健康体检的主要对象是(　　　)。

A. 申请出国或出境 1 年以上的中国籍公民

B. 在境外居住 3 个月以上的中国籍回国人员

C. 来华工作或居留 1 年以上的外籍人员

D. 到疫区旅游的出国人员

7. 出入境人员检疫是指通过检疫查验发现染疫人和染疫嫌疑人,给予(　　　)等手段,从而达到控制传染病源、切断传播途径、防止传染病传入或传出的目的。

A. 隔离　　　　　　B. 留验　　　　　　C. 扣留　　　　　　D. 就地诊验

8. 进境邮寄物有(　　　)情况的,由检验检疫机构作退回或销毁处理。

A. 未按规定办理检疫审批或未按检疫审批的规定执行的

B. 国家质检总局公告规定禁止邮寄入境的

C. 证单不全的;在限期内未办理报检手续的

D. 经检疫不合格又无有效方法处理的

9. 携带国家禁止进境物入境的,作(　　　)处理。

A. 退回　　　　　　B. 扣留　　　　　　C. 销毁　　　　　　D. 罚款

10. 国家禁止旅客携带(　　　)进境。

A. 火腿　　　　　　B. 奶酪　　　　　　C. 鹿角　　　　　　D. 鸽子

三、判断题

1. 法律、行政法规、国际条约规定或者贸易合同约定的其他应当实施检验检疫的集装箱,按照有关规定、约定实施检验检疫。　　　　　　　　　　　　　　　　　　　　(　　　)

2. 入境集装箱可随货物一起在报关后目的地检验检疫机构实施检疫。　　　　(　　　)

3. 应入境检疫的船舶,夜间在明显处悬挂红、红、白、红灯四盏灯号,表示本船没有染疫,请发给入境检疫证。　　　　　　　　　　　　　　　　　　　　　　　　　　　(　　　)

4. 装载入境动物的运输工具无论是否来自疫区,均要实施动植物检疫。　　　(　　　)

5. 在对入境人员的检查中,发现患有艾滋病、性病、麻风病、精神病、开放性肺结核的外国人被禁止入境。　　　　　　　　　　　　　　　　　　　　　　　　　　　　　(　　　)

6. 出入境旅客、员工个人携带的行李和物品,不实施卫生处理。　　　　　　(　　　)

7. 快件运营人应按有关规定向检验检疫机构办理报检手续,凭检验检疫机构签发的"入境货物通关单"或"出境货物通关单"向海关办理报关。　　　　　　　　　　　　　(　　　)

8. 旅客申报携带进境伴侣犬、猫,不能交验输出国(或地区)官方出具的检疫证书和狂犬病免疫证书的,一律予以销毁。　　　　　　　　　　　　　　　　　　　　　　　(　　　)

9. 出境一年以上的中国公民应出示"国际旅行健康证书";前往黄热病疫区的中国籍旅客应出示黄热病接种证书。　　　　　　　　　　　　　　　　　　　　　　　　　(　　　)

10. 邮寄物属微生物、人体组织、生物制品、血液及其制品等特殊物品的,收件人或寄件人需向进出境口岸所在地直属检验检疫局申请办理检疫审批手续。　　　　　　(　　　)

应会考核

■ 案例题

某年5月3日，厦门检验检疫局东渡办在象屿码头对美国总统轮船公司来自新加坡的箱号为TRLU3906038的集装箱实施检验检疫过程中，发现大量遗弃的玉米及害虫。该批进境空箱共涉及558个集装箱，从新加坡启运，装载"美种兰芬"轮/V.004E，提单号为EMPTY-FIN004，检验员按照程序共抽取了54个集装箱进行了检验检疫。为了防止疫情的扩散，根据有关规定，厦门局东渡办采取了熏蒸销毁等措施。经检验、鉴定，检出的害虫为玉米象、赤拟谷盗、锈赤扁谷盗等。该集装箱上一个航次是从阿联酋装运玉米到新加坡。同一航次只有这个集装箱以空箱运到厦门。从现场分析，可能是该集装箱玉米泄露在集装箱内，而空箱返港时未对集装箱进行彻底清扫所导致。

针对集装箱检验检疫的实际情况，结合集装箱检验检疫的具体要求，对集装箱检验检疫的案例做出分析。对此，你有何见解？

■ 技能应用

某年，在深圳罗湖口岸港澳入境通道，罗湖检验检疫局的工作人员在例行检查时发现一携带纸质包装箱的旅客行色慌张。工作人员见状立刻叫住该名旅客，并对其携带的行李进行检查。经检查发现，包装箱内的物品为产自韩国的400支(2ml/支)胎盘素，价值上万元人民币。由于该名旅客未能提供任何检疫审批手续，工作人员依法对该批物品作了相应处理。

近年来，胎盘素在女性养颜美容、防止衰老等方面的功效逐渐被一些消费者所熟知。市场上胎盘素的价格也水涨船高，国外进口的同类产品更是价格不菲。在巨大的经济利益驱使下，一些不法分子铤而走险，试图利用旅检通道非法携带该类物品入境。

针对出入境旅客携带物检验检疫的基本要求，结合相关的检验检疫法律法规，分析出入境检验检疫局该如何处理。

■ 综合实务

【背景资料】深圳甲食品厂从东莞乙果园购买4 000千克鲜荔枝，加上制成8 000个荔枝罐头，包装数量为400个纸箱，拟装于1个20尺冷藏集装箱从深证口岸出口。

【业务要求】根据业务背景资料，结合本项目内容做出综合分析，并对下列选项做出选择。

【模拟时间】完成本业务操练时间以不超过15分钟为准。

1. 鲜荔枝和荔枝罐头的检验检疫类别都包括(　　　)。

A. RS　　　　　　　　B. PR　　　　　　　　C. PQ　　　　　　　　D. QS

2. 以下表述中正确的有(　　　)。

A. 生产该批罐头的鲜荔枝应在东莞报检　　　　B. 生产该批罐头的鲜荔枝应在深圳报检

C. 乙果园应申请出境水果果园注册登记　　　　D. 乙果园应申请出境水果包装厂注册登记

3. 以下表述中错误的有(　　　)。

A. 荔枝罐头应在深圳申请检验检疫

B. 甲食品厂应办理检验审批手续

C. 甲食品厂应申请出口食品卫生注册登记(备案)

D. 甲食品厂应申请出境水果包装厂注册登记

4. 甲食品厂办理荔枝罐头出口报检手续时，应提供的单证包括(　　　)。

A. 东莞检验检疫机构出具的鲜荔枝《产地供货证明》

B. 乙果园的出境水果果园注册登记证书

C. 甲食品厂的出境水果包装厂注册登记证书

D. 甲食品厂的出口食品卫生注册登记(备案)证书

5. 对本批货物及集装箱,检验检疫机构实施(　　)。

A. 动植物产品检疫

B. 食品卫生监督检验

C. 集装箱适载检验

D. 纸箱的使用鉴定

项目实训

【实训项目】

快件商品的检验。

【实训任务】

教师带领学生走访当地知名的快件运营公司,咨询企业快件报检流程和注意事项。

【实训要求】

将学生分组,以PPT或观后感论文方式,上交作业,教师点评。

项目六
进出口商品检验检疫监督管理

项目引领：

检验检疫监督管理是国家对有关的出入境商品实施认证管理；对实施许可证管理的进出口商品实行认证管理；对实施许可制度的进出口商品实行验证管理，查验单证，核对货证是否相符；对检验合格的进出口商品，根据需要加施商检标志或封识。

知识目标：

理解：进口涂料检验登记备案。
熟知：出口食用动物饲料登记备案、进出口电池产品检验监管备案。
掌握：进境动植物检疫审批、进口旧机电产品的备案、出口商品质量许可、强制性产品认证的基本内容和要求。

能力目标：

能够具备对进出口商品按照检验检疫的基本程序和要求进行报检的能力，以便接受检验检疫机构监管。

项目案例：

国家认监委对 CCC 认证无证违法行为加强查处

为深入贯彻全国打击侵犯知识产权和制售假冒伪劣商品工作部署，落实"抓质量、保安全、促发展、强质检"工作方针，国家认监委决定进一步加强对列入强制性产品认证目录的产品未经认证，擅自出厂、销售、进口或在其他经营活动中使用行为（简称"无证行为"）的执法查处工作，推动强制性产品认证"保安全"本质属性的发挥，保障强制性产品认证制度健康发展。

通知要求，各级质检部门充分认识对无证行为执法查处以保障强制性产品认证制度有效性、维护消费者权益的重要意义，切实提高思想认识，高度重视此项工作的开展。各局要加强组织领导，完善内部协调机制，在抓好职责范围内工作的同时加强相互配合，构建相互支持、齐抓共管的良好局面，形成工作合力。

通知强调，各级质检部门要按照《认证认可条例》《强制性产品认证管理规定》等法律法规的要求，严格履职，加强对强制性产品认证目录内产品生产企业、进口商的监管，严把强制性产品认证市场准入关，未获强制性产品认证的目录内产品，一律不得出厂、销售、进口或在其他经营活动中使用，防范无证商品流入市场。

通知指出，各局要结合辖区工作实际，制定对无证行为排查的长效机制，按年度开展对无证行为的排查与查处工作。对无证行为要常抓不懈,形成高压态势,重点检查以下内容:出厂、销售、进口的产品是否获得了强制性产品认证,生产企业是否建立了强制性产品认证标志使用的管理机制与使用记录,是否存在企业在获得证书之前或者暂停撤销期间擅自出厂、销售目录内产品的行为。

通知还要求各级质检部门不断加大行政执法力度,对无证行为和伪造、冒用强制性产品认证证书与标志的行为要按照法规规定进行严格执法和严肃处理,有力震慑违法违规企业。同时,及时梳理统计、分析本年度对无证行为的排查与行政执法情况,及时上报认证行政执法信息,并在每年上报的强制性产品认证风险信息分析预警工作总结中,加入对无证行为的执法查处情况内容,包括全年查处无证行为案件数与典型案例。

资料来源:马文生:国家认监委对 CCC 认证无证违法行为加强查处,《中国国门时报》,2015 年 3 月 3 日。

知识支撑:

任务一　进境动植物及其产品检疫审批

任务驱动:

老李对赵昂说对于进境的动植物及其产品,必须接受检验检疫机构的审批,经过审批后才能进行后续的工作。在此,需要熟知它们的审批范围和程序。

一、进境动物及其产品检疫审批

(一)检疫审批范围

检疫审批是指国家质检总局及其设在各地的检验检疫机构(或其他审批机构)根据货主或其代理人的申请,依据国家有关法律、法规的规定,对申请人从国外引进动植物、动植物产品或在中国境内运输过境动物的要求进行审批。

目前,须由检验检疫机关办理检疫审批的货物范围为:

(1)动物:活动物(指饲养、野生的活动物如畜、禽、兽、蛇、水生动物、蚕、蜂等)、胚胎、精液、受精卵、种蛋及其他动物遗传物质。

(2)食用性动物产品:肉类及其产品(含脏器;熟制肉类产品,如熟制香肠、火腿、肉类罐头、食用高温炼制油脂除外)、鲜奶、鲜蛋。

(3)非食用性动物产品:皮张类(蓝湿皮、蓝干皮、已鞣制皮毛除外)、毛类(不包括洗净毛、碳化毛、毛条)、骨蹄角及其产品、明胶、蚕茧、动物源性饲料及饲料添加剂、饲料用乳清粉、鱼粉、肉粉、骨粉、肉骨粉、油脂、血粉、血液等,含有动物成分的有机肥料。

(4)过境动物。

(5)特许审批[①]:动物病原体(包括菌种、毒种等)、害虫及其他有害生物;动物疫情流行国家和地区的有关动物、动物产品和其他检疫物;动物尸体;土壤。

---

① 特许审批:属于国家禁止进境物范围。因科学研究等特殊需要引进禁止进境物,必须事先提出申请,经国家质检总局批准。

(二)审批机关

肉类、肠衣、鲜奶、蛋、动物源性饲料及其添加剂等,受理机构为加工、存储地所在地直属检验检疫局或入境口岸所在地直属检验检疫局,审核机关为国家质检总局。

活动物、原皮、原毛、原羽毛/绒、生骨、生蹄、生角、明胶、蚕茧、特许审批类等,受理机构为目的地直属检验检疫局,审核机构为国家质检总局。

(三)审批程序

检疫审批手续应当在贸易合同或协议签订前办妥。须填写"进境动植物检疫许可证申请表",先通过"进出境动植物检疫许可证管理系统"网上向直属检验检疫局申报,向受理机构提出申请并提交符合要求的有关材料。

受理机构根据申请单位提交的材料是否齐全、是否符合法定形式做出受理或不受理的决定,并按规定出具书面文件。受理机构为直属检验检疫局的,受理申请后,按规定对申请材料内容进行具体审核,必要时对申请单位进行现场考核。初步审查后,受理机构将初审意见连同全部申请材料报送国家质检总局。

国家质检总局根据规定,对申请材料和初审意见进行审查,做出准予许可和不予许可的决定。准予许可的,签发"进境动植物检疫许可证";不予许可的,签发"进境动植物检疫许可证申请未获批准通知单"。

(四)特许检疫审批的程序

1. 办理特许检疫审批的条件

引进的禁止进境物确属科学研究等特殊需要,要求引进单位或个人提供上级主管部门的证明,详细说明"特批物"的品名、品种、产地和引进的特殊需要和使用方式;引进单位应具有符合检疫要求的监督管理措施。

2. 需要提交的材料

(1)"进境动植物检疫许可证申请表";

(2)申请单位法人资格证明(复印件);

(3)书面申请报告,详细说明进口禁止进境物的用途、进境后的防疫措施等;

(4)省部级科研立项报告或证明文件。

3. 审批程序

引进单位提交有关证明,到当地检验检疫机构领取"进境动植物检疫许可证申请表";引进单位报当地检验检疫机构进行初审,当地的检验检疫机构初审合格的,出具初审意见,加盖公章后报国家质检总局审批;初审不合格的,出具未获批准通知,告知引进单位。

国家质检总局根据特批物进境后的特殊需要和使用方式,决定批准的数量,提出检疫要求,指定进境口岸,并委托有关口岸检验检疫机构核查和监督使用。

(五)检疫审批的有效期限

进境活动物和动物产品检疫审批的有效期为3个月,办理审批后,需更改进境国家和地区、时间、动物或动物产品的种类、数量的,需重新办理审批手续。输出国发生重大疫情时,如果国家有关部门发布禁止或限制公告,原审批自动失效。

二、进境植物及其产品检疫审批

(一)检疫审批范围

果蔬类、烟草类、粮谷类、豆类、薯类、饲料类、其他类,如植物栽培介质[不包括陶瓷土粉和植物生长营养液(不含动物成分或未经加工的植物成分和有毒有害物质)]。

特许审批:动植物病原体(包括菌种、毒种等)、害虫及其他有害生物;动植物疫情流行国家和地区的有关动植物、动植物产品和其他检疫物;动物尸体;土壤。

(二)审批机关

烟草类、粮食类、豆类、薯类、饲料类、果蔬类、植物栽培介质以及禁止进境的特许审批类,审批机关为国家质检总局。

国务院农业或林业行政管理部门及各省、自治区、直辖市农业(林业)厅(局)的审批范围是非禁止进境的植物繁殖材料的国外引进检疫。

(三)审批程序

凡属于国家质检总局审批范围的,须填写"进境动植物检疫许可证申请表",先通过"进境动植物检疫许可证管理系统"网上向直属检验检疫局申报,经直属检验检疫局受理并初审后上报给国家质检总局审批。经国家质检总局审核,对符合审批要求的,签发"中华人民共和国进境动植物检疫许可证";不符合审批要求的,不予签发,并告知申请人不予签发的理由。

引进非禁止进境的植物繁殖材料的,按照国务院农业或林业行政主管部门及各省、自治区、直辖市农业(林业)厅(局)的有关要求申请办理。携带或邮寄植物繁殖材料的,因特殊原因无法事先办理检疫审批手续的,携带人或邮寄人应当按照有关要求申请补办检疫审批。

三、进境植物繁殖材料检疫审批

(一)适用范围

适用于通过各种方式入境的贸易性或非贸易性植物繁殖材料(包括贸易、生产、来料加工、代繁、科研、交换、展览、援助、赠送以及享有外交、领事特权与豁免权的外国机构和人员公用或自用的进境植物繁殖材料)。

植物繁殖材料是植物种子、种苗及其他繁殖材料的统称,是指栽培、野生的可供繁殖的植物全株或者部分,如植株、苗木(含试管苗)、果实、种子、砧木、接穗、插条、叶片、芽体、块根、块茎、鳞茎、球茎、花粉、细胞培养材料(含转基因植物)等。

(二)审批要求

输入植物繁殖材料的,必须事先办理检疫审批手续,并在贸易合同中列明检疫审批提出的检疫要求。进境植物繁殖材料的检疫审批根据以下不同情况分别由相应部门负责:

(1)因科学研究、教学等特殊原因,需从国外引进禁止进境的植物繁殖材料的,引种单位、个人或其代理人须按照有关规定向国家检验检疫局申请办理特许检疫审批手续。

(2)引进非禁止进境的植物繁殖材料的,引种单位、个人或其代理人须按照有关规定向国务院农业或林业行政主管部门及各省、自治区、直辖市农业(林业)厅(局)申请办理国外引种检疫审批手续。

(3)携带或邮寄植物繁殖材料进境的,因特殊原因无法事先办理检疫审批手续的,携带人或邮寄人应当向入境口岸所在地直属检验检疫机构申请补办检疫审批手续。

(4)因特殊原因引进带有土壤或生长介质的植物繁殖材料的,引种单位、个人或其代理人须向国家检验检疫局申请办理输入土壤和生长介质的特许检疫审批手续。

国家检验检疫局在办理特许检疫审批手续时,将根据审批原产地的植物疫情、入境后的用途、使用方式,提出检疫要求,并指定入境口岸。入境口岸或该审批物隔离检疫所在地的直属检验检疫机构对存放、使用或隔离检疫场所的防疫措施和条件进行核查,并根据有关检疫要求进行检疫。

引种单位、个人或其代理人应在植物繁殖材料进境前 10～15 日,将《进境动植物检疫许可证》(国家质检总局签发)或《引进种子、苗木检疫审批单》(农业行政主管部门签发)、《引进林木种子、苗木和其他繁殖材料检疫审批单》(林业行政主管部门签发),送入境口岸直属检验检疫机构办理备案手续。

(三)检疫监管

国家检验检疫局根据需要,对向我国输出植物繁殖材料的国外植物繁殖材料种植场(圃)进行检疫注册登记,必要时经输出国(或地区)官方植物检疫部门同意后,可派检疫人员进行产地疫情考察和预检。

引种单位、个人或其代理人应在植物繁殖材料进境前 7 日持经直属检验检疫机构核查备案的《进境动植物检疫许可证》(或《引进种子、苗木检疫审批单》)、输出国家(或地区)官方植物检疫部门出具的植物检疫证书、产地证书、贸易合同(或信用证)、发票以及其他必要的单证向指定的检验检疫机构报检。

引进单位或代理进口单位须向所在地检验检疫机构办理登记备案手续;隔离检疫圃须经检验检疫机构考核认可。

四、进境栽培介质的检疫审批

(一)适用范围

适用于进境的除土壤外的所有由一种或几种混合的具有贮存养分、保持水分、透气良好和固定植物等作用的人工或天然固体物质组成的介质。栽培介质,包括无机栽培介质,以及来源为有机物并经高温、高压灭菌处理的介质。

(二)审批程序

使用进境栽培介质的单位必须事先提出申请,并应在贸易合同或协议签订前办理检疫审批手续。办理栽培介质进境检疫审批手续必须符合下列条件:

(1)栽培介质输出国或者地区无重大植物疫情发生;

(2)栽培介质必须是新合成或加工的,从工厂出品至运抵我国国境要求不超过 4 个月,且未经使用;

(3)进境栽培介质中不得带有土壤。

(三)申请栽培介质审批应提交的资料

(1)"进境动植物检疫许可证申请表"(网上提交),并附具栽培介质的成分检验等其他有关材料。

(2)申请单位法人资格证明(复印件)。

(3)对首次进口的栽培介质,进口单位办理审批时应同时将经特许审批进口的样品每份 1.5～5 千克,送国家质检总局指定的实验室检验,并由其出具有关检验结果和风险评估报告。

(4)再次进口来自同一境外供货商的栽培介质,进口单位办理审批时应提供前批许可证复印件。

(5)使用进境栽培介质单位,须向口岸检验检疫机构申请注册登记。

(四)监督管理

国家检验检疫局对我国输出贸易性栽培介质的国外生产、加工、存放单位实行注册登记制度。必要时,经输出国有关部门同意,派检疫人员赴产地进行预检、监装或者产地疫情调查。

使用进境栽培介质的单位,须向口岸检验检疫机构申请注册登记。检验检疫机构对其进境的栽培介质使用过程、隔离设施和卫生条件等指标进行考核验收,合格后发给注册登记证。

检验检疫机构应对栽培介质进境后的使用范围和使用过程进行定期检疫监管和疫情检测,发现疫情和问题及时采取相应的处理措施,并将情况上报国家检验检疫局。对直接用于植物栽培的,监管时间至少为被栽培植物的一个生长周期。

带有栽培介质的进境参展盆栽植物必须具备严格的隔离措施。进境时应更换栽培介质并对植物进行洗根处理,如确需保活而不能进行更换栽培介质处理的盆栽植物,必须按有关规定向国家检疫局办理进口栽培介质审批手续,但不需预先提供样品。

带有栽培介质的进境参展植物在参展期间由参展地检验检疫机构进行检疫监管;展览结束后需要在国内销售的应按有关贸易性进境栽培介质检疫规定办理。

任务二　进口涂料检验登记备案

任务驱动:

老李对赵昂说进口的涂料必须向检验检疫机构备案,备案首先向备案机构进行申请,申请时提交相关单据,并接受其监管。

一、适用范围

进口涂料是指编码协调制度中编码为 3208 和 3209 项下的商品。国家对进口涂料实行登记备案和专项检测制度。

二、主管部门

国家质检总局主管全国进口涂料的检验监管工作。口岸的出入境检验检疫机构负责对进口涂料实施检验;进口涂料专项检测实验室和进口涂料备案机构由国家质检总局指定。

三、登记备案的申请

进口涂料的生产商、进口商或者进口代理商根据需要,可以向进口涂料备案机构申请进口涂料备案;涂料进口备案申请应当在涂料进口至少 2 个月前向备案机构提出,同时备案申请人应当提交以下资料:

(1)"进口涂料备案申请表"。

(2)备案申请人的《企业法人营业执照》的复印件,需分装的进口涂料的分装厂商"企业法人营业执照"的复印件(加盖印章)。

(3)进口涂料生产商对其产品中有害物质含量符合我国国家技术规范要求的声明。

(4)关于进口涂料产品的基本组成成分、品牌、型号、产地、外观、标签及标记、分装厂商和地点、分装产品标签等有关材料(以中文文本为准)。

(5)其他需要提供的材料:

①备案机构接到备案申请后,对备案申请人的资格及提供的材料进行审核,在 5 个工作日内,向备案申请人签发"进口涂料备案申请受理情况通知书"。

②备案申请人收到"进口涂料备案申请受理情况通知书"后,受理申请的,由备案申请人将

被检样品送指定的专项检测实验室,备案申请人提供的样品应当与实际进口涂料一致,样品数量应当满足专项检测和留样需要。

③专项检测实验室应当在接到样品15个工作日内,完成对样品的专项检测及进口涂料专项检测报告,并将报告提交备案机构。

④备案机构应当在收到进口涂料专项检测报告3个工作日内,根据有关规定及专项检测报告进行审核,经审核合格的签发"进口涂料备案书";经审核不合格的,书面通知备案申请人。

四、备案登记有效期

"进口涂料备案书"有效期为2年。当有重大事项发生,可能影响涂料性能时,应当对进口涂料重新申请备案。

五、进口检验

已经备案的涂料,在进口报检时除按照规定提交相关单证外,应当同时提交"进口涂料备案书"。检验检疫机构按照以下规定实施检验:

(1)核查"进口涂料备案书"的符合性。核查内容包括品名、品牌、型号、生产厂商、产地、标签等。

(2)专项检测项目的抽查。同一品牌的年度抽查比例不少于进口批次的10%,每个批次抽查不少于进口规格型号种类的10%,样品送专项检测实验室进行专项检测。

若出现抽查不合格,则对该品牌、型号的进口涂料实施逐批抽取样品进行专项检测,至连续5批抽查专项检测合格后,再按照原定比例抽查。

六、监督管理

有下列情形之一的,由备案机构吊销"进口涂料备案书",并且在半年内停止其备案申请资格:

(1)涂改、伪造"进口涂料备案书";

(2)经检验检疫机构检验,累计两次发现报检商品与备案商品严重不符;

(3)经检验检疫机构抽查检验,累计3次不合格的。

备案机构定期将备案情况报告国家质检总局。国家质检总局通过网站(www.aqsiq.gov.cn)等公开媒体公布进口涂料备案机构、专项检测实验室、已备案涂料等信息。

任务三　进出口电池产品检验监管备案

任务驱动:

老李对赵昂说别小看一块小小的电池,电池产品的汞含量必须经过专项检测,接受备案,符合要求的才能签发"进出口电池产品备案书"。

一、适用范围

国家对进出口电池产品(含专用电器具配置的电池)实行备案和汞含量专项检测制度,范围包括《商品名称及编码协调制度》中8506、8507品目下的所有商品。2015年12月国家质检总局停止实施进口电池产品检验监管中的汞含量备案工作。

二、主管机构

国家质检总局主管全国进出口电池产品汞含量的检验监督工作。国家质检总局设在各地的出入境检验检疫机构负责所辖地区进出口电池产品的备案及日常检验监管工作。国家质检总局核准实施进出口电池产品汞含量检测的实验室负责汞含量专项检测制度。

三、申请程序

进出口电池产品汞含量申请人（制造商、进口商或进口代理商等）在电池产品进口前应向有关检验检疫机构申请备案；出口电池产品的制造商在电池产品出口前，应向所在地检验检疫机构申请备案。

办理进出口电池产品备案时应填写"进出口电池产品备案申请表"，并提交以下材料：

（1）法定代表人授权经办人员办理备案的委托授权书；

（2）进出口电池产品的申请人和制造商的"企业法人营业执照"；

（3）进口电池产品制造商对其产品汞含量符合中国法律法规的声明；

（4）电池制造商对于电池产品的结构、电化学体系、品牌、规格型号、产地、外观及标记的文字说明；

（5）检验检疫机构要求提供的其他资料。

检验检疫机构受理备案申请后，对进出口电池产品是否属含汞电池产品进行审核：

①对不含汞的电池产品，可直接签发"进出口电池产品备案书"；

②对含汞的及必须通过检测才能确定其是否含汞的电池产品，须进行汞含量专项检测。

③受理备案申请的检验检疫机构凭"汞含量检测实验室"出具的"电池产品汞含量检测合格确认书"（正本）审核换发"进出口电池产品备案书"。

四、有效期及备案管理

"进出口电池产品备案书"有效期为一年。"进出口电池产品备案书"有效期到期前一个月，备案申请人凭进出口电池产品制造商对其产品未曾更改结构、工艺、配方等有关制造条件和对其产品汞含量符合中国法律法规的书面声明，到原签发"进出口电池产品备案书"的检验检疫机构核发下一年度的"进出口电池产品备案书"。

任务四　进境旧机电产品备案

任务驱动：

老李反复地对赵昂强调：旧机电产品进境之前必须要申请，主管部门审核通过后签发"进口旧机电产品装运前预检备案"。

一、适用范围

"进口旧机电产品备案"是指国家允许进口的旧机电产品的收货人或者其代理人在合同签署之前，向国家质检总局或者进口旧机电产品的收货人所在地直属检验检疫局申请货物登记

备案,并办理有关手续的活动。适用于国家允许进口的、在中国境内销售、使用的如下旧机电产品:

  (1)已经使用,仍具备基本功能和一定使用价值的机电产品;

  (2)未经使用但存放时间过长,超过质量保证期的机电产品;

  (3)未经使用但存放时间过长,部件发生明显有形损耗的机电产品;

  (4)新旧部件混装的机电产品;

  (5)大型二手成套设备。

二、主管部门

  国家质检总局主管全国进口旧机电产品检验监督管理工作。国家质检总局设在各地的出入境检验检疫机构负责所辖地区进口旧机电产品检验监督管理工作。

三、申请程序

  进口旧机电产品的收货人或者其代理人在合同或者协议生效之日前,进口旧机电产品到货 90 日前,向国家质检总局或所在地直属检验检疫局申请备案。

  备案应提供的资料:

  (1)"进口旧机电产品备案申请书"(申请人核盖公章、法定代表人签章)。

  (2)"进口旧机电产品清单"(申请人核盖公章)。

  (3)申请人、收货人、发货人营业执照或者注册登记文件(复印件,申请人核盖公章)。

  (4)贸易合同、协议、海关备案清单、征免税证明(复印件,申请人核盖公章)。

  (5)必要时,还应当提交以下资料(除照片外,申请人均核盖公章):

  ①旧机电产品的状况说明、制造年份证明材料,反映备案产品特征的彩色照片;

  ②涉及进口化工、冶炼、制药、印染、造纸、皮革、能源等旧成套设备的环境影响评价意见、安全评价意见;

  ③涉及进口旧工程机械的有法律效力的售后服务协议,售后维修服务机构或产品责任人的售后服务承诺,售后维修服务机构的资质证明或营业执照,原使用地官方机构或其授权机构签发的最后年度检验报告,每台工程机械的使用维修记录、相关的中文使用说明书及近期照片;

  ④涉及进口旧印刷机械的印刷经营许可证;

  ⑤涉及进口旧轮胎的国家主管部门、环境保护部门和相关政府管理部门允许进口的批准文件;

  ⑥涉及进口实施3C认证制度管理且用于销售、租赁、维修、再制造的旧机电产品的相应的 CCC 认证证明文件。

  国家质检总局或所在地直属检验检疫局在受理备案后 5 个工作日内确定该批进口旧机电产品是否实施装运前预检验。对需要进行装运前预检验的,出具"进口旧机电产品装运前预检备案书";对不需要进行装运前预检验的,出具"进口旧机电产品免装运前预检验证明书"。

  对需要装运前预检验的,备案申请人持"进口旧机电产品装运前预检验备案书"及备案产品清单及时向装运前检验机构申请装运前预检验。

  目前,经国家质检总局许可的境外装运前检验机构有中国检验认证集团北美有限公司、中国检验认证集团日本有限公司、中国检验认证集团欧洲有限公司(荷兰)、中国检验有限公司(香港地区)。

四、到货报检及检验

进口旧机电产品运抵口岸后,收货人或者其代理人应当持"免预检验证明书"(正本)或者"备案书"(正本)、"装运前预检验报告"(正本)和"装运前预检验证书"(正本)以及其他必要单证办理进口报检手续。

口岸检验检疫机构受理报检后,核查单证,必要时口岸检验检疫机构按照规定实施现场查验,符合要求的,签发"入境货物通关单",并在"入境货物通关单"上注明为旧机电产品。

进口旧机电产品的收货人或者其代理人应当在货到使用地 6 个工作日内,持有关报检资料向货物使用地检验检疫机构申报检验,货物使用地检验检疫机构应当及时安排检验。

任务五　强制性产品认证

任务驱动:

老李对赵昂说在火车上常能看到在其玻璃窗户上有"CCC"字样,这代表对涉及人类健康和安全、动植物生命和健康,以及环境保护和公共安全的产品实行强制性产品认证制度。"CCC"即强制性产品认证。

一、强制性产品认证适用范围

(一)强制性产品认证涵盖的商品范围

国家对强制性产品认证规定了统一的《实施强制性产品认证的产品目录》(简称《强制性产品认证目录》),凡列入目录的产品,必须经国家指定的认证机构认证合格、取得指定认证机构颁发的认证证书并加施认证标志后,方可出厂销售、进口和在经营性活动中使用。

自 2003 年 5 月 1 日起,未获得强制性产品认证证书和未加施中国强制性产品认证标志的产品不得出厂、进口和销售。目前,《强制性产品认证目录》已由 2003 年 8 月 1 日实施的 19 大类 132 种扩展为 22 大类 159 种,其中包括自 2007 年 6 月 1 日起实施的童车、电动玩具、弹射玩具、金属玩具、娃娃玩具、塑胶玩具 6 类产品。

(二)无须办理和免于办理强制性产品认证的有关规定

(1)符合以下条件的《强制性产品认证目录》中的产品,无须申请强制性产品认证证书,也不需加施中国强制性产品认证标志。

①外国驻华使馆、领事馆和国际组织驻华机构及其外交人员自用的物品;

②香港、澳门特区政府驻内地官方机构及其工作人员自用的物品;

③入境人员随身从境外带入境内的自用物品;

④政府间援助、赠送的物品。

(2)有下列情形之一的,列入目录产品的生产者、进口商、销售商或者其代理人可以向所在地出入境检验检疫机构提出免予办理强制性产品认证申请,提交相关证明材料、责任担保书、产品符合性声明(包括型式试验报告)等资料,并根据需要进行产品检测,经批准取得"免予办理强制性产品认证证明"后,方可进口,并按照申报用途使用:

①为科研、测试所需的产品;

②为考核技术引进生产线所需的零部件;

③直接为最终用户维修目的所需的产品；

④工厂生产线/成套生产线配套所需的设备/部件(不包含办公用品)；

⑤仅用于商业展示,但不销售的产品；

⑥暂时进口后需退运出关的产品(含展览品)；

⑦以整机全数出口为目的而用一般贸易方式进口的零部件；

⑧以整机全数出口为目的而用进料或者来料加工方式进口的零部件；

⑨其他因特殊用途免予办理强制性产品认证的情形。

(三)以下情况的进口产品,经各直属局认定,可无须提供强制性产品认证文件,直接办理报检手续

(1)ATA 单证册项下的商品。贸易关系人在报检时应出示 ATA 单证册原件并提供复印件。

(2)保税区内企业从境外进入保税区内的仓储物流货物以及自用的办公用品、出口加工所需原材料、零部件。

(3)境外企业申请 CCC 认证的送检样品。报检时要求贸易关系人提供 CCC 指定认证机构出具的送样通知书原件(含申请人、进口商、样品名称、商标、规格型号、数量等信息)。

(4)出口后退运入境的货物。国内生产的专供出口货物以一般贸易方式复进口时不适用本款。报检时要求贸易关系人出示该货物原出口证明文件原件(保留复印件),并提供关于货物入境后处理方式及保证入境后不进入流通领域销售的声明。

(四)《强制性产品认证目录》中产品的适用范围

在国家认监委公布的《强制性产品认证目录》中,同一个 H.S 编码项下的产品并非都属于实施强制性产品认证的范围。例如,①对于电气电子产品,除电信终端、电焊机、出租车计价器、电子秤外,适用范围仅限于直接或间接连接到 36V 以上(有效值,大于 36V)供电电源的产品;②电风扇属于《目录》内的商品,但不单独使用,仅作为设备配件使用的风扇以及仅作为工业用途、一般人员无法触及的通风机则不再适用本范围之内。

二、强制性产品认证监督管理

(一)主管机构

根据国务院授权,国家认证认可监督管理委员会(简称"国家认监委")主管全国认证认可工作,负责全国强制性产品认证制度的管理和组织实施工作。各地质检行政部门负责对所辖地区《强制性产品认证目录》中产品实施监督,对强制性产品认证违法行为进行查处。

国家认监委指定的认证机构,在指定的工作范围内按照产品认证实施规则开展认证工作;对获得认证的产品,颁发"国家强制性产品认证证书";对获得认证的产品进行跟踪检查受理有关的认证投诉、申诉工作;依法暂停、注销和撤销认证证书。

(二)认证程序

强制性产品认证应当适用以下单一认证模式或者多项认证模式的组合,具体模式包括:认证申请和受理;型式试验;工厂审查;抽样检测;认证结果评价和批准;获得认证后的监督。

(三)认证的申请

《强制性产品认证目录》中产品的生产者、销售者和进口商可以作为申请人,向指定认证机构提出《强制性产品认证目录》中产品认证申请。

国家认监委决定,对于我国"CCC"认证第一批目录内的 19 大类产品采用国际标准中被普遍应用的第五种模式,即"产品型式试验＋初始工厂检查＋跟踪监督",由指定的认证机构,如中国质量认证中心承担具体的认证工作。

申请人申请《强制性产品认证目录》中产品认证应当遵守以下规定:

(1)按照《强制性产品认证目录》中产品认证实施规则的规定,向指定认证机构提交认证申请书、必要的技术文件和样品。

(2)申请人为销售者、进口商时,应当向指定认证机构同时提交销售者和生产者或者进口商和生产者订立的相关合同副本。

(3)申请人委托他人申请《强制性产品认证目录》中产品认证的,应当与受委托人订立认证、检测、检查和跟踪检查等事项的合同,受委托人应当同时向指定认证机构提交委托书、委托合同的副本和其他相关合同的副本。

(4)按照国家规定缴纳认证费用;国家认监委指定的认证机构负责受理申请人的认证申请,根据认证实施规则的规定,安排型式试验、工厂审查、抽样检测等活动。一般情况下,自受理申请人认证申请的 90 日内,做出认证决定并通知申请人。向获得认证的产品颁发"国家强制性产品认证证书"。

(四)认证证书和认证标志

国家认监委统一规定强制性产品认证证书的格式、内容和强制性产品认证标志的式样、种类。强制性产品认证标志是《强制性产品认证目录》中产品准许其出厂销售、进口和使用的证明标记。认证标志的名称是"中国强制认证",英文名称为"China Compulsory Certification",英文缩写为"CCC",也可简称为"3C"标志。

强制性产品认证标志的图案由基本图案、认证种类标注组成。国家认监委统一印制的标准规格认证标志的颜色为白色底版、黑色图案;如采用印刷、模压模制、丝印、喷漆、蚀刻、雕刻、烙印、打戳等方式在产品或产品铭牌上加施认证标志,其底版和图案颜色可根据产品外观或铭牌总体设计情况合理选用。

"CCC"认证的种类的标注是在 CCC 基本图案的右部印制认证种类标注字母,以证明产品获得的认证种类。认证种类由代表认证种类的英文字母组成,S 代表安全、S&E 代表安全和电磁兼容、EMC 代表电磁兼容、F 代表消防等。

认证证书的持有人应当按照《强制性产品认证标志管理办法》规定的要求使用认证标志。指定认证机构按照具体产品认证实施规则的规定,对其颁发认证证书的产品及其生产厂(场)实施跟踪检查。针对不同的情况,分别可以注销、责令停止使用、撤销认证证书。

认证证书有效期为 5 年。认证证书有效期届满,需要延续使用的,认证委托人应当在认证证书有效期届满前 90 天内申请办理。

(五)后续监管

国家认监委指定的认证机构按照具体产品认证实施规则的规定,对其颁发认证证书的产品及其生产厂(场)实施跟踪检查。

1. 对下列情形之一的应当注销认证证书

(1)《强制性产品认证目录》中产品认证适用的国家标准、技术规则或者认证实施规则变更;

(2)认证证书的持有人不能满足上述变更要求的;

(3)认证证书超过有效期,认证证书的持有人未申请延期使用的;

(4)获得认证的产品不再生产的;

(5)认证证书的持有人申请注销。

2. 对有下列情形的,暂时停止使用认证证书

(1)认证证书的持有人未按照规定使用认证证书和认证标志的;

(2)认证证书的持有人违反《强制性产品认证目录》中产品认证实施规则和指定的认证机构要求的;

(3)监督结果证明产品不符合《强制性产品认证目录》中产品认证实施规则要求,但是不需要立即撤销认证证书的。

3. 对下列情形之一的,应当撤销认证证书

(1)在认证证书暂停使用的期限内,认证证书的持有人未采取纠正措施的;

(2)监督结果证明产品出现严重缺陷的;

(3)获得认证的产品因出现严重缺陷而导致重大质量事故的。

4. 有下列情况之一的,依照《认证认可条例》及配套法规进行处罚

(1)未按规定实施认证的,可以处三万元以下罚款,责令限期实施认证。

(2)获得认证证书、未按规定使用认证标志的,责令限期改正;逾期不改的,可以处一万元以下罚款。

(3)伪造、冒用认证证书、认证标志以及其他违反国家有关产品安全质量许可、产品质量认证法律法规的行为,依照有关法律法规的规定予以处罚。

申请人和认证证书持有人对指定认证机构的认证决定有异议的,可以向做出认证决定的认证机构提出投诉、申诉,对认证机构处理结果仍有异议的,可以向国家认监委申诉。

任务六　出口商品质量许可管理

任务驱动:

老李对赵昂说出口商品必须严格把守质量关,出口商品的质量关系到我国在国际市场中的地位和形象。

一、出口商品质量许可制度概述

出口商品的质量许可制度是国家为了加强对涉及安全、卫生等重要出口商品质量管理,保证出口商品质量,维护外贸有关各方合法权益,促进对外经济贸易发展而实施的一种强制性产品质量认证制度。

国家对列入法检目录的重要出口商品实施出口商品注册登记管理(出口质量许可),实施出口商品注册登记管理的商品,必须获得注册登记,方可出口。重要的出口商品有:机械产品、轻工机电产品、陶瓷产品、纺织机械、玩具、医疗器械产品、煤炭、焦炭、烟花爆竹、冶金轧辊等。为避免重复管理,对于实施强制性产品认证制度的产品,不再实施出口质量许可证制度。

二、出口玩具质量许可

(一)适用范围

检验检疫机构对出口玩具生产企业实行质量许可制度,产品范围是列入法检范围的玩具产品,包括布绒玩具(软体填充玩具)、竹木玩具、塑胶玩具、乘骑玩具(承载儿童体重的玩具)、

童车、电玩具、纸制玩具、类似文具类玩具、软体造型类玩具、弹射玩具和金属玩具等。

(二)申请程序

出口玩具产品生产或经销企业申请出口质量许可(注册登记),应当向所在地直属检验检疫局(或直属检验检疫局授权的地方检验检疫局)提出书面申请,并提供能够证明符合下列规定条件的有关资料:

(1)营业执照;

(2)企业基本情况(包括厂区平面图、车间平面图、工艺流程图)和产品描述、出口目的国及目标市场;

(3)有与所生产出口产品相适应的专业技术人员,有与所生产出口产品相适应的生产条件、设备、能力和检验手段;

(4)有与所生产出口产品相适应的技术文件和工艺文件、质量体系文件;

(5)产品质量稳定,并具有健全有效的质量管理制度,最近一年内未出现质量安全问题;

(6)产品符合拟申请出口国家或者地区有关法律法规、标准要求;

(7)符合国家产业政策及贸易政策的规定,不存在国家禁止出口、明令淘汰和禁止投资建设的落后工艺、高耗能、污染环境、浪费资源的情况;

(8)能够遵守国家相关法律法规,能够维护国家的声誉和企业的信誉,接受并配合检验检疫部门出口质量许可(注册登记)的相关管理;

(9)其他依法应当具有的条件。

出入境检验检疫机构应当对申请人提交的申请资料进行初步审查,并自收到申请材料之日起5日内做出受理申请决定,不予受理申请的,应当书面告知申请人。

(三)质量许可模式

玩具质量许可模式:型式试验+企业审核+跟踪检查和日常监管。对首次申请注册登记的玩具企业,其产品经型式试验合格后,应该由各检验检疫机构组织相关管理人员和专家成立质量体系审查小组,对企业按照《出口玩具质量许可(注册登记)审核要求》的内容实施现场考核。属于到期申请注册登记的企业,在产品经型式试验合格后,可酌情对其工厂体系按《出口玩具质量许可(注册登记)审核要求》实施全过程审核、部分审核。

凡符合下列情形之一的,各检验检疫机构可酌情对申请人减免工厂审查或型式试验项目。

(1)产品获得国家出口免检或者中国名牌的;

(2)产品获得强制性产品认证证书的;

(3)同类产品获得出口玩具质量许可证书的。

对申请玩具出口商品质量许可(注册登记)产品,如已经获得玩具强制性产品认证证书,各地检验检疫机构原则上可换发玩具出口商品质量许可(注册登记)证书,其中对于产品检测标准有差异的,可部分承认强制性产品认证测试结果并补做差异测试;可通过资料审查或现查核查的方式承认企业3C认证工厂检查的结果,如果发现获证企业质量保证能力及产品一致性等方面存在问题,应加强对企业进行审查,同时及时将有关信息通报给国家认监委。

从事出口商品注册登记管理工作的有关人员,对其所知悉的商业秘密及生产技术、工艺等技术秘密和信息负有保密义务。

在完成产品检测和工厂审查之日起10日内,检验检疫机构做出是否批准的决定,对于符合产品检测和工厂审查要求的,予以批准,并自批准之日起10日内出具"出口玩具质量许可证书";不予批准的,书面通知申请人,并说明理由。

(四)监督管理

检验检疫机构对获证企业实施年度监督检查。"出口玩具质量许可证书"有效期为 3 年，依赖每年至少一次的监督检查及日常监管得以保持。申请人需要延期使用《出口玩具质量许可证书》的，应当在《出口玩具质量许可证书》有效期届满前 90 日内向所在地检验检疫机构提出申请。

获得质量许可(注册登记)的出口玩具生产企业，连续 12 个月未向有关国家或者地区出口注册产品的，应当在恢复对有关国家或者地区出口注册产品前 30 日内，向所在地检验检疫机构申请复查。经复查合格的企业，方可向有关国家或者地区出口产品。

对获得的出口商品质量许可(注册登记)出口玩具生产企业的质量许可(注册登记)编号及证书，实行专厂、专号、专用管理。企业不得将其他企业加工的产品以本企业许可编号出口，不得非法转让、使用证书。违反专厂、专号、专用管理规定，由检验检疫机构吊销其玩具质量许可(注册登记)。被吊销注册的企业，自被吊销之日起一年内不得申请出口玩具质量许可(注册登记)。

出口玩具生产企业和出口品牌经销商在发现产品存在质量问题、消费者严重投诉、可能或已经被国外相关机构通报召回时，应首先向所在地检验检疫机构通报；获得质量许可(注册登记)的出口玩具生产企业，其出口产品在国外出现质量安全问题，造成不良影响的，由检验检疫机构吊销其证书并向国家认监委通报。

三、出口危险货物包装容器质量许可

(一)申请范围

检验检疫机构对出口危险货物的运输包装容器的生产单位实行质量许可证制度。危险货物包装容器的范围是指：联合国《关于危险货物运输的建议书·规章范本》危险货物一览表中所列的危险货物的包装，以及按照联合国《关于危险货物运输的建议书·试验和标准手册》所界定危险货物的包装，包括常规危险货物包装容器、中型散装容器、便携式罐体、大包装，以及 25 升以下的小型气体压力容器，如喷雾罐、打火机、点火枪等。

(二)许可条件

(1)具有独立法人资格；

(2)具有政府主管部门或其授权部门准许生产相关产品的证明；

(3)具有相关产品的生产能力、技术标准和检测条件；

(4)具有保证产品质量的管理体系。

(三)申请程序

申请单位向所在地直属检验检疫局提出申请并提交有关材料：

(1)《出口危险货物包装容器质量许可证申请书》；

(2)营业执照及其复印件；

(3)生产用主要设备、工艺设备、主要外购、外协件明细表；

(4)现行的质量手册或质量管理文件；

(5)必要的检验、试验用主要设备、仪器、工具明细表；

(6)提供国家质检总局出口危险品包装检测实验室的合格报告。

直属检验检疫局根据申请单位提交的材料是否齐全、是否符合法定形式，当场或 5 日内做出受理或不予受理的决定，并按规定出具书面凭证。

受理申请后,直属检验检疫局按规定对申请材料内容进行具体审查,申请产品送交指定检测实验室进行检测,对申请单位进行生产现场考核。考核完成后,直属检验检疫局将考核材料连同全部申请材料报送国家质检总局。

国家质检总局根据规定,对申请材料和考核材料进行审查,做出准予许可或不予许可的决定。准予许可的,于10个工作日内颁发"出口危险货物包装容器质量许可证";不予许可的,书面说明理由。

(四)监督管理

检验检疫机构对获证企业实施年度监督检查。企业在"出口危险货物包装容器质量许可证"有效期有下列情况之一的,由发证机关吊销其质量许可证:

(1)一年内因包装质量问题发生两次索赔或退货者,或发生出口运输事故的;

(2)直属商检局按周期检验规定实施出口危险货物包装性能检验,半年内检验累计批次合格率低于80%者;或经连续两次抽样检验不合格,限期改进后仍达不到标准要求的;

(3)直属商检局对获证企业产品质量情况进行监督检查及对企业年度自查情况进行抽查发现不符合《实施细则》的责成企业限期改进,逾期或改进后仍达不到《实施细则》要求的;

(4)转让"出口危险货物包装容器质量许可证"的。

【同步案例6—1】 **一条线索查出百万大案**

宁波检验检疫局查处了一起未取得出口商品质量许可非法生产出口童车案件,涉案企业6家,涉案货值近240万元。

2016年8月,宁波检验检疫局稽查处接到举报,称宁波市鄞州区某童车厂非法生产出口童车。稽查处调查人员立即赶赴现场进行调查取证。现场情况着实让调查人员吃惊,破烂不堪的小厂房里,散落着不同型号的童车配件,一批外贸纸箱包装的童车零乱地堆放在厂房两侧,这样的"作坊式"企业怎会取得"出口商品质量许可"!调查人员随即展开调查询问、检查复制生产账册等取证工作,同时向局领导汇报调查进展。为保存证据查清事实,调查人员查封了现场准备装运出口的童车,这是宁波检验检疫局首次依法实施该项行政强制措施。

在掌握初步证据的基础上,调查人员不放过任何一个细节、疑点,远赴江苏、绍兴等地,对每一批涉案的出口童车进行核实查证。最终查实,2015年9月至2016年7月间,宁波市鄞州区某童车厂为江苏淮安、宁波、绍兴等4家外贸公司生产童车用于出口。由于该童车厂未取得"出口商品质量许可证",产品无法办理出口商品检验手续,经该童车厂介绍,4家外贸公司先后委托取得"出口商品质量许可证"的宁波鄞州区另一家童车厂并以该厂产品的名义非法报检出口,共出口童车20批次,28 431辆,货值299 081.5美元。案中宁波市鄞州区某童车厂和4家外贸公司的行为违反了《进出口商品检验法实施条例》第31条规定的"特定出口商品未经注册登记,不得出口"的义务。宁波鄞州另一童车厂的行为违反了《进出口商品检验法实施条例》第13条规定的"如实报检"的义务。日前,宁波检验检疫局依法对6家单位分别进行了处罚。

案例解读:童车涉及人身财产安全,属于国家实行出口商品注册登记管理制度的出口商品,未获得注册登记即出口质量许可,不得出口。通过对本案的查处,严肃了国家法律,有力地打击了检验检疫违法行为,维护了检验检疫的工作秩序。

任务七　出口食用动物饲料登记备案

任务驱动：

出口食用的用于喂养动物的饲料,出口的企业必须要进行备案登记,取得"出口食用动物饲料生产企业登记备案证"。

一、适用范围

出口食用的动物饲料是指用于饲喂出口食用动物的饲料,包括单一饲料、配合饲料、添加剂预混合饲料、浓缩饲料、精料补充料、各类饲料药物、矿物质添加剂和饵料等。饲料生产企业是指生产的饲料用于饲喂出口食用动物的生产企业。

二、主管部门

国家检验检疫局统一管理全国出口食用动物饲用饲料的检验检疫和监督管理工作。

国家检验检疫局设在各地的直属出入境检验检疫机构(以下简称"直属检验检疫机构")负责各自辖区内出口食用动物饲用饲料的检验检疫、生产企业的登记备案和监督管理工作,包括受理申请、审核、登记备案和监督管理工作等。

三、登记备案

本着自愿原则,出口食用动物饲料的生产企业可以向所在地直属检验检疫机构申请登记备案。

申请登记备案的饲料生产企业应具备下列条件:

(1)具有企业法人资格;

(2)饲料添加剂、添加剂预混合饲料生产企业具有国务院农业行政主管部门颁发的生产许可证;

(3)具备与饲料生产规模相适应的厂房、设备、工艺和仓储设施;

(4)具有基本的质量、卫生检验设备和相应技术人员;

(5)具备科学的质量管理或质量保证手册,或具有健全的质量和卫生管理体系及完善的出入厂(库)、生产、检验等管理制度;

(6)申请登记备案的饲料生产企业所生产的出口食用动物饲料必须符合国家有关规定和要求。

申请登记备案的饲料生产企业向所在地直属检验检疫机构办理申请手续,填写"出口食用动物饲料生产企业登记备案申请表"(一式 3 份),并提交如下材料(各一式 2 份):

(1)工商行政管理部门核发的企业法人营业执照复印件;

(2)国务院农业行政主管部门颁发的生产许可证复印件(饲料添加剂、添加剂预混合饲料生产企业提供);

(3)质量管理(保证)手册或相应的质量管理体系及出入厂(库)、生产、检验管理制度等材料;

(4)申请登记备案的出口食用动物饲用饲料和饲料添加剂的品种清单及其原料的描述

材料;

(5)省级人民政府饲料主管部门核发的饲料药物添加剂或添加剂预混合饲料产品批准文号(批准文件复印件)及产品说明书;

(6)饲料中使用的药物添加剂、矿物质添加剂和动植物性饲料原料为进口产品的,应提交检验检疫机构出具的检验检疫合格证明。

直属检验检疫机构在 15 个工作日内对申请单位提交的申请书和有关材料进行书面审核,决定是否受理;经审核受理申请的,对申请单位进行实地考核,并按申请的饲料及添加剂品种抽取样品并封样。

申请单位将封存的样品送检验检疫机构或其指定的检测部门按规定的方法和项目进行检测。检测部门根据实际检测结果如实出具检测报告。

受理申请的直属检验检疫机构对经实地考核和饲料样品检验合格的饲料生产企业,给予登记备案,并颁发"出口食用动物饲料生产企业登记备案证"(简称"登记备案证")。

四、监督管理

"登记备案证"的有效期为 5 年。有效期满后拟继续生产出口食用动物饲用饲料的,应在有效期满前 3 个月依据本办法重新提出申请。

已取得"登记备案证"的饲料生产企业变更登记备案内容时,应提前向发证的直属检验检疫机构申请办理变更手续。

检验检疫机构对登记备案的饲料生产企业实行日常监督检查与年审相结合的办法进行监督管理。登记备案的企业应按规定每年向直属检验检疫机构申请年审,年审期限为每年的 12 月 1 日至翌年的 1 月 30 日。

登记备案的饲料生产企业,将饲料销往所在地直属检验检疫机构辖区外的出口食用动物饲养场时,应持"登记备案证(副本)"到该动物饲养场所在地直属检验检疫机构办理异地备案手续。直属检验检疫机构办理异地备案手续时,审验"登记备案证",并在"登记备案证(副本)"上签章。

登记备案的饲料生产企业有违规行为的,由检验检疫机构按有关规定注销其"登记备案证"。出口食用动物注册饲养场有违规行为的,由检验检疫机构按有关规定注销其"注册登记证",并禁止其饲养的动物用于出口。

任务八 出入境检验检疫标志

任务驱动:

出入境检验检疫的货物必须加贴检验检疫标志,未加贴的不准销售使用,不准出境。

一、适用范围

出入境检验检疫标志是根据国家法律、法规及有关国际条约及双边协定,加施在经检验检疫合格的检验检疫物上的证明性标记。强制性产品认证标志及其他认证标志按照国家有关规定执行,不在本适用范围。

二、主管部门

国家质检总局负责标志的制定、发放和监督管理工作,标志的样式、规格由总局规定。各地的检验检疫机构负责标志加施和标志使用的监督管理。

三、出入境检验检疫标志的使用

入境货物应当加施标志而未加施标志的,不准销售使用;出境货物应当加施标志而未加施标志的,不准出境。

按照有关法律、法规、国际条约与协定等方面的规定,需要加施标志的检验检疫物,经检验检疫合格以后,由检验检疫机构监督加施标志。

入境货物需要在检验检疫地以外的销售地、使用地加施标志的,进口商应在报检时提出申请,检验检疫机构将检验检疫证书副本送销售地、使用地检验检疫机构,销售人、使用人持证书向销售地、使用地检验检疫机构申请监督加施标志。

入境货物需要分销数地的,进口商应在报检时提出申请,检验检疫机构按分销批数分证,证书副本送分销地检验检疫机构。由销售人持证书向分销地检验检疫机构申请监督加施标志。

出境货物标志加施情况由检验检疫地的检验检疫机构在检验检疫证书、"出口货物换证凭单"中注明,出境口岸检验检疫机构查验换证时核查。

四、监督管理

检验检疫机构可采取下列方式对标志使用情况进行监督检查:
(1)流通领域的监督检查。
(2)口岸核查。
(3)在生产现场、港口、机场、车站、仓库实施监督抽查。
(4)检验检疫机构实施标志监督检查,有关单位应当配合并提供必要的工作条件。
(5)伪造、变造、盗用、买卖、涂改标志,或者擅自调换、损毁加施在检验检疫物上的标志的,按重要检验检疫法律、法规规定予以行政处罚;构成犯罪的,追究直接责任人的刑事责任。

应知考核

一、单项选择题

1. 进境动物产品检疫审批的有效期为(　　　)。
A. 1 个月　　　　　　　B. 3 个月　　　　　　C. 半年　　　　　　D. 1 年

2. 携带植物种子、种苗以及其他繁殖材料进境的,(　　　)。
A. 应事先办理检疫审批手续　　　　B. 在报检的同时办理检疫审批手续
C. 可以事后随时补办检疫审批手续　　D. 可以免办检疫审批手续

3. 进口涂料经检验检疫机构抽查检验,累计(　　　)不合格的,由备案机构吊销"进口涂料备案书"。
A. 2 次　　　　　　　　　　　　　B. 3 次
C. 4 次　　　　　　　　　　　　　D. 一般项目 3 次、有害物质含量 2 次

4. 我国对涉及人类健康和安全、动植物生命和健康,以及环境保护和公共安全的产品实

行强制性认证制度,认证标志是( ),其名称是( )。

A. CCIB,中国强制认证   B. CCIB,中国安全认证

C. CCC,中国强制认证   D. CCC,中国安全认证

5. "进口涂料备案书"的有效期为( )。

A. 3 个月   B. 6 个月   C. 1 年   D. 2 年

6. "出口食用动物饲料生产企业登记备案证"年审期限为每年的( )。

A. 12 月 1 日至 12 月 30 日   B. 12 月 30 日至翌年的 1 月 30 日

C. 12 月 1 日至翌年的 1 月 30 日   D. 12 月 15 日至翌年的 1 月 30 日

7. 进口旧机电产品的收货人或其代理人应该在进口旧机电产品到货( )前,向国家质检总局或所在地直属检验检疫局申请备案。

A. 30 日   B. 60 日   C. 80 日   D. 90 日

8. 国家对出口电池产品实行( )专项检测制度。

A. 审批和铅含量   B. 备案和汞含量   C. 备案和铅含量   D. 审批和汞含量

9. 强制性产品认证证书的有效期为( )。

A. 2 年   B. 3 年   C. 4 年   D. 5 年

10. "进口电池产品备案书"的有效期为( )个月。

A. 1   B. 3   C. 6   D. 12

二、多项选择题

1. 依据检验检疫法律法规规定,进口( ),必须事先办理动植物检疫审批手续。

A. 动物   B. 水果

C. 含有动物源性成分的化妆品   D. 来自疫区的食品

2. 在办理进境检疫审批手续后,检疫许可证的内容发生( )变化,货主或其代理人需重新办理检疫审批手续。

A. 进口商品由盐渍羊皮改为牛皮   B. 进境口岸由天津改为大连

C. 进口数量由 1 000 吨改为 980 吨   D. 输出国家由美国改为加拿大

3. 以下物品入境,必须办理特殊物品检疫审批手续的有( )。

A. 食用菌菌种   B. 诊断用试剂

C. 血液及其制品   D. 医学微生物的培养物

4. 有下列( )情况的,由备案机构吊销"进口涂料备案书",并且在半年内停止其备案申请资格。

A. 涂改"进口涂料备案书"

B. 经检验检疫机构检验,累计两次发现报检商品与备案商品严重不符

C. 经检验检疫机构抽查,累计 3 次不合格

D. 伪造"进口涂料备案书"

5. 进口以下商品,需要事先办理检疫审批手续的有( )。

A. 来自泰国的榴莲   B. 来自比利时的生兔皮

C. 来自西班牙的精制棕榈油   D. 来自巴西的大豆

6. 列入《实施强制性产品认证的产品目录》内的商品必须( ),方可进口。

A. 取得进口商品安全质量许可证   B. 加施认证标记

C. 取得指定认证机构颁发的认证证书　　　D. 经指定的认证机构认证合格

7. 以下商品要申请出口商品质量许可证方可出口的有(　　　)。

A. 玩具　　　　　　　　　　　　　B. 茶叶

C. 输往美国的日用陶瓷　　　　　　D. 煤炭

8. 下列选项中不需要办理检疫审批的是(　　　)。

A. 含动物成分的有机肥料　　　　　B. 蓝湿皮

C. 熟制的香肠　　　　　　　　　　D. 碳化毛

9. 下列物品中无须办理强制性产品认证的是(　　　)。

A. 某留学归国人员从境外带入境内的自用物品

B. 澳门特区政府驻北京办事处工作人员携带的自用物品

C. 英国驻华大使携带入境的自用品

D. 美国政府赠送给我国某政府机构的礼物

10. 某公司从国外进口一批植物种子,该货物在报检时应该提供的单据有(　　　)。

A. 进境动植物检疫许可证

B. 输出国家(或地区)官方植物检疫部门出具的植物检疫证书

C. 贸易合同

D. 产地证书

三、判断题

1. 某公司计划从美国进口种牛,需向检验检疫机构申请办理检疫审批,并缴纳检疫审批费。　　　　　　　　　　　　　　　　　　　　　　　　　　　　　　　　　(　　)

2. 输入植物种子、种苗及其他繁殖材料的检疫审批,由国家质检总局负责。　(　　)

3. 海南某公司打算从荷兰进口郁金香种子,合同顺利签订后,该公司即着手到检验检疫机构办理检疫审批手续。　　　　　　　　　　　　　　　　　　　　　　　　　　　(　　)

4. 进境种苗带有栽培介质的,货主或其代理人必须到林业部门申请办理栽培介质的检疫审批。　　　　　　　　　　　　　　　　　　　　　　　　　　　　　　　　　　(　　)

5. 进口涂料的生产商、进口商和进口代理商根据需要,可以向备案机构申请进口涂料备案,备案申请应在涂料进口之前至少2个月向备案机构提出。　　　　　　　　　(　　)

6. 检验检疫机构对进出口电池实施强制检验,进出口电池产品在报检时需提供"电池产品汞含量检测合格确认书"。　　　　　　　　　　　　　　　　　　　　　　　　(　　)

7. 出口电池产品的制造商在电池产品出口前,应向国家质检总局申请备案。　(　　)

8. 登记备案的饲料生产企业有违规行为的,由检验检疫机构按有关规定注销其登记备案证。　　　　　　　　　　　　　　　　　　　　　　　　　　　　　　　　　　　(　　)

9. 进口涂料专项检测实验室应当在接到样品后15个工作日内,完成对样品的专项检测及出具进口涂料专项检测报告,并将报告提交备案机构。　　　　　　　　　　　(　　)

10. 检验检疫机构对出口危险货物的运输包装容器的生产单位实行质量许可证制度。　　　　　　　　　　　　　　　　　　　　　　　　　　　　　　　　　　　　(　　)

应会考核

■ **案例题**

宁波某电子公司于 2016 年 5 月 28 日和 8 月 17 日分别使用三份不同编号的中国国家强制性产品认证证书向宁波检验检疫局报检了三批入境的计算机电子设备，并获得了入境货物通关单。而同年 4 月，这三份认证证书就被中国质量认证中心通知暂停，公司也于 5 月 23 日收到了中国质量认证中心关于通知暂停该三份证书的邮件，意味着这三份认证证书已失去法律效力。案件经立案调查，事实清楚，证据确凿，该公司对违法事实供认不讳。请对本案例作出精析。

■ **技能应用**

江苏昆山某休闲运动产品有限公司向昆山检验检疫局申报两台从美国空运进口的手提电脑，货值 2 400 美元。在审查报检资料时，一份强制性产品认证证书的复印件引起了检验人员的警觉。经上网查询比对，发现该证书的项目内容与国家认监委网上显示的内容不一致，确认该证书系变造。检验人员立即赶赴保税仓库开箱查验，发现包装箱内也附了一份同样的变造证书，且这两台手提电脑均无《强制性产品认证标志管理办法》所规定的认证标志。经检验人员向收货人了解情况，收货人也确认他们报检时提供的证书复印件也是境外发货人提供的，由此可认定，该变造的证书系由境外流入。目前，昆山检验检疫局已对这两台电脑作退运处理，并按规定程序实施了行政处罚。

试结合强制性产品认证制度分析此案。

■ **综合实务**

【背景资料】

嘉虹变压器制造有限公司位于大连市保税区，2016 年 2 月从德国进口一批货物，这批货物包括两台高精密数控机床、15 套火警报警控制器（用于装备车间消防设备）、6 吨高纯度乙烯绝缘材料（变压器制造的基本绝缘材料）。入境后，实施检验检疫，海关予以放行，货物运到保税区。随后，该公司把其中一台数控机床连同进口带来的木托和包装木箱转让给保税区另一家公司，另一家数控机床作为投资股份运到大连开发区一家模具加工厂。（火警报警器、数控机床属于法定检验检疫商品，火警报警控制器属于国家强制性产品认证商品范围内。数控机床的海关监管期限为 5 年。）

【实务要求】根据业务背景资料，结合本项目内容，对下列问题进行选择。

【模拟时间】完成本业务操练时间以不超过 10 分钟为准。

1. 嘉虹公司从德国进口的 15 套火灾报警控制器必须（　　　）。

A. 实施检验检疫　　　　　　　　　　B. 实施强制性产品认证

C. 实施入境卫生检疫　　　　　　　　D. 办理机电产品备案

2. 作为投资股份运到大连开发区一家模具加工厂的那台数控机床（　　　）。

A. 不必实施检验　　　　　　　　　　B. 必须实施强制性检验检疫

C. 必须实施性能检验　　　　　　　　D. 必须实施质量认证

3. 关于转让给保税区另一家公司的这台数控机床的说法，正确的是（　　　）。

A. 必须向保税区检验检疫机构报检

B. 该台数控机床可以免于检验

C. 这台数控机床的木托和包装木箱要进行相关检验检疫处理

D. 根据规定,嘉虹变压器制造有限公司不能向保税区其他企业转让这台数控机床

4. 关于本批货物进口报检的说法正确的是(　　)。

A. 可以将几种货物填制在一张报检单上进行报检

B. 提交欧盟官方检疫部门出具的植物检疫证书

C. 6吨高纯度乙烯绝缘材料不需全部检验

D. 提交海关出具的《入境货物放行通知书》

5. 假如留在嘉虹公司使用的数控机床在使用3年后将运回德国,而转让到保税区另一家公司的数控机床不再复运出口,则对于两台机床关税的征免情况应为(　　)。

A. 前者征收,后者免征　　　　　　　　B. 前者免征,后者征收

C. 两者都征收　　　　　　　　　　　　D. 两者都免征

项目实训

【实训项目】

进口商品报检。

【实训任务】

某公司从智利进口一批红酒,请根据所提供的单据完成相关的判断题。

BILL OF LADING

CONSIGNOR: SINGER WORLD TRADE CORPORATION CONCEPCION CHILE		OUR BOOK No.: LCA1125-2015	B/L No.: MY031003
CONSIGNEE: SHANGHAI R&H WORLD TRADE CORP. No. 1606 TIANJIN ROAD,SHANGHAI,CHINA		REMARKS:	
NOTIFY PARTY: SHANGHAI GOLDBAR WORLD TRADE CORP. No. 888 ZUCHONGZHI ROAD,SHANGHAI,CHINA			
PORT OF LAODING: CONCEPCION,CHILE	VESSEL: STARSHIP	VOYAGE No.: 1207H	FLAG: NORWAY
PORT OF DISCHARGE: YANGSHAN,SHANGHAI. CHINA VIA OSAKA,JAPAN		PLACE OF DELIVERY:	
MARK	No. OF PKGS	DESERIPTION OF GOODS	GROS WEIGHT	MEASUREMENT
SINGER CTN1-200	200 WOODEN CASES 1×20'CONTAINER No. TPDK30489/ 747503	RED WINE(BRAIL ORIGIN) "SINGER-CAF" BRAND 2 400BOTTLES,2400 LITERSPACKEDIN　WOODEN CASES CONTRACT No.:CQ-008	2 900KGS	60CBM
DATE:JUN 4. 2010		BY:	

1. 该批货物提单号是"LCA1125-2015"。　　　　　　　　　　　　　　　　　(　　)

2. 该批货物的航次/号是"1207H"。　　　　　　　　　　　　　　　　　　　(　　)

3. 该批货物的原产国是智利。 （　　）

4. 该批货物的唛头是"CTN 1-200"。 （　　）

5. 该批货物是从智利直航至中国。 （　　）

6. 该批货物报检时须提供木质包装熏蒸证书。 （　　）

7. 红酒的检验检疫类别是"R/S"，表示其进境时需实施动植物检疫和卫生检疫。（　　）

8. 该批货物报检时除按规定提供相关单证外，还应提供产品中文标签样张和外文原标签及翻译件。 （　　）

9. 该批货物报检时须提供"出入境食品包装备案书"。 （　　）

10. 该批货物报检时，"用途"一栏可填写"＊＊＊"。 （　　）

【实训要求】

请运用本项目所学的内容及所学过的知识，根据所提供的单据完成相关判断题。

项目七
进出口商品生产企业检验检疫监管

项目引领：

老李向赵昂介绍说：对进出口企业的检验检疫监督管理，主要包括注册登记、行政审批、卫生备案和分类管理等。对此，要熟知检验检疫机构对它们是如何规定的。

知识目标：

理解：出口食品生产企业的卫生注册登记。
熟知：出入境快件运营单位核准。
掌握：出口工业产品企业分类管理、出口危险品生产企业登记、进境废物原料国外供货商和国内收货人登记等。

能力目标：

能够具备按照检验检疫的基本程序和要求进行申请的能力并熟知检验检疫审批程序。

项目案例：

我国对进口可用作原料的废物实行市场准入制度

我国对进口可用作原料的废物实行市场准入制度，向我国出口废物原料的境外供货企业必须向质检总局提出注册的书面申请，并提供近年来的出口货物环保、质量状况和相关证明等有关文件，经质检总局审核合格后予以注册，方可向中国出口废物原料。

我国对进口废物原料国内收货人实施登记管理。无论以何种贸易方式从事废物原料进口的收货人，都必须向国家质检总局申请登记。收货人凭登记证书及相关材料向口岸检验检疫机构报检；未获得国家质检总局登记的国内收货人，入境口岸检验检疫机构不受理其废物原料的报检申请。

申请进口国家规定可用作原料的废物，由废物进口单位向国家环境保护局提出废物进口申请。经审查批准，国家环境保护局签发"进口废物批准证书"，从 2005 年起用新版自动许可和限制进口类可用作原料的固体废物进口许可证代替进口废物批准证书。申领"进口废物批准证书"后才可以进口可用作原料的废物。

进口可用作原料的固体废物包括 13 类：骨废料、冶炼渣、木制品废料、废纸或纸板、废纤维、废钢铁、废有色金属、废电机、废电线电缆、废五金电器、供拆卸的船舶及其他浮动结构体、废塑料、废汽车压件。

资料来源：http://www.cqn.com.cn/news/zjpd/zjyw/zjyw/1002678.html.

知识支撑：

任务一　出口工业产品企业分类管理

任务驱动：

检验检疫机构对出口企业实行分类管理，进行分类评定，需要掌握各类企业的监管程序。

为规范对出口工业产品生产企业的检验监管工作，提高检验监管的有效性，鼓励出口工业产品生产企业诚实守信，增强责任意识，促进出口产品质量提高，根据《进出口商品检验法》及其实施条例，国家质检总局于 2009 年 6 月 14 日发布了新的《出口工业产品企业分类管理办法》，并于 2009 年 8 月 1 日起实施。

一、适用范围

分类管理，是指根据企业信用、质量保证能力和产品质量状况，对出口工业产品生产企业进行分类，并结合产品的风险分级对不同类别的生产企业采取不同检验监管方式的检验监督管理。

检验检疫机构对出口工业产品的生产企业按照一类、二类、三类、四类共四个类别进行分类。

检验检疫机构对出口工业产品按照高风险、较高风险和一般风险三个级别进行分级。

二、主管部门

国家质检总局主管全国出口工业产品生产企业分类管理工作。国家质检总局设在各地的直属检验检疫局负责所辖地区出口工业产品生产企业分类管理工作的组织和监督管理。国家质检总局设在各地的检验检疫机构负责所辖地区出口工业产品生产企业分类评定以及日常检验监管工作。

三、评定标准和评定程序

国家质检总局制定《出口工业产品生产企业分类指南》，规范出口工业产品生产企业分类评定标准和评定程序。

直属检验检疫局根据《出口工业产品生产企业分类指南》，结合各地实际情况制定相应的评定工作规范，并报国家质检总局批准后实施。

出口工业产品生产企业分类评定标准应当包括以下要素：企业信用情况；企业生产条件；企业检测能力；企业人员素质；原材料供应方管理能力；企业出口产品被预警、索赔、退货及投诉情况；企业产品追溯能力；企业质量管理体系建立情况；其他影响企业质量保证能力的情况。

四、企业分类

（一）根据综合评定结果

根据综合评定结果，将出口工业产品生产企业分为以下四类：

(1)综合评定结果优秀的为一类企业；

(2)综合评定结果良好的为二类企业；

(3)综合评定结果一般的为三类企业；

(4)综合评定结果差的为四类企业。

(二)综合评定

(1)企业所在地检验检疫机构应当组成评定工作组,负责出口企业分类的综合评定工作。

(2)评定为一类、四类企业的综合评定结果应当经直属检验检疫局审核。

(3)检验检疫机构对首次出口生产企业按照三类企业管理。

五、产品风险分级

检验检疫机构应当根据评定工作规范的有关要求对本辖区内出口的工业产品进行风险分析、风险评估、风险分级。直属检验检疫局负责本辖区内出口工业产品风险情况的汇总、协调、审核工作。

出口工业产品风险等级评价标准应当包括以下要素：

(1)产品特性；

(2)质量数据(如产品不合格情况,国内外质量安全风险预警,退货、索赔和投诉情况等)；

(3)敏感因子(如进口国或者地区的标准和法规、产品的社会关注度、贸易方式等)。

检验检疫机构根据产品风险分析的结果,将出口工业产品分为高风险、较高风险和一般风险三级。

(1)高风险产品目录由国家质检总局发布、调整。各直属检验检疫局结合辖区内的实际情况经评估后,可以增加本地区的高风险产品目录,并报国家质检总局备案。

(2)较高风险、一般风险产品分级由直属检验检疫局确定,并报国家质检总局备案。

六、检验监管方式

检验检疫机构按照不同的企业类别和产品风险等级分别采用特别监管、严密监管、一般监管、验证监管、信用监管五种不同检验监管方式：

(1)特别监管方式是指检验检疫机构在监督企业整改基础上,对企业出口工业产品实施全数检验。

(2)严密监管方式是指检验检疫机构对企业实施严格的监督检查,对其出口的工业产品实施逐批检验。

(3)一般监管方式是指检验检疫机构对企业实施监督检查,对其出口的工业产品实施抽批检验。

(4)验证监管方式是指检验检疫机构对企业实施监督检查,对相关证明文件与出口工业产品实施符合性审查,必要时实施抽批检验。

(5)信用监管方式是指检验检疫机构对企业实施常规的监督检查。

七、各类企业的检验监管方式

(1)一类企业出口工业产品时,检验检疫机构按照以下方式进行检验监管：

①产品为高风险的,按照验证监管方式或者信用监管方式；

②产品为较高风险或者一般风险的,按照信用监管方式。

（2）二类企业出口工业产品时,检验检疫机构按照以下方式进行检验监管：

①产品为高风险的,按照一般监管方式；

②产品为较高风险的,按照一般监管方式或者验证监管方式；

③产品为一般风险的,按照验证监管方式。

（3）三类企业出口工业产品时,检验检疫机构按照以下方式进行检验监管：

①产品为高风险的,按照严密监管方式；

②产品为较高风险的,按照严密监管方式或者一般监管方式；

③产品为一般风险的,按照一般监管方式。

（4）四类企业出口工业产品时,检验检疫机构按照特别监管方式进行检验监管。

（5）检验检疫机构对需出具检验检疫证书或者依据检验检疫证书所列重量、数量、品质等计价结汇的出口工业产品,实施逐批检验。

（6）检验检疫机构对下列产品按照严密监管方式进行检验监管：

①列入国家标准公布的《危险货物品名表》《剧毒化学品目录》等的商品及其包装；

②品质波动大或者散装运输的出口产品；

③国家质检总局规定必须实施严密监管的其他产品。

八、对分类企业的管理

检验检疫机构对出口工业产品及生产企业实行动态分类管理。企业分类管理期限一般为三年,检验检疫机构可以根据企业具体情况进行动态调整。

产品风险属性及企业分类属性发生变化时,检验检疫机构应当及时对产品风险等级和企业类别进行重新评估、调整。

出口工业产品生产企业有下列情形之一的,检验检疫机构应当视情节轻重作降类处理,调整其监管方式,加严检验监管：

（1）违反检验检疫法律、行政法规及规章规定,受到检验检疫机构行政处罚的；

（2）企业质量保证能力存在隐患的；

（3）抽查检验连续出现不合格批次的；

（4）受到相关风险预警通报、通告或者公告的；

（5）因产品质量或者安全问题被国外召回、退货或者造成不良影响,确属企业责任的；

（6）超过一年未出口产品的；

（7）发生其他不诚信行为的。

降类企业完成整改后可以向检验检疫机构报告,检验检疫机构应当在20个工作日内对企业进行重新评估。检验检疫机构确定不同检验监管方式所对应的监督检查的频次和具体内容,对出口工业产品生产企业进行日常监督检查。检验检疫机构应当建立分类管理档案,档案应当包括以下资料：

（1）企业基本信息；

（2）产品风险评定信息；

（3）企业分类评定信息；

（4）企业的信用记录；

（5）检验检疫行政许可文件；

（6）日常监管记录；

(7)其他相关资料。

任务二 出口食品生产企业卫生注册登记

任务驱动：

检验检疫机构对出口企业实行分类管理，进行分类评定，需要掌握各类企业的监管程序。

一、适用范围

出口食品生产、加工、储存企业的卫生注册、登记。

二、主管部门

国家认监委主管全国出口食品生产企业卫生注册、登记工作。国家质检总局设立在各地的直属检验检疫局负责所辖地区出口食品生产企业的卫生注册、登记工作。

三、卫生注册、登记的要求

在中华人民共和国境内生产、加工、储存出口食品的企业，必须取得卫生注册证书或者卫生登记证书后，方可从事生产、加工、储存出口食品。

未经卫生注册或者登记企业的出口食品，国家质检总局及其各地的出入境检验检疫机构不受理报检。

国家认监会根据出口食品的风险程度，公布和调整《实施出口食品卫生注册、登记的产品目录》，对该目录内食品的生产企业，实施卫生注册管理；对该目录外食品的生产企业实施卫生登记管理。

申请卫生注册的出口食品生产企业，应当按照《出口食品生产企业卫生要求》建立卫生质量体系。

申请卫生登记的出口食品生产企业，应当根据产品特点并参照《出口食品生产企业卫生要求》建立卫生质量体系。

出口食品生产企业在新建、扩建或者改建前，应当向所在地直属检验检疫局申请选址、设计的卫生审查，审查合格方能施工。

四、审批程序

申请单位向所在地直属检验检疫局或其授权的受理机构提交"出口食品生产企业卫生注册登记申请书"，随附相关资料一并提交到受理单位，提出申请。

(1)企业营业执照复印件，非法人企业同时附法定代表人委托书。

(2)企业卫生质量体系文件，对申请注册产品列入国家质检总局 2002 年第 20 号令《出口食品生产企业卫生注册登记管理规定》附件列明需评审 HACCP 体系的产品目录的，还应提供企业的 HACCP 体系文件。

(3)区平面图、车间平面图、产品工艺流程图和生产工艺关键部位的图片资料。

(4)申请注册登记产品的说明书和生产加工工艺资料；企业原料、辅料(包括食品添加剂)的种类、来源和使用方法等资料。

直属检验检疫局接受出口食品生产企业提交的卫生注册登记申请书和有关资料后,对评审合格的批准注册,并于 10 日内颁发卫生注册证书;评审不合格的,签发"评审不合格通知书"。

五、有效期

"卫生注册证书"和"卫生登记证书"有效期为 3 年;"卫生注册证书"由国家认监委统一印制,由直属检验检疫局向卫生注册企业颁发;"卫生登记证书"由国家认监委统一印制,以直属检验检疫局名义向卫生登记企业颁发。

六、监督管理

直属检验检疫局对注册企业实施监督管理。监督管理的主要内容包括:检查企业是否持续符合规定的卫生注册条件;卫生质量体系是否有效地运行;卫生注册编号使用管理情况;出口产品原料、辅料和成品的安全卫生质量状况及出口检验检疫等情况。对注册企业监督管理的方式包括:

(一)日常监督管理

由检验检疫机构派员对卫生注册企业实施日常监督管理。

(二)定期监督检查

(1)对肉类、水产、罐头、肠衣类卫生注册企业,每年至少组织一次全面监督检查;

(2)季节性出口产品的卫生注册企业,应当按照生产季节进行监督检查;

(3)对获得国外卫生注册的企业,应当至少每半年(或生产季节)进行一次全面监督检查;

(4)对其他卫生注册企业,直属检验检疫局可视具体情况确定监督检查次数。定期监督检查应当包括日常监督管理中发现问题的改正情况。

(三)换证复查

出口食品注册企业应当在证书有效期满前 3 个月向直属检验检疫局提出复查申请。直属检验检疫局按照规定的评审要求,对申请企业进行复查,合格的予以换证,不合格的或者未申请换证的不予换证。未提出换证复查申请的,证书超过有效期后自动失效。

(四)在对卫生注册企业的监督管理过程中,有下列情形之一的,直属检验检疫局应当书面通知企业限期整改,并暂停受理其出口报检,直至确认企业整改符合要求

(1)发现有对产品安全卫生质量构成严重威胁的因素,包括原料、辅料和生产加工用水等,不能保证其产品安全卫生质量的;

(2)经出口检验检疫发现产品安全卫生质量不合格且情况严重的。

(五)在对卫生注册企业监督管理过程中,有下列情形之一的,直属检验检疫局发出通知,吊销其卫生注册证书

(1)有上述第四项所列两种情形,且在限期内未完成整改的;

(2)企业因原料、生产、加工、储存等内部管理等原因,其产品在国外出现卫生、质量问题造成不良影响;

(3)企业隐瞒出口产品安全、卫生、质量问题的事实真相,造成严重后果的;

(4)企业拒不接受监督管理的;

(5)借用、冒用、转让、涂改、伪造卫生注册证书、注册编号、卫生注册标志,或者本企业未注册食品使用本企业注册食品的注册编号的。

被吊销卫生证书的企业,自收到吊销通知书之日起1年内不得重新提出卫生注册申请。

(六)有下列情形之一的,视为企业的卫生注册资格自动失效

(1)卫生注册企业的名称、法人代表或者通信地址发生变化后30日内未申请变更的;

(2)卫生注册企业的生产车间改建、扩建、迁址完毕或者其卫生质量体系发生重大变化后30日内未申请复查的;

(3)1年内没有出口注册范围内食品的;

(4)逾期未申请换证复查的。

任务三　出口危险品生产企业登记

任务驱动:

老李对赵昂说,对于生产如烟花爆竹、打火机、点火枪等危险品的生产企业必须进行登记,它们的申请程序是很严格的。

一、出口烟花爆竹的生产企业登记

(一)适用范围

针对出口烟花爆竹的生产企业的产品质量、公共安全和人身安全,各地检验检疫机构对出口烟花爆竹的生产企业实施登记管理制度。

(二)主管部门

国家质检总局统一管理全国出口危险品的检验和监督管理工作,各地出入境检验检疫机构负责所辖地区的具体的检验和监督管理工作。

(三)申请程序

1. 出口烟花爆竹生产企业登记条件

(1)具有工商营业执照、税收登记证和公安机关颁发的生产安全许可证;

(2)具有质量手册或质量管理的有关文件;

(3)应当具有完整的生产技术文件;

(4)应当有经过检验检疫机构培训考试合格的检验人员,能按照产品图纸、技术标准和工艺文件进行生产过程中检验;

(5)应当具有专用成品仓库,仓库应清洁有通风防潮、防爆措施,库内产品应分类按品堆放,隔地、离墙堆码整齐。

2. 申请及审批程序

(1)申请登记的企业应向所在地检验检疫机构正式提交书面登记申请,并提供有关生产、质量、安全等方面的有关资料;

(2)根据生产企业的申请,各直属检验检疫局由2～3人组成登记考核小组,按规定对申请登记企业进行考核;

(3)对考核合格的企业,由各直属检验检疫局授予专用的登记代码,登记代码由检验检疫机构按照《出口烟花爆竹生产企业等级代码标记编写规定》编制;

(4)经考核不合格的企业,整改后可申请复核,经复核仍不合格,半年后才能重新申请。

(四)监督管理

出口烟花爆竹的检验和监督管理工作采取产地检验与口岸查验相结合的原则。

出口烟花爆竹的生产企业在申请出口烟花爆竹的检验时,应当向检验检疫机构提交"出口烟花爆竹生产企业声明"。凡经检验合格的出口烟花爆竹,由检验检疫机构在其运输包装明显部位加贴验讫标志。

二、出口打火机、点火枪类商品的生产企业登记

(一)登记条件

(1)具有工商营业执照、税收登记和公安机关颁发的安全许可证;

(2)具有质量手册或质量管理的有关文件;

(3)具有完整的生产技术文件;

(4)具有专用成品仓库。

(二)申请及审批程序

申请登记的企业应向所在地检验检疫机构正式提交书面登记申请,并提供有关生产、质量、安全等方面的有关资料以及"出口打火机、点火枪类商品生产企业自我声明"。

根据生产企业的申请,由各直属检验检疫局的登记考核小组对申请登记企业进行考核;对考核合格的企业,由直属局颁发"出口打火机、点火枪类商品生产企业登记证"和专用的登记代码;经考核不合格的企业,整改后可申请复核,经复核仍不合格的,半年后才能重新申请。

任务四　出入境快件运营单位核准

任务驱动:

出入境快件的运营单位必须在按照检验检疫的规定进行核准后,海关才签发"出入境快件运营人登记备案证书"。

一、适用范围

出入境的快件,是指依法经营出入境快件的企业(以下简称"快件运营人")在特定时间内以快速的商业运输方式承运的出入境货物和物品。

应当实施检验检疫的出入境快件包括:

(1)根据《进出境动植物检疫法》及其实施条例和《国境卫生检疫法》及其实施细则以及有关国际条约、双边协议规定应当实施动植物检疫和卫生检疫的;

(2)列入《出入境检验检疫机构实施检验检疫的进出境商品目录》内的;

(3)属于实施强制性产品认证制度、出口质量许可制度以及卫生注册登记制度管理的;

(4)其他有关法律法规规定应当实施检验检疫的。

二、主管机构

国家质检总局统一管理全国出入境快件的检验检疫工作。国家质检总局设在各地的出入境检验检疫机构负责所辖地区出入境快件的检验检疫和监督管理工作。各直属检验检疫局负责受理出入境快件运营单位核准的申请。

三、核准条件

(1)具有独立法人资格；

(2)具有政府主管部或其授权部门准许开办进出境快件运营业务的批准文件及营业执照；

(3)具有与境外合作者(包括境内企业法人在境外设立的分支机构)的合作运输合同或协议；

(4)具备必要的出入境快件检查检疫查验、监管场所。

四、核准程序

申请单位向所在地的直属检验检疫局提出申请并提交有关材料：

(1)出入境快件运营单位核准申请表；

(2)政府主管部门或其授权部门准许开办进出境快件运营业务的批准文件及营业执照；

(3)海关核发的"出入境快件运营人登记备案证书"、法人资格证明、税务登记证等有效复印件；

(4)安全操作规章制度和财务管理制度,出入境运营情况说明；

(5)出入境快件检验检疫查验、监管条件等国家质检总局规定的其他资料。

直属检验检疫局根据申请单位提交的材料是否齐全、是否符合法定形式做出受理或不予受理的决定,并按规定出具书面凭证。

受理申请后,直属检验检疫局对申请材料内容进行具体审查,对申请单位的营业场所和办公条件进行现场核查,对其企业有关管理制度进行评审,作出准予许可或不准予许可的决定。准予许可的,颁发"出入境快件运营单位核准证书"；不予许可的,应当书面说明理由。

五、检验检疫和监督管理

检验检疫机构根据需要,可以在出入境快件的存放仓库、海关监管仓库或者快件集散地设立办事机构或者定期派人到现场实施检验检疫。

快件运营单位不得承运国家有关法律法规规定禁止出入境的货物和物品。对应当实施检验检疫的出入境快件,未经检验检疫或者经检验检疫不合格的,不得运递。

检验检疫机构对出入境快件以现场检疫为主,特殊情况的,可以采样作实验室检验检疫,并按照出入境快件检验检疫管理办法的有关规定对出入境快件实行分类管理。

任务五　进口废物原料国外供货商注册登记及国内收货人登记

任务驱动：

老李对赵昂指出:进口废物原料国外供货商注册登记及国内收货人登记管理包括受理、评审、批准、变更、延续、入行监督管理等事项。

一、进境废物原料国外供货商注册登记

(一)适用范围

国家对申请进口废物原料(废船舶除外)境外供货企业(以下简称"境外企业",指合同的卖

方)实行注册管理工作。凡向中国出口废物原料的境外企业,必须向国家质检总局申请注册。未获得注册的境外企业的废物原料,不允许进口,口岸检验检疫机构不受理其报检。

(二)管理部门

国家质检总局统一管理境外企业的注册管理工作。

(三)注册条件与申请

申请注册的境外企业必须具备以下条件:

(1)是所在国家(地区)合法的经营企业;

(2)有固定的办公或加工场所,具有一定的经营规模;

(3)熟知、掌握中国环境保护技术法规和相关环境保护控制标准,并具备相应的基础设施和检验能力;

(4)应建立质量保证或环境质量管理体系(获 ISO14000 证书)或提供相应的认证资格证书,或相应制度且形成文件并已实施;

(5)具有相对稳定的供货来源,并对供货来源有环保质量控制措施;

(6)近 3 年内未发现过重大的安全、卫生、环保质量问题。

(四)评审与批准

国家质检总局收到注册申请书面材料之日起 30 日内,做出是否受理的决定:

(1)经审查符合要求的,签发"进口废物原料境外供货企业注册证书",授予编号;

(2)经审查不符合要求的,签发"不合格通知书",自"不合格通知书"发出之日起 6 个月后方可再次提出申请。

国家质检总局在签发"进口废物原料境外供货企业注册申请受理通知书"后,组织评审人员对申请的境外企业进行考核。考核分文件审核和现场考核两部分进行,以验证境外企业申请资料的完整性、真实性,查证其内部管理及质量控制措施的有效性,测量和评估其保证输出产品符合中国环境保护控制标准要求的能力。

(五)后续管理

注册证书有效期为 3 年,期满要求续延的,申请人应在有效期满前 3 个月向国家质检总局提出续延申请。境外企业的注册项目(法人、地址)发生变更时,应在 3 个月内向国家质检总局办理变更手续。

已获注册的境外企业发生下列情况之一的,国家质检总局可对其作出暂停受理报检,直至取消注册资格的决定。被国家质检总局取消资格的企业,3 年内不受理其申请。

(1)违反中国进口废物原料相关法律法规和有关规定的;

(2)违反本细则第七条有关规定的;

(3)口岸检验检疫机构检验中发现一次安全、卫生、环保不合格,并造成严重后果,经查确属境外企业责任的;

(4)涂改、伪造有关单证及其他弄虚作假欺诈行为的;

(5)企业注册项目发生重大变更后,未按时向国家质检总局报告的;

(6)将注册证书或编号转让其他企业使用的;

(7)违反其他规定的。

国家质检总局或其授权的机构负责境外企业获证后的日常监督管理工作,授权的机构应将监督管理的情况报送国家质检总局。日常监督管理的内容有:

(1)对注册企业出口货物进行定期或不定期的抽查;

(2)检查注册企业有无违反本办法规定的情况;

(3)将口岸检验检疫机构对货物的检验情况及时反馈给注册企业;

(4)对经查实注册企业违反第十三条规定的情况,及时向国家质检总局提出暂停或取消注册资格的建议;

(5)监督注册企业退运不合格货物。

二、进境废物原料国内收货人登记

(一)适用范围

国家对进口废物原料国内收货人实施登记管理。未获得国家质检总局登记的国内收货人,入境口岸检验检疫机构不受理其废物原料的报检申请。进口废物原料国内收货人是指进口废物原料对外贸易合同的买方(以下简称"收货人")。无论以何种贸易方式从事废物原料进口的收货人,都应向国家质检总局申请登记。

(二)主管部门

国家质检总局统一负责收货人的登记管理工作。国家质检总局设在各地的出入境检验检疫局负责获得登记的收货人的日常监督管理工作。

(三)登记条件和申请

申请登记的收货人必须具备以下条件:

(1)具有进出口贸易权限的合法经营企业;

(2)有固定的办公场所;

(3)遵守中国环境保护技术法规和相关环境保护控制标准;

(4)应建立并已实施质量管理制度;

(5)具有相对稳定的供货来源和国内加工利用企业。

(四)评审与批准

国家质检总局收到收货人书面申请材料之日起5个工作日内,做出是否受理登记申请的决定。国家质检总局在受理申请后,3个月内组织人员对提出申请的收货人进行审核。审核分为文件和现场两部分,按照《进口废物原料国内收货人登记受理审核程序》实施。经国家质检总局审核合格的,予以登记,并颁发"进口废物原料国内收货人登记证书";审核不合格的,签发"进口废物原料国内收货人不予登记通知书"。自"进口废物原料国内收货人不予登记通知书"签发之日起6个月后,收货人方可重新提出登记申请。

(五)后续管理

(1)登记证书有效期为五年,期满要求续延的,收货人应在有效期满前6个月向国家质检总局提出续延申请。

(2)各检验检疫局负责对已登记的收货人实施日常监督管理工作。日常监督管理的内容包括:

①核查登记收货人有无违反我国进口废物原料相关法律法规和有关规定的行为;

②抽查验证登记收货人是否将进口废物原料交付相应的加工利用企业;

③掌握登记收货人不合格货物退运情况;

④国家质检总局交办的其他监督管理工作。

(3)已登记的收货人发生以下情况之一的,国家质检总局对其进口废物原料设置3个月的加严检验期,以集装箱装运的实施100%掏箱检验:

①进口的废物原料存在严重货证不符、申报不实的；

②收货人的登记内容发生变更，未按规定向国家质检总局申请变更的；

③一年内首次发生进口废物原料环保项目检验不合格，经查确属收货人责任的；

（4）已登记的收货人发生以下情况之一的，国家质检总局对其进口废物原料设置 6 个月的加严检验期，以集装箱装运的实施 100% 掏箱检验：

①在 3 个月加严期内或期满之后 1 年内再发生（4）②、（5）③所列情况的；

②因检验检疫不合格需退运，不承担垫付处置环保不合格货物所需费用、不退运或弃货的；

③其他违反法律法规行为的。

（5）已登记的收货人发生以下情况之一的，国家质检总局取消其登记资格。

①在 6 个月加严期内或期满之后 1 年内再发生（5）②、③、④所列情况的；

②变造、伪造装运前检验证书的；

③经查实，收货人未将进口废物原料交付代理的加工利用企业 2 次及以上的；

④经查实，对已退运的不合格废物变换口岸再次进口的；

⑤其他严重违反法律法规行为的。

（6）被取消登记资格的收货人，由国家质检总局予以公布。被取消登记资格的收货人，自取消登记之日起两年后方可再次向国家质检总局提出登记申请。

应知考核

一、单项选择题

1. 生产烟花爆竹的企业在申请出口烟花爆竹的检验时，应提交（   ）。
   A. 出口烟花爆竹说明书　　　　　　B. 出口烟花爆竹备案书
   C. 出口烟花爆竹质量许可证书　　　D. 出口烟花爆竹生产企业声明

2. 卫生注册企业（   ）内没有出口注册范围内产品的，其卫生注册资格自动失效。
   A. 半年　　　　　B. 1 年　　　　　C. 18 个月　　　　　D. 2 年

3. 检验检疫机构对出口危险货物的运输包装容器的生产单位实行（   ）。
   A. 质量许可证制度　　B. 注册登记制度　　C. 安全登记制度　　D. 质量保证制度

4. 出口工业产品生产企业中的一类企业应该在（   ）内未发生由于产品质量责任方面的退货、索赔或者其他事故。
   A. 1 年　　　　　B. 2 年　　　　　C. 3 年　　　　　D. 5 年

5. （   ）内没有出口注册范围内食品的生产企业，其卫生注册资格自动失效。
   A. 3 个月　　　　　B. 6 个月　　　　　C. 9 个月　　　　　D. 1 年

6. 出口危险货物的运输包装容器的生产单位在 1 年内因运输包装质量造成进口方索赔（   ）以上，由发证机关吊销其质量许可证。
   A. 1 次　　　　　B. 2 次　　　　　C. 3 次　　　　　D. 5 次

7. 对工业产品生产企业实施分类管理的有效期为（   ）。
   A. 1 年　　　　　B. 2 年　　　　　C. 3 年　　　　　D. 4 年

8. 我国对《实施出口食品卫生注册、登记的产品目录》外食品的生产企业，实施（   ）。
   A. 卫生注册管理　　B. 卫生登记管理　　C. 注册登记管理　　D. 质量监督管理

9. 被吊销卫生证书的企业，自收到吊销通知书之日起（   ）内不得重新提出卫生注册申请。

A. 3 个月   B. 6 个月   C. 9 个月   D. 1 年

10. 出口食品生产企业卫生注册证书的有效期是( )年,卫生登记证书的有效期是( )年。

A. 3,5   B. 3,3   C. 5,3   D. 5,5

二、多项选择题

1. 凡列入《检验检疫机构实施检验检疫的进出境商品目录》和其他法律、行政法规规定必须经检验检疫机构检验的出口商品的生产企业,均可实行分类管理。分类的依据主要有( )。

A. 企业的性质   B. 产品质量状况

C. 企业的质量保证能力   D. 企业信用

2. 出入境快件运营单位的核准条件包括( )。

A. 具有独立的法人资格

B. 具有与境外合作者的合作运输合同或协议

C. 有 10 名以上获得"报检员证"的人员

D. 具备必要的出入境快件检验检疫查验、监督场所

3. 以下所列中,实行注册登记管理的有( )。

A. 可用作原料废物的境外供货企业   B. 进口肉类的境外加工厂

C. 出口玩具生产企业   D. 出口食品生产企业

4. 出口工业产品风险等级评价标准应当包括以下要素( )。

A. 产品特性   B. 质量数据   C. 敏感因子   D. 数量因素

5. 检验检疫机构根据产品风险分析的结果,将出口工业产品分为( )。

A. 高风险   B. 较高风险   C. 特殊风险   D. 一般风险

6. 检验检疫机构按照不同的企业类别和产品风险等级分别采用( )和信用监管等检验监管方式。

A. 特别监管   B. 严密监管   C. 一般监管   D. 验证监管

7. 出口工业产品生产企业有下列( )情形的,检验检疫机构应当视情节轻重作降类处理,调整其监管方式,加严检验监管。

A. 违反检验检疫法律、行政法规及规章规定,受到检验检疫机构行政处罚的

B. 企业质量保证能力存在隐患的

C. 抽查检验连续出现不合格批次的

D. 超过两年未出口产品的

8. 有下列( )情形的,视为企业的卫生注册资格自动失效。

A. 卫生注册企业的名称、法人代表或者通信地址发生变化后 30 日内未申请变更的

B. 卫生注册企业的生产车间改建、扩建、迁址完毕或者其卫生质量体系发生重大变化后 3 日内未申请复查的

C. 1 年内没有出口注册范围内食品的

D. 逾期未申请换证复查的

9. 以下所列中,检验检疫机构实施注册登记制度的有( )。

A. 进境冻牛肉的境外生产厂   B. 进境儿童玩具的境外生产厂

C. 进口竹木草制品生产企业   D. 出口水果果园

10. 以下所列中,检验检疫机构实行备案管理的有( )。

A. 出口肉类产品生产企业   B. 储存出境动物产品的冷库

C. 出口食品生产企业   D. 出口饲料生产企业

三、判断题

1. 国家对进口废物原料国内收货人实施登记管理。 ( )

2. 经评审不合格的出口食品厂、库,自通知之日起 6 个月后可以重新提出卫生注册申请。 ( )

3. 出口食品注册企业应当在证书有效期满前 6 个月向直属检验检疫局提出复查申请。 ( )

4. 各地检验检疫机构负责所辖地区出口工业产品生产企业分类管理的监督管理工作。 ( )

5. 降类的企业必须在 1 年后才能申请恢复原来的分类管理类别,且必须经过重新考核、核准、公布。 ( )

6. 国家认监委统一管理全国出口烟花爆竹检验检疫和监督管理工作。 ( )

7. 被吊销卫生证书的企业,自收到吊销通知书之日起 1 年内不得重新提出卫生注册申请。 ( )

8. 检验检疫机构对出入境快件以现场检疫为主,有特殊情况的,可以采样作实验室检验检疫。 ( )

9. 检验检疫机构对出口工业产品生产企业按照优秀企业、合格企业、不合格企业三种类别进行分类并实施检验监督管理。 ( )

10. 出口烟花爆竹的检验检疫和监督管理工作采取产地查验和口岸查验相结合的原则。 ( )

应会考核

■ 案例题

辽宁××国际物流有限公司代理向辽宁检验检疫局报检了一批市场采购的出口到德国的浴霸 28 台,电子热水器 30 台,货值 3 472 欧元。辽宁局在对货物存放地进行检验中发现,虽然该批货物通过了"3C"认证,并且是国内知名品牌,但是,没有加贴"CE"认证标志,也没有进行欧盟 ROHS 指令中 6 种限用物质的检测。"CE"认证标志是欧盟市场准入的通行证,而 ROHS 指令则要求输入欧盟的电子电器产品必须保证限用物质的含量在规定的限值内。上述产品没有经过"CE"认证和 ROHS 指令要求的限用物质检测,到达欧洲后会面临退运和违反欧盟技术法规遭受起诉的危险。

辽宁局告知德国收货人派驻我国的代表,并且对该货物不予放行出口,随后德方代表与其本部取得了联系,针对该批货物的状况进行了欧盟技术层面的核实,事实证明,辽宁局对欧盟技术法规的掌握是正确的。

请结合备案(注册)登记制度、登记审批的相关规定,对本案例做出精析。

■ **技能应用**

　　某年9月,在澳门代理"加林山"矿泉水销售的客商王某到广东商检局投诉,诉称珠海"永怡"纯净水假冒"蒸馏水"之名出口澳门。经查,珠海"永怡"水厂是一家生产纯净水的外资企业。润鸿行贸易公司从"永怡"水厂灌水,打"甘源"商标假冒"蒸馏水"之名出口,每星期出口5加仑装纯净水300瓶,8个月共计48 000加仑。珠海经济特区供销贸易总公司从拱北关口报关出口,因纯净水和蒸馏水当时均非种类表内商品,海关电脑未显示报验要求。在"永怡"水厂现场调查中发现,该水厂虽然有营业执照并经工商登记,但并未获得出口食品企业卫生注册。水源处理只经过反渗透和离子交换。

　　请结合本项目出口食品生产企业的相关内容分析检验检疫局如何处理此案件。

■ **综合实务**

【背景资料】

　　江苏A食品厂生产一批冷冻香菇出口美国,8 000千克/20 000美元,纸箱包装,内用山东生产的塑料袋包装,香菇原料从浙江B蔬菜基地采购。该批货物计划装于集装箱中从上海口岸出口。信用证中要求A食品厂须取得FDA注册并提供该批货物的植物检疫证书。

【实务要求】

　　根据业务背景资料,结合本项目及学过的知识,对下列选项做出选择。

【模拟时间】完成本业务操练时间以不超过15分钟为准。

　　1. 该批货物出口报检前,A厂应向检验检疫机构办理(　　　)。

　　A. 卫生注册登记(备案)　　　　　　　　B. FDA注册

　　C. 蔬菜种植基地备案　　　　　　　　　D. 国外收货人备案登记

　　2. 以下表述正确的有(　　　)。

　　A. 应向江苏检验检疫机构申请塑料袋包装检验

　　B. 应向浙江检验检疫机构申请塑料袋包装检验

　　C. 该批货物应在江苏检验检疫机构报检

　　D. 该批货物可向浙江检验检疫机构报检

　　3. 以下表述正确的有(　　　)。

　　A. 装载该批货物的集装箱须事先申请适载检验

　　B. 装在该批货物的集装箱须事先申请卫生处理

　　C. 该批货物必须在江苏装入集装箱并向检验检疫机构申请监装

　　D. 该批货物必须在上海口岸装入集装箱并向检验检疫机构申请监装

　　4. 报检时应提供的单据有(　　　)。

　　A. 食品厂的卫生注册(备案)证书　　　　B. 信用证

　　C. 蔬菜基地备案证明　　　　　　　　　D. 食品包装材料检验结果单

　　5. A厂报检时应向检验检疫机构申请出具的证单有(　　　)。

　　A. 原料检验证书　　　　　　　　　　　B. 出境货物换证凭单或换证凭条

　　C. FDA注册证书　　　　　　　　　　　D. 植物检疫证书

项目实训

【实训项目】

　　商品生产企业检验检疫。

【实训任务】

教师带领学生走访当地知名的生产企业,并跟随报检人员进行企业商品检验。

【实训要求】

将学生分组,以 PPT 或观后感论文方式,上交作业,教师点评。

项目八
报检商品归类技巧

项目引领：

赵昂在翻看报检单据时，看到报检单据中一项 H.S 编码，他突然恍然大悟，明白了为什么商品归类对于报检人员和报关人员总是最难的，也是最重要的。进出口商品归类是外贸业务人员必须掌握的核心技能，我们应该学习《协调制度》的基本结构、编排方法和编码规律，并熟练掌握商品归类的六大规则，正确地归类出商品的编码。

知识目标：

理解：H.S 的基本结构。

熟知：查阅 H.S 编码的方法及《商品名称及编码协调制度》在我国的应用。

掌握：H.S 编码的归类总规则。

能力目标：

能够具备准确、快速、无误地完成商品归类查询的能力。

项目案例：

变更 H.S 编码受严惩

宁波检验检疫局查处了一起变更编码逃避出口检验检疫的案件，根据《进出口商品检验法》第 33 条的规定，宁波检验检疫局依法对该企业做出处理。

某企业委托一代理报检企业向宁波检验检疫局报检了一批研磨器，该批货物是从西班牙退运进口，H.S 编码为 8509409000，从《进出境商品目录》上显示，该代码对应商品的检验检疫类别分别为民用商品入境验证、进口食品卫生监督检验、出口商品检验，货值为 5 113.2 美元。

因该批货物系宁波口岸出口退运货物，宁波检验检疫局在出口退运货物追溯调查工作中发现，该企业在向西班牙出口该批货物时，在海关出口货物报关单上所申报的 H.S 编码为 82100000，而该编码在当时所对应商品的检验检疫类别为进口食品卫生监督检验，属于出口非法检商品。显然，该企业通过变更货物 H.S 编码的方式在出口时逃避了检验检疫部门对货物的监管。

《进出口商品检验法》第 5 条规定，列入目录的进出口商品，由商检机构实施检验……，出口商品未经检验合格的，不准出口；第 15 条规定，必须经商检机构检验的出口商品的发货人或者其代理人，应当在商检机构规定的地点和期限内，向商检机构报检。该企业这种擅自出口未报经检验的法检商品的行为已严重违反了上述条款。

检验检疫部门也提醒相关企业,在出口货物时,应严格按照我国检验检疫法律法规和《出入境检验检疫机构实施检验检疫的进出境商品目录》的有关要求及时报检和申请检验。法律是不容违背的,妄图通过变更货物 H. S 编码来逃避检验检疫的行为最终会使违法企业得不偿失。

知识支撑:

任务一 协调制度与进出口税则

任务驱动:

赵昂在看到 H. S 编码时,对自己办公桌上的一件物品进行了查询。他在想如何对 H. S 编码有个彻底准确的认识。

一、商品名称及编码协调制度

《商品名称及编码协调制度》,英文为 The Harmonized Commodity Description and Coding System,简称《协调制度》,又称"H. S"。它是在《海关合作理事会商品分类目录》(简称"CCCN")和联合国《国际贸易标准分类目录》(简称"SITC")的基础上,协调国际上多种商品分类目录而制定的一部多用途的国际贸易商品分类目录。它是一个完整、系统、通用、准确的国际贸易商品分类体系,具有严密的逻辑性和科学性。它广泛地应用于海关征税、国际贸易统计、原产地规则、国际贸易谈判(如 WTO 关税减让表)、运输税费及统计、贸易管制(如对废物、麻醉药物、化学武器等的管制)、风险管理等领域。

协调制度作为"国际贸易语言",大多数国家和地区采用协调制度目录作为本国和本地区的海关税则和贸易统计目录。

二、协调制度的基本结构

《协调制度》将国际贸易涉及的各种商品按照生产类别、自然属性和不同功能用途等分为22 类 98 章(其中第 77 章为保留章)。第 1~24 章为农业品,第 25~97 章为工业品,第 98 章为特殊交易品。有的章,如第 28、29、36、63 和 72 章内设有分章。

H. S 的总体结构由三部分组成:

一是归类总规则,共六条,规定了分类原则和方法,以保证对 H. S 使用和解释的一致性,使某一具体商品能够始终归入一个唯一编码。

二是类注释、章注释及子目注释,协调制度将商品根据不同的生产部门(行业)分成不同的类,类下又根据商品的自然属性或用途(功能)分成不同的章。章的序号总是用阿拉伯数字表示,如第一章写成"01"、第二章写成"02"、第二十五章写成"25";各章分为不同的品目,同样用两位阿拉伯数字表示所在章的位置,如第一章的第 1 个品目写成"0101"表示马、驴、骡;第八章的第 5 个品目写成"0805"表示鲜或干的柑橘属水果;品目下分为不同的一杠子目(又称一级子目),用 1 位阿拉伯数字表示所在品目下的位置,子目的最重要的结构特点是分级。如品目0805 下的第一个一杠子目写成"08051"代表橙,第四个一杠子目写成"08054"代表柚。

至于那些兜底的一杠子目("其他")则尽量以数字"9"表示。如品目 0805 兜底的一杠子目

(其他)写成"08059"。

采用以上编排方式的好处是可以在不改变现行子目编码(结构)的情况下加入新的子目。同理一杠子目下分为不同的二杠子目,二杠子目的编码方式同一杠子目。品目下或子目下若没有再细分,则用数字"0"表示。

《协调制度》最多分为二杠子目,所以加上前面的品目号,商品编码共有六位。我国税则根据本国的实际情况在二杠子目的基础上又细分为三杠子目和四杠子目,所以最后的商品编码由八位组成。

三是按系统顺序排列的商品编码表,该表由商品名称和商品编码两部分,一般商品编码排列在左侧,商品名称在右侧。

三、《商品名称及编码协调制度》在我国的应用

中国海关自1983年开始研究协调制度,并参与了对协调制度的制定工作。1987年将协调制度译成中文,并着手进行将原海关税则目录和海关统计商品目录向H.S转换的工作。转换过程中广泛征求了贸易管理部门和产业部门的意见。

1992年1月1日我国海关正式开始采用《协调制度》,进出口商品归类工作成为我国海关最早实现与国际接轨的执法项目之一,并于1996年1月1日实施了1996年版H.S编码。

根据海关征税和海关统计工作的需要。我国在《协调制度》的基础上增设本国子目(三级子目和四级子目),形成了我国海关进出口商品分类目录,然后分别编制出《进出口税则》和《统计商品目录》。

我国海关采用的H.S分类目录,前6位数是H.S国际标准编码,第7、8两位是根据我国关税、统计和贸易管理的需要加列的本国子目。为满足中央及国务院各主管部门对海关监管工作的要求,提高海关监管的计算机管理水平,在8位数分类编码的基础上,根据实际工作需要对部分税号又进一步分出了第9、10位数编码的H.S编码制度。

目前,我国海关通关系统使用的《商品综合分类表》中使用的商品编码为10位码编号,前8位代码与《进出口税则》中的税则列号和《统计目录》中的商品编号一致。第9、10位代码是根据进口环节税、进口暂定税和贸易管制的需要而增设的。

例如:鲜、冷小虾

编码:0 3　　0 6　　2　　3　　9　　9　　0　　1

位数:1 2　　3 4　　5　　6　　7　　8　　9　　10

含义:章号　顺序号　一级子目　二级子目　三级子目　四级子目

第五位数码代表一级子目,表示它所在税目下列含商品一级子目的顺序号,第六位数码代表二级子目,表示在一级子目下所含商品的顺序号,我国本国子目的七、八位数码代表三级子目和四级子目,其含义与前面五、六位数码含义相同。值得注意的是,在六位或八位数码编号中,若在第五至八位数码中出现数字"9",一般情况下代表未具体列明的商品,而不一定是表示在该子目下的实际顺序号。

【同步案例8—1】　　　　　　合理准确地用好海关H.S编码

马来西亚一客商订购了2个20英尺集装箱豆奶粉,该业务员在填写海关H.S编码时,填为1208.1000(大豆粉。注:须办理商检和动植物检疫,增值税税率为13%),而没有填写2106.1000(其他,税号未列名食品……浓缩蛋白质及人造蛋白物质。注:增值税税率为17%,

只需办理商检产品)。同样,在对方按样订货,未要求办理动植物检疫的情况下,去办理了动植物检疫。当时 H.S 编码为 1208.1000 下的产品退税税率为 3%,而 H.S 编码为 2106.1000 下的产品退税税率为 13%。同样因没有填写正确的 H.S 编码,在出口退税的环节上遭受了很大损失。

案例解读:检验检疫人员受理报检时会将 H.S 编码作为一个重要工作环节加以审核。进出口商品归类是报检员报检、报关员报关的一项重要的基础工作,报检员、报关员均应了解《商品名编码协调制度》的主要内容,掌握《商品名称及编码协调制度》的构成并能运用其查找商品税号,具备在《海关进出口税则》上快速查找商品的进出口税率的能力,并能在报检单或报关单上正确填写。

所以,填写海关 H.S 编码时,一定要准确使用,不能填错,更不可随意填写,以减少不必要的损失。同时,故意逃避商检和动植物检疫的行为,也必将受到严惩。

任务二　商品归类总规则

任务驱动:

老李指出在查询商品归类时,主要是对所需归类的商品进行认知,并用"商品归类语言"来思考。归类规则可诠释为八个字:列名、用途、成分、类别。

一、规则一

(一)条文内容
类、章及分章的标题,仅为查找方便而设。具有法律效力的归类,应按品目条文和有关类注或章注确定,如品目、类注或章注无其他规定,按以下规则确定。

(二)条文解释
(1)类、章及分章的标题,仅为查找方便而设:类、章及分章的标题不具有法律效力,仅仅是提供一种方便,但仍有一定的法律意义。如第十五类的标题为"贱金属及其制品"但许多贱金属制品,如铜纽扣(归入品目 9606)、铝制的拉链(归入品目 9607)均不归入第 15 类;有些针织制品如针织的紧身胸衣、束腰带等不按针织制品归入第 61 章(针织的服装及衣着附件),而要归入第 62 章的品目 6212;贱金属制的机械设备归入第 84 章"核反应堆、锅炉、机器、机械器具及其零件";第 1 章的标题为活动物,但并不是所有的活动物都归入第 1 章,比如活鱼归入第 3 章,流动马戏团的活动物则应归入第 95 章。

(2)具有法律效力的归类,应按品目条文和有关类注或章注确定。这里有两层含义:一是指具有法律效力的归类要按品目条文、类注释、章注释的顺序先后确定,注释的作用是用来限定品目,类、章所包括商品的范围,明确包括哪些商品,不包括哪些商品,特别是对那些归类时易产生混淆和错误的商品加以限制。如第 7 章的注释 4 规定,辣椒干不要作为蔬菜归入本项目,而要按调料归入品目 0904;第 13 章注释一规定,按重量计蔗糖含量占 10% 以下的甘草浸膏才归入品目 1302,否则归入品目 1704;二是指当品目条文、类注或章注无其他规定,商品归类又不能确定的情况下,则按归类总规则的其他规则归类。

【同步案例 8－2】   **出口"新手"更应关注 H.S 编码**

日前,宁波鄞州一家企业在办理出口手续时,就因改变商品的 H.S 编码,造成出口产品未依法申领出口产品许可证、依法接受出口检验而遭到检验检疫机构的处罚。

该企业开发了一种货物提升功能的产品,共有四种规格,其中一种还在申请专利。由于产品得到美国客户的认可,该企业迫不及待想打入美国市场,没想到欲速则不达。因该产品是首次出口,企业人员缺乏相关的报检报关知识,也没有意识要向监管部门进行咨询,擅自将这种产品归类为不需出口监管的提升机 H.S 编码为 8425499000 直接向海关报关。经海关开箱查验,认定该类商品应该是属于千斤顶类别,H.S 编码为 8425491000,属于国家实行出口商品注册登记管理的法定出口检验商品。而该企业既未向检验检疫机构申领许可证,又未向检验检疫机构申请出口检验,试图闯关,于是被查扣,同时也因涉嫌违反商检法及其实施条例而遭到检验检疫机构的立案查处。

案例解读:初涉出口领域的企业,在产品首次出口时,一定要先了解国家的政策,弄清楚监管部门的办事程序,将自己产品的性质做个正确的定位,合理、正确地查找该商品的 H.S 编码,诚信守法地办理出口手续,以避免不必要的损失。

二、规则二

(一)条文内容

(1)品目所列货品,应视为包括该项货品的不完整品或未制成品,只要在进口或出口时该项不完整品或未制成品具有完整品或制成品的基本特征;还应视为包括该项货品的完整品或制成品(或按本款可作为完整品或制成品归类的货品)在进口或出口时的未组装件或拆散件。

(2)品目中所列材料或物质,应视为包括该种材料或物质与其他材料或物质混合或组合的物品,品目所列某种材料或物质构成的货品,应视为包括全部或部分由该种材料或物质构成的货品,由一种以上材料或物质构成的货品,应按规则三归类。

(二)条文解释

这一规则主要是为扩大商品范围而设的。

(1)规则二中条文内容(1)的主要含义是:品目所列商品包括不完整品或未制成品,但必须具有完整品或制成品的基本特征;同时还包括该项货品的完整品或制成品在进出口时的未组装件或折散件。

"不完整品"是指具有货品的形状、特征但缺少一些非关键性零附件的货品,例如没有车座的自行车、缺少车门的汽车、缺少轮胎或倒车镜的汽车按整车归类。

"未制成品"是指具有货品的形状、特征但还缺少一两道工序才能制成的货品,例如已剪成形还未缝制的手套,未上油漆的桌椅等按制成品归类。

"未组装件或拆散件"是指其零件经简单加工(简单的紧固、焊接)便可装配起来的货品,例如一套散装收音机零件按整机归类。这一规则只适用于第六类以后的商品。

(2)规则二中条文内容(2)的主要含义是:品目中所列的某种材料包括了该种材料的混合物或组合物,但加进去的材料或组合起来的东西不能失去原来商品的特征(即不存在看起来可归入两个以上品目的问题),如加入少量糖或掺加维生素、矿泉水的牛奶仍按牛奶归入 0401,皮衣在袖口上装饰点人造毛仍不影响归入皮衣类)。

对于混合或组合后的材料或物质,以及由一种以上的材料或物质构成的货品,若看起来可归入两个或两个以上品目时,必须按规则三进行归类。

【同步思考8－1】

赵昂是大连保税区某服装公司的报关员,在一次对"饰有兔毛皮(做袖口)的男士呢大衣"与"衬里为兔毛皮的男士呢大衣"两种商品进行归类,将两种商品都归入到了第11类纺织品。赵昂的归类正确吗?

精析:不正确。"饰有兔毛皮(做袖口)的男士呢大衣"的"兔毛皮"只用于大衣袖口起装饰作用,未构成呢大衣的基本特征,所以按纺织品归入第11类;"衬里为兔毛皮的男士呢大衣"的"兔毛皮"用作大衣的衬里已起到毛皮衣服的基本特征,符合第43章章注4的说明,所以按毛皮制品归入第43章。

三、规则三

(一)条文内容

当货品按规则二的条文内容(2)或由于其他任何原因看起来可归入两个或两个以上品目时,应按以下规则归类:

(1)列名比较具体的品目,优先于列名一般的品目。但如果两个或两个以上品目都仅述及混合或组合货品所含的某部分材料或物质,或零售的成套货品中的某些货品,即使其中某个品目对该货品描述得更为全面、详细,这些货品在有关品目的列名应视为同样具体。

(2)混合物,不同材料构成或不同部件组成的组合物以及零售的成套货品,如果不能按照规则三中(1)归类时,在本款可适用的条件下,应按构成货品基本特征的材料或部件归类。

(3)货品不能按照规则三中条文内容(1)或(2)归类时,应按号列顺序归入其可归入的最末一个品目。

(二)条文解释

此规则适用于似乎可以归入两个或两个以上编码的商品,有三个归类标准:

规则三(1):具体列名的归类原则;

规则三(2):基本特征的归类原则;

规则三(3):从后归类的归类原则。

这三个标准的归类原则必须依次使用,即运用规则三时,必须首先考虑规则三中的(3),然后是规则三中的(2),最后才是规则三中的(3)。

(1)规则三条文内容(1),是指当一种商品似乎在两个或更多的品目都涉及的情况下,比较这些品目,哪个品目的描述更为详细,更为接近要归类的商品,视为更具体,列名比较具体的品目优先于列名一般的品目,商品的具体名称比商品的类别名称更具体。如汽车用电动刮雨器既可按汽车零件归入品目8708(类别名称),又可按电气设备中的风挡刮水器归入品目8512(具体名称),比较这两个品目,品目8512比8708更为具体;钟表玻璃可按玻璃制品中的钟表用玻璃归入品目7015(具体名称)或钟表零件归入品目9114(类别名称),比较这两个品目,前者更具体;如紧身胸衣是一种女内衣,有两个编码可归入,一个是6208女内衣(类别名称)、一个是6212妇女紧身胸衣(具体名称),故应归入6212.3000。

(2)规则三条文内容(2),适用于不能按以上规则归类的混合物、组合物和零售成套货品的归类情况。对于这些货品如能确定构成其主要特征的材料或部件,应按这种材料或部件归类。但是,要确定商品的主要特征,不应只有一个标准,要根据其各种构成材料或部件的价值、重量、体积、商品的用途等来确定。如方便面内由一块速食面(归入品目1902)和一小包调味料(归入品目2103)组成,其主要特征是速食面,所以仍要按面食归入品目1902。

零售成套货品是指为了某种需要将可归入不同品目的两种或以上货品包装在一起无须重新包装就可直接零售的成套货品,必须同时符合以下三个条件:①至少由两种看起来可归入不同品目的货品组成;②为了适应某一项活动的特别需要而将几件产品或物品包装在一起,在用途上互相补足配合使用的;③其包装形式适用于直接销售给用户而无须重新包装的。如含有电动理发推子(品目8510)、剪子(品目8213)、梳子(品目9615)、刷子(品目9603)、毛巾(品目6302)的成套理发用具的主要特征是电动理发推子,故要将成套的理发用具按电动理发推子归入品目8510。

但是不符合以上条件而包装在一起的混合货品不能应用规则三中的(2)的原则来归类,如一个塑料盒内装有一支圆珠笔(编码9608.1000)、一只电子表(编码9102.1200)、一条贱金属制的项链(编码7117.1900)组成的成套货品,只是以销售为目的而不能在功能上互补或是为某种目的,此时应将它们分别归类。

(3)规则三条文内容(3)的含义是从后归类的原则。如果按规则三条文内容(1)或条文内容(2)都不能解决归类问题,则应按规则三条文内容(3)进行,具体过程是将某个商品似乎可归入的编码加以比较,然后按排列在最后的品目进行归类。但相互比较的编码或品目只能同级比较,如:①25%的牛肉(0201)、25%的猪肉(0203)、25%的羊肉(0204)和25%的鸡肉(0207)组成的肉馅归入0207;②30%的牛肉(0202)、30%的猪肉(0203)、30%的羊肉(0204)和10%的鸡肉(0207)组成的肉馅归入0204。

四、规则四

(一)条文内容
根据上述规则无法归类的货品,应归入与其最相类似的品目。

(二)条文解释
《协调制度》在无法预见的情况,这时按以上规则一至规则三仍无法归类的货品,只能用最相类似的货品的品目来替代,即将报验货品与类似货品加以比较确定其与那些货品最相类似,然后将所报验的货品归入与其最相类似的货品的同一品目。这里的"最相类似"指名称、特征、功能、用途、结构等因素,需要综合考虑才能确定。

五、规则五

(一)条文内容
除上述规则外,本规则适用于下列货品的归类:

(1)制成特殊形状仅适用于盛装某个或某套物品并适合长期使用的,如照相机套、乐器盒、枪套、绘图仪器盒、项链盒及类似容器,如果与所装物品同时进口或出口,并通常与所装物品一同出售的,应与所装物品一并归类。但本款不适用于本身构成整个货品基本特征的容器。

(2)除规则五条文内容(1)规定的以外,与所装货品同时进口或出口的包装材料或包装容器,如果通常是用来包装这类货品的,应与所装货品一并归类。但明显可重复使用的包装材料和包装容器不受本款限制。

(二)条文解释
此规则是关于包装物归类的专门条款。

(1)规则五条文内容(1)主要适用于供长期使用的包装容器,只要它们同时符合规则五条文内容(1)所提的条件(制成特殊形状,适合长期使用,与所装物品一同报验,与所装物品一同出售,不构成整个物品的基本特征)都可与所装物品一并归类。如装有茶叶的铁制茶叶罐与茶叶一并归入品目 0902;装有望远镜的望远镜盒一并与望远镜归入品目 9005;内装镶嵌钻石铂金戒指的首饰盒应按铂金戒指归入品目 7113。但有时若包装物已超出了所包装物品的基本特征,此时要分别归类。如装有茶叶的银制茶叶罐,因银制茶叶罐的价格已远远超出茶叶的价格,已构成整个容器的基本特征,不能与茶叶一并归类,要分别归类。

(2)规则五条文内容(2)适用于明显不能重复使用的包装材料和容器的归类。在这种情况下,往往是货物的一次性包装物,当货物开拆后,包装材料和容器一般不能够再作原用途使用,对于这种包装容器,应与货品一起归类,如包装大型机器的木箱,由于明显不能重复使用,就把它与货品一起归类;内装电视机的纸箱,应按电视机归入品目 8528,而不是按纸箱归入品目 4819。但明显能重复使用的,就不把它与货品一并归类,而应分别归类,如装液化气体的钢瓶要与液化气体分别归类。

六、规则六

(一)条文内容

货品在某一品目项下各子目的法定归类,应按子目条文或有关的子目注释以及以上各条规则来确定,但子目的比较只能在同一数级上进行。除《协调制度》条文另有规定的以外,有关的类注,章注也适用于本规则。

(二)条文解释

此规则是关于子目如何确定的一条原则,子目归类首先按子目条文和子目注释确定;若按子目条文和子目注释无法确定归类,则上述各规则的原则同样适用于子目的确定;除条文另有规定以外,有关的类注、章注也适用于子目的确定。

在具体确定子目时,应注意以下两点:

(1)确定子目时,一定要按先确定一级子目,再二级子目,然后三级子目,最后确定四级子目的顺序进行。

(2)确定子目时,应遵循“同级比较”的原则,即一级子目与一级子目比较,二级与二级子目比较,以此类推。

例如,“中华绒螯蟹”在归入子目 0306 下子目时,应按以下步骤进行:

①先确定一级子目,即将两个一级子目“冻的”与“未冻的”进行比较后归入“未冻的”。

②再确定二级子目,即将二级子目“龙虾”、“大螯虾”、“小虾及对虾”、“蟹”、“其他”进行比较后归入“蟹”。

③然后确定三级子目,即将两个三级子目“种苗”与“其他”进行比较后归入“种苗”。所以中华绒螯蟹种苗归入子目 0306.2410。

任务三 商品归类技巧

任务驱动:

赵昂询问老李,掌握什么方法才能快速查询到准确的商品编码呢?对此,老李进行了如下举例并详解。

一、商品归类概述

目前,《商品名称及编码协调制度》的国际公约缔约方海关所采用的商品归类方法,都必须严格遵守《协调制度》中所列原则,使用这一国际贸易商品分类的"标准语言"。因此,商品归类是一项非常严肃的活动,《协调制度》的原则性是有着其具体内容的,这些具体内容表现在《归类总规则》及我国《海关进出口税则》(以下简称《税则》)中的各类类注释、各章章注释和子目注释及各品目、子目条文中。

实践证明,正确归类的实现,必须有其相适应的条件:真正理解《协调制度》的条文含义以及相互关系;科学认知归类商品;把对商品特征的理解与《协调制度》的原则规定结合起来。

从而我们可以得知,对某一种商品进行归类时,必须按照归类总规则的规定,将其"变"成与税则品目、子目条文相适应的"语言",我们不妨将这种语言称为"商品归类语言"。其实,将所需归类的商品进行"语言化"的过程,正是学生必须掌握的转化过程,也是商品归类的前期必须实施的过程。

二、简易归类方法及应用

根据《协调制度》中所包含的《归类总规则》的规定,针对各类的注释及各章的章注释内容和部分章中的子目注释内容,以及其特定意义,下面提供一种新的归类方法,这种归类方式称为"简易归类方法"。为便于记忆,现将该方法总结为以下口诀:有列名归列名;没有列名归用途;没有用途归成分;没有成分归类别;不同成分比多少;相同成分要从后。

(一)列名优先原则:有列名归列名

所述"有列名"是指《税则》中税(品)目条文或者子目条文中列名具体或比较具体的商品名称,即商品表现出的特征与商品归类的语言基本吻合。例如:

(1)已冲洗并已配音的供教学用的 35 毫米电影胶片(税号 3706.1010);

(2)规格及形状适于安装在船舶舷窗上的安全玻璃(税号 7007.1110);

(3)功率为 80 瓦的吊扇(税号 8414.5110)。

这其中包括《归类总规则》规则二(一)所示的:在进出口时具有完整品或制成品的基本特征的,该项商品的不完整品或未制成品,例如:

(1)已剪裁成型未缝制的机织面料分指手套(税号 6216.0000);

(2)缺少鞍座的山地自行车(税号 8712.0030);

(3)未喷漆的自行车架(税号 8714.9100);

(4)缺少螺钉的塑料制眼镜架(税号 9003.1100)。

以及这些商品的拆散件及成套散件(SKD—成套部件,CKD—成套散件),例如:

(1)高速摄影机成套散件(税号 9007.1910);

(2)机动游览船成套部件(税号 8901.1010);

(3)尚未焊接装配的成套心电图记录仪(税号 9018.1100)。

还包括《归类总规则》规则二(二)所示的:某种材料或物质与其他材料或物质混合或组合的物品,但不得改变原来材料或物质构成货品的基本特征的。例如:

(1)加碘的食用盐(税号 2501.0011);

(2)加糖的牛奶(税号 0402.9900);

(3)加有着色剂的砂糖(税号 1701.9910);

(4)皮革制分指手套、口上镶有兔毛皮装缠条(税号 4203.2990)。

通过上述例子,我们不难理解"有列名"即是由品目条文及子目条文所组合而成的商品名称,已完整或者基本描绘出所归类的进出口商品的特征。显示出的商品列名与实际商品已经具体。由此,根据《归类总规则》规则三(一)所示,列名比较具体的税(品)目,优先于列名一般的税(品)目,即本文所称的列名优先的原则。列名优先的原则是进出口商品归类的第一原则,也是首选的归类方法。

因此,在我们进行商品归类练习时,首先要根据所归类商品的特征,如商品的主要成分、加工方式、规格、用途、等级、包装方式、功能作用等进行综合分析,再根据分析结果找出其相适合的品目,最后以"列名优先"的原则进行归类。

【例 8-1】　纯棉妇女用针织紧身胸衣

归类步骤:

1. 商品分析

成分:纯棉

用途:妇女用

加工方式:针织

品名:紧身胸衣

2. 品目归类

根据对成分及加工方式的分析,大家会轻易地将该项商品归入第 61 章:针织或钩编的服装及衣着附件。但我们仔细阅读第 61 章章注释二(一),可以发现本项目不包括 62.12 品目的商品。62.12 品目条文:胸罩、束腰带、紧身胸衣、吊裤带、吊袜带……因此,我们可以初步将"紧身胸衣"归入 62.12 品目。

3. 简易方法适用

根据"列名优先"的原则,我们查看 62.12 品目中所包含的子目 6212.3090,可以看出,该税号符合所需归类商品的特定意义。因此,"纯棉妇女用针织紧身胸衣"应归入税号6212.3090。

【例 8-2】　脲[$CO(NH_2)_2$,进口状态为毛重大于 10 千克,袋装]

归类步骤:

1. 商品分析

成分:$CO(NH_2)_2$

包装方式:毛重大于 10 千克,袋装

品名:脲,即尿素(氮肥)(根据辞海注释)

2. 品目归类

根据成分及商品名称:尿素(氮肥),我们不难将该项商品归入第 31 章:肥料。阅读第 31章章注释二(一)8 所述:品目 31.02 只适用于下列货品,但未制成品目 31.05 所述形状或包装;……符合下列任何一条规定的货品:尿素,不论是否纯净。

由此认定,脲应归入本项目。继续查阅本项目各品目,品目 31.02 包括:矿物氮肥及化学氮肥。而脲属于化学氮肥类。31.05 品目所示:……每包重量不超过 10 千克的本项目各项商品。综合分析本题商品特征及品目 31.02、31.05 条文,"脲"应归入品目 31.02。

3. 简易方法适用

根据"列名优先"的原则,再查看相应的子目是否有具体列名,税号 3102.1000 符合该商品的特定意义,因此,应将包装大于 10 千克的化学氮肥一尿素归入税号 3102.1000。因包装方式的原因,不能将其错误地归入税号 3105.1000。

【例 8—3】 合成金刚石制镗刀

归类步骤:

1. 商品分析

材料:合成金刚石

加工方式:将合成金刚石制成的镗刀刀头,镶嵌在镗床用的镗刀杆上

品名:镗床用镗刀

2. 品目归类

根据材料、加工方式及用途,我们分析得知,该商品不属于镗床的配件、附件,因此不能归入品目 84.66。根据该商品的加工方式得知,其是将合成金刚石制成的镗刀刀头,镶嵌在合金钢的刀杆上而成,因此,初步归入第 82 章比较适合。查阅第 82 章章注释一(三):本项目仅包括带有用下列材料制成的刀片、工作刃、工作面或其他工作部件的物品:装于金属、硬质合金或金属陶瓷底座上的宝石或半宝石(天然、合成或再造)。由此,更加确信应归入本项目。继续查阅本项目品目 82.07 条文:……及机床(例如镗孔)的可互换工具……由于镗刀属于镗床可互换的刀具。因此,应将其归入本品目。

3. 简易方法适用

根据"列名优先"的原则,8207.6010 子目条文:带有合成金刚石镗孔工具。应将该商品归入此税号。

【例 8—4】 人工肾

归类步骤:

1. 商品分析

功能作用:人工肾,显然是指能够起到替代人体肾脏功能的液体过滤、分离的机器,即肾脏的透析设备,因此,应属于医疗器械、设备类。

2. 品目归类

根据该设备的特点,查阅《税则》,第 90 章标题为:……医疗或外科用仪器及设备。所以,应该是在本项目内查找适当品目。显然,90.18 品目条文为:医疗、外科、牙科或兽医用仪器及器具……因此,我们可以将该商品归入此品目。

3. 简易方法适用

根据"列名优先"的原则进行查找,子目 9018.9040 条文所述内容为:肾脏透析设备(人工肾)。"人工肾"即归入此税号。

【例 8—5】 葵花子油渣饼

归类步骤:

1. 商品分析

成分:葵花子

商品特征:葵花子油渣饼,即葵花子榨油后所剩残渣压成的饼状货品

品名:油渣饼

2. 品目归类

根据该商品的特点,葵花子油渣饼,显然仅是由葵花子经榨取油后,所剩的残渣构成。因此,葵花子中其他有用成分并未提取。所以,其油渣仍具有利用价值。通观税则,第 23 章标题

为：食品工业的残渣及废料……而葵花子榨取葵花油的加工过程，也符合食品工业的范畴。因此，可初步将"油渣饼"归入本项目。查阅本项目各品目，品目 23.06 所示：品目 25.04 或 25.05 以外的提炼植物油所得的油渣饼及其他固体残渣……因此，"葵花子油渣饼"应归入本品目。

3. 简易方法适用

根据"列名优先"的原则，子目 2306.3000 条文为葵花子的油渣饼，即应将其归入本税号。

【例8—6】　钱币兑换机

归类步骤：

1. 商品分析

用途：整币自动兑换成零币（硬币）

特点：无人值守、自动兑换

品名：兑换机

2. 品目归类

根据该商品已构成具有一定功能的独立机器的这一特点，应将该商品归入第84章，第84章所示：……机器、机械器具……可知，由于兑换机已构成机器或器具的特征，所以，应进一步在本项目查找与之相适应的品目，品目 84.76 所示：……包括钱币兑换机。品目条文已完全表述出本商品的全部特征。因此，应将"钱币兑换机"归入本品目。

3. 简易方法适用

根据"列名优先"的原则，我们只要找出与之相适应的子目即可。通过查找，应将该商品归入税号 8476.8900。

通过该例题我们可以得知，在商品归类实践中，不管是子目还是品目条文所述内容，只要其中一个已能够表述出商品特征，即可归入本税号。

【例8—7】　制刷用山羊毛

归类步骤：

1. 商品分析

用途：制刷用（非纺织用）

特点：该山羊毛应为较粗、硬的毛，其已不适于他用，属于较低档的山羊毛

品名：山羊羊毛

2. 品目归类

根据对该商品的分析，我们可以得知，制刷用的山羊羊毛一定属于动物性产品，由于该山羊毛较粗、硬，虽然经过清洗、整理、梳理、挑选等加工，但也不适用作纺织材料；因此，不可归入第11类的纺织原料，只适宜归入第5章：其他动物产品。先按序查找本项目各品目条文所述内容，品目 05.02：……及其他制刷用兽毛……可知，该品目已包括了制刷用的兽毛，并且山羊也属兽类。因此，应将"制刷用山羊毛"归入品目 05.02。

3. 简易方法适用

根据"列名优先"的原则，应在本品目中继续确认与之相适的子目。

在子目 0502.1030 下的"一杠"（第五位）后的"三杠"（第七位）子目为：獾毛及其他制刷用兽毛，因此应将其归入税号 0502.9011。

(二)没有列名归用途

所谓没有列名，是指所需归类商品的语言不能与《税则》中品目、子目条文所列名的内容相

吻合。在这种情况下,我们应将归类方法顺序转为第二种——按用途归类的方法,即按照该商品的主要用途进行归类。该归类方法应从对商品的用途分析入手,使之产生《税则》所认可的语言。这种方法特别适用所归类商品已构成商品的基本特征的各类商品,如动植物类、机器、电气、仪器仪表类。例如,第1章:活动物,如我们所归类的商品是马戏团表演用的马,分析商品得知,虽然马戏团的马肯定是活动物,理该归入第1章,但由于第1章所述马的用途仅限定在种用或食用、服役马,而马戏团的马其用途在于表演,因此不能将该种活动物——马戏团的马归入第1章,而应根据其章注归入第95章,税号9508.1000。

【例8—8】 盥洗用醋(美容盥洗用,带香味)

归类步骤:

1. **商品分析**

成分:醋、香味剂

用途:盥洗用

2. **品目归类**

根据成分和用途,该种醋可能会被归入税号2209.0000。其为:醋及用醋制得的醋代用品。根据海关总署关税征管司、全国海关进出口商品归类中心编写的《海关进出口税则——统计目录、商品及品目注释》注释:醋及其代用品可用于食物的调味和腌制。……也可用调味香料增加香味。同时注明:本品目不包括品目33.04的"盥洗用醋"。显然,其应当归入品目33.04。

3. **简易方法适用**

查阅品目33.04条文,并没有具体的"盥洗用醋"列名。此时,我们应当按照没有列名归用途的方法进行归类。根据该商品最大的用途特征为:盥洗用,也就是保护皮肤用,将其归入"护肤品",即税号3304.9900。

【例8—9】 弦乐乐器弦(羊肠线制)

归类步骤:

1. **商品分析**

成分:羊肠线

用途:由羊肠线制成的,弦乐乐器用的琴弦

2. **品目归类**

根据对成分及用途的分析,可知羊肠线的用途非常广泛。其可以编织羽毛球、网球球拍,也可以制成机器零件,以及弦乐乐器弦、外科缝合线等。查阅品目42.06,"羊肠线"已有具体列名。若我们所需归类的商品仅为"羊肠线",因其归类语言与子目条文非常吻合,即可按列名优先的原则,归入税号4206.1000。但是,现在我们需要归类的商品是"由羊肠线制成的弦乐乐器用的琴弦",而不是"羊肠线",也就是子目4206.1000条文与商品归类语言不相吻合,所以,不能将"由羊肠线制成的弦乐乐器用的琴弦",归入税号4206.1000。根据第42章章注释一(一)、(九)所示,该商品按用途归入品目92.09。第92章:乐器及其零件、附件。

3. **简易方法适用**

根据没有列名归用途的归类方法,将其归入子目9209.3000。子目9209.3000条文虽然仅表现为"乐器用弦",但是其中包括各类材料制成的乐器用弦,如羊肠线、丝、钢丝、合金丝、化学纤维单丝等。因此,应当将羊肠线制成的弦乐乐器的琴弦归入税号9209.3000。

该例题说明,第42章及第92章均有"羊肠线"、"乐器用弦"等具体列名,但是前者与我们需要归类的商品,即商品归类语言不吻合。因此,不能将羊肠线制成的弦乐乐器用的琴弦归入第42章。第92章包括的"乐器用弦",在表面上看与我们需要归类的商品归类语言不完全吻合,但是根据列名具体优先于列名一般的原则,"乐器用弦"已经比"羊肠线"显得更加具体,也就是商品归类语言与子目条文基本吻合。

【例8-10】 松香水

归类步骤:

1. 商品分析

成分:松香、酒精

加工方式:将松香溶解在酒精中

用途:焊接电路板的助焊剂

商品特征:液态

2. 品目归类

通过对其成分、加工方式及用途的分析得知,该商品是由两种化学物质混合而成的。其成品不但已完全改变了两种物质的原始状态,而且也没有标明各自的含量。该商品的主要作用,是在电路板焊接时起到辅助作用。通观《税则》,应将其归入第38章:杂项化学品类。第38章所包含的品目中有两个品目与之相关:38.06品目:松香和树脂酸及其衍生物;松香精及松香油;再熔胶;38.10品目:焊接用的焊剂及其他辅助剂。38.06品目所包含的松香、松香精、松香油是以各自的商品状态存在的,而且其各自的用途也均与焊接无关;因此,我们不能将"松香水"归入该品目。不言而喻,应将其归入品目38.10。

3. 简易方法适用

根据没有列名归用途的归类方法,在品目38.10中查找相适应的子目,"松香水"归入税号3810.9000。

【例8-11】 含有中草药的牙膏

归类步骤:

1. 商品分析

成分:含有中草药的原药或者提取的有效成分

特征:比普通牙膏增加了护齿、洁齿功能

2. 品目归类

通过对该商品的分析,我们可以得知,虽然该种牙膏比普通牙膏增加了中草药的成分;但是其主要的成分及其功能并没有发生改变,仍然为护齿、洁齿品。因此,尽管该种牙膏增加了中草药的成分,也不可能具备医疗功能,则不能将其归入药品类。因而,只能根据其基本的用途归入相应品目。第33章:……芳香料制品及化妆盥洗品。牙膏应属于"盥洗品"类,所以应在该章查找出相应的品目。品目33.06:口腔及牙齿清洁剂……。牙膏应属于"牙齿清洁剂"类,所以应归入该品目。

3. 简易方法适用

虽然品目33.06显示为:口腔及牙齿清洁剂……但是在其所包含的子目中并没有明确列名"含有中草药的牙膏",根据没有列名归用途的归类方法,在品目33.06中查找相适应的子目,"含有中草药的牙膏"归入税号3306.1010。我们不能根据该商品的"成分",将其错误地归入第30章。

【例8-12】 卫生纸巾(用肥皂、医用酒精浸渍;零售包装,每包20片)

归类步骤：

1. 商品分析

成分：纸、肥皂、酒精

加工方式：用肥皂、医用酒精浸渍

包装方式：零售包装，每包 20 片

用途：可以清洁人体及其他物品

2. 品目归类

通过以上分析可以得知，该商品虽然是以纸为主要成分的纸巾，但它不同于一般的餐巾纸、卫生纸、口纸等纸制品。其主要原因是该商品的加工方式是在已形成一定规格的纸制品的基础上，增加了清洁、消毒功能。在消毒剂的选用上，采用了适用于人体的医用酒精，在包装上采用零售形式包装。对此，我们不应当将该商品简单地归入第 48 章：纸及纸板；纸浆、纸或纸板制品。而应从其特定的用途入手，将其归入带有清洁、消毒，并且可以不通过水冲洗即可达到清洁、消毒目的的商品。根据《税则》，我们可以发现，第 34 章：肥皂、有机表面活性剂、洗涤……该商品中含有肥皂成分，我们可以在该章内查找与之相适应的品目，品目 34.01：肥皂……用肥皂或洗涤剂浸渍、涂面或包覆的纸……。品目 34.01 条文所包含的内容已与该商品的归类语言基本吻合，所以应将其归入该品目。

3. 简易方法适用

"卫生纸巾"在《税则》34.01 品目或其他品目中均没有具体列名，根据没有列名归用途的归类方法，以该商品的主要用途特征，在品目 34.01 中查找相适应的子目，"卫生纸巾"归入税号 3401.3000。根据商品成分和用途，不得将其归入第 48 章。

【例 8—13】 汽车水温表

归类步骤：

1. 商品分析

用途：测量汽车冷却循环水温度专用的仪表

商品特征：在汽车显著位置采用指针方式显示变化的温度

2. 品目归类

根据对仪表的分析，我们得知，该仪表的安装目的是显示汽车冷却循环水的变化温度，使用范围为各种汽车。很显然，该仪表是安装在车身上的仪表，因此，初学者很容易将其归入汽车的零配件中。但是，通过对该商品的分析得知，该商品自身的特征已完整地表现出温度仪表的基本特征，其主要功能是测量体温并显示出对应的温度值，已经属于通用性仪表。因此，不可将其归入汽车的零配件中。通观《税则》，第 90 章……计量、检验、医疗或外科用仪器及设备……。"汽车水温表"属于仪表范畴，所以，应当归入本项目。查找本项目各品目，品目 90.25：……温度计、高温计……因此，应将其归入本品目。

3. 简易方法适用

"汽车水温表"在《税则》90.25 品目或其他品目中均没有具体列名，根据没有列名归用途的归类方法，以该商品的主要用途、功能特征，在品目 90.25 中查找相适应的子目，"汽车水温表"归入税号 9025.1100。根据商品特征和用途，不得将其归入第 87 章。

(三)没有用途归成分

成分一般是指化合物或组合物中所含有物质(元素或化合物)的种类。"没有用途归成分"的归类方法，是指当某种商品的归类语言无法与《税则》相吻合，既没有具体列名，并且用途特征也不明显时,应顺序按其主要"成分"归类。也就是要按照《归类总规则》二(二)、三(二)所示规则进行归类,并且应当按照"列名"、"用途"、"成分"归类方法的先后次序归类。

按照"成分"归类时,应充分理解《归类总规则》中关于材料或物质的定义:"税(品)目中所列材料或物质,应视为包括该种材料或物质与其他材料或物质混合或组合的物品。税(品)目中所列某种材料或物质构成的货品,应视为包括全部或部分由该种材料或物质构成的货品";"混合物,不同材料构成或不同部件组成的组合物以及零售的成套货品,如果不能按照规则三(一)归类时,在本款可适用的条件下,应按构成货品基本特征的材料或部件归类"。

在实际操作中,可以按照成分归类的商品基本分为两大类:

其一,由某种材料制的商品。如针叶木制、阔叶木制、钢铁制、铝制、铜制、塑料制、纸制、化学纤维制、天然动物纤维制、天然植物纤维制等。对于这一类的商品,我们应当理解为完全由该类物质加工而成,或以该类物质占有绝对比例的物质构成,如木制门窗、钢铁制螺母、塑料制螺母、铝制牛奶桶、化纤制香烟过滤嘴等。

其二,按重量计含有某种材料与其他材料混合的制成品。如:

1. 女式针织毛衣(按重量计,含羊毛 70%、兔毛 20%、腈纶 10%);

2. 含铅 99.9%、含银 0.01%、含其他金属 0.09%的精炼铝;

3. 按重量计含棉 90%、含化学短纤维 10%的棉纱线。

但是,我们在运用该方法归类时,不可打乱"列名"、"用途"、"成分"三者的先后次序,而应按序使用。也就是在"列名"、"用途"的归类方法无法找到正确答案时,才能使用按"成分"的方法归类,而不可将按"成分"的归类方法,优先于其他两种方法使用。如:塑料制中国象棋,若未按先后次序选择使用归类方法,而优先选择按材料归类,即会产生错误的商品归类语言,误将其归入第 39 章——塑料制品。正确方法应按"列名优先"的原则,将其归入税号 9504.9030。又如:不锈钢制外科手术用锯,经对其分析得知,该商品的最大特征是外科手术时所使用的锯。其虽然从结构上与普通钳工所使用的锯相同,但从其加工工艺材料的选择上又不同于普通钳工锯。若我们按序列一,"列名优先"的原则进行选择时,很可能会归入税号 8202.1000。但是,税号 8202.1000 条文显示的是"金属制的手工锯",与我们需要归类的商不相吻合,也就是子目条文与商品归类语言不相吻合。若我们按序列三,"归成分"的方法进行选择时,仍会将其错误归入税号 8202.1000。若我们按序列二,"归用途"的方法进行选择时,会将其正确归入税号 9018.9090。从而可知,简易商品归类方法的适用,必须按照"列名"、"用途"、"成分"的先后顺序进行,千万不可颠倒。否则,将无法产生正确的归类,也就是无法产生子目条文与商品归类相吻合的语言。

【例 8—14】　一次性纸制厨师帽

归类步骤:

1. 商品分析

成分:纸

特征:一次性使用

品目:厨师帽

2. 品目归类

通过对商品的分析,我们得知,该项商品是由纸制成的,并且是供厨师一次性使用的专用帽子。通观《税则》得知,《税则》中包含各种帽类的章分别是:第 48 章的"纸制衣着附件"、第 63 章的"旧帽类"、第 68 章的"石棉制的帽类"及第 95 章的"玩偶帽类或狂欢节用的帽类"。

"一次性纸制厨师帽"在以上各章均无具体列名,所以,不能依第一顺序"列名优先"的方法归类。依次按第二顺序"按用途"归类。由于该商品的用途特征仅为"厨师用的帽子",虽然已经显示出该商品的专用性特征,但其中缺少"成分"内容,所以,并未完全表达出我们需要归类的商品全部定义,也就是归类语言不完整。我们再依次按第三顺序"按成分"归类。该商品的成分为纸,这时商品归类语言可以表述为:用纸制成的厨师用的帽子。我们需要归类的商品是"一次性纸制厨师帽"。"一次性纸制厨师帽"与"用纸制成的厨师用的帽子"之间的区别,仅仅在于是否是一次性使用。一次性使用或者多次性使用,只是使用方法问题,并且《归类总规则》中并没有关于商品进出口后使用方式的限定,因此,应当忽略不计。根据"一次性纸制厨师帽"的特定含义可知,该帽子应该是与厨师的职业服装同时使用的,因此,应将其归入纸制的衣着附件类。根据第48章章注释二(十一):本项目不包括第64章或第65章的物品。这时可以在第48章中查找与之相适应的品目,品目48.18:衣服及衣着附件。因此,"一次性纸制厨师帽"应该归入该品目。

3. 简易方法适用

根据"列名"、"用途"、"成分"的先后顺序,"一次性纸制厨师帽"应该以其成分归类,归入纸制品类。查找品目48.18,"一次性纸制厨师帽"应归入税号4818.5000。

【例8—15】 混纺毛华达呢(按重量计含精梳羊毛95%、涤纶短纤纤维5%、每平方米重185克)

归类步骤:

1. 商品分析

成分:精梳羊毛95%、涤纶短纤纤维5%

规格:每平方米重185克

品名:混纺毛华达呢

2. 品目归类

通过对商品的分析得知,该商品的主要成分是天然动物纤维——精梳羊毛,化学纤维仅占次要成分——涤纶短纤纤维。本文前面已述,对于纺织品的归类非常适宜按"成分"进行归类的方法,也就是纺织品或者纺织制成品的归类,应以其成分或原材料为主要归类依据,然后再选择与之相适应的章、品、子目进行归类。根据"混纺毛华达呢"的主要成分是精梳羊毛的这一特征,我们应将其归入第51章:羊毛,动物细毛或粗毛;马毛纱线及其机织物。然后,选择品目51.12:精梳羊毛或精梳动物毛的机织物。

3. 简易方法适用

采用按"成分"归类的方法,依据对商品的上述分析及初步品目归类的结果,然后,根据该商品的规格特征——每平方米重185克;成分特征——精梳羊毛95%、涤纶短纤纤维5%,查阅品目51.12,我们可以发现与该商品有关的子目有:其一,一杠子目:按重量计羊毛或动物细毛含量在85%及以上。其二,该一杠子目下的二杠子目:每平方米重量不超过200克;从表面上看,"混纺毛华达呢(按重量计含精梳羊毛95%、涤纶短纤纤维5%、每平方米重185克)"应归入税号5112.1100。但是,我们可以通过如下分析得知该答案是错误的。上述"一杠子目"所包含的内容有两个:①按重量计羊毛或动物细毛含量在85%及以上,并且与其他纺织材料(但化学纤维长丝、短纤除外,因为其均有本身的"一杠子目"权码进行限定)的机织物;②每平方米重量不超过200克或其他克重。因为,根据《归类总规则》的规定,该"一杠子目"权码所限定的内容不能取缔其他两个"一杠子目"权码所限定的内容。同时,根据列名具体优先于列名一般的归类原则,子目 5112.3000:其他,主要或仅与化学纤维短纤混纺,明显具体于子目 5112.1000。因此,上述答案是错误的,而应将其正确归入税号 5112.3000。

【例 8-16】　人造棉(按重量计含 100% 粘胶短纤纤维类)

1. 商品分析

本题是用 100% 粘胶的短纤纤维机织而成的平纹物。

2. 品目归类

因此,我们应当按期成分归入第 55 章:化学纤维短纤。根据其加工的特征,选择与之相适应的品目。选择品目 55.16:人造纤维短纤纺制的机织物。

3. 简易方法适用

很显然,该货品应该以"成分"归类。根据本题给出的货品加工特征:平纹、染色机织物,以及人造纤维短纤的含量,应将其归入税号 5516.1200。

(四)没有成分归类别

世间之物,万千种种,再全的《税则》也不可能将所有进出口货品全部包括在内。为此,《税则》中编入了大量的"保险性"的子目税号,即"其他"。在《税则》中子目只能存在于确有实在定义及实际范围的货品中。即《税则》中的"其他"所含内容,一定是与本品目或子目税号相关联的内容,即"其他"所包含的内容,必须属于该品目、子目所示货品的类别。如:子目 4421.9090——其他,品目 44.21 所示内容为:其他木制品,品目本身所包含的内容已显含混,其他木制品,可以理解为,第 44 章其他品目未涉及的木制品,应全部包括在本品目中。《税则》显示,在本品目所含的子目中已对木制衣架、木制卷轴、纡子、筒管、缝纫用线轴明确列名,因此,子目 4421.9090 的"其他"可以包括很多种木制品,例如:木制牙签、木制船橹、木制搓衣板、木制路标、木制蜂箱、木制狗屋等。又如:子目 3604.9000,品目 36.04 所示内容为"烟花爆竹、信号弹、降雨火箭、浓雾信号弹及其他烟火制品"。在该品目中,子目 3604.1000 已有限定内容,即列名具体的烟花、爆竹。而子目 3604.9000 就可以理解为该品目所示内容除烟花、爆竹以外的其他商品,如抗冰雹火箭、抗冰雹弹、农业用烟雾发生器、航拍闪光弹等。本文所述的"按类别归类"的方式,使在按"列名"、"用途"、"成分"无法归入适当税号时才能使用,即按类别归类的方法应从其"列名"、"用途"、"成分"之后使用。另外,按"类别"归类时,必须与"用途"、"成分"归类方法结合使用。因此,可以说按"类别"归类的方法是在"用途"、"成分"归类基础上综合而成的。所以,它并不是独立存在的一种归类方式。对货品按类别进行归类,关键在于了解货品的类别属性,然后按其属性归类。

下面将以例题进一步说明该种归类的方式。

【例 8-17】　化纤制高炮伪装网

归类步骤:

1. 货品分析

成分:化学纤维

加工方式:由化学纤维制的绳编结而成,其上还应加有伪装物并染成伪装色

用途:高炮阵地伪装用;其他伪装用

品名:伪装网

2. 品目归类

查阅《税则》,没有发现其有具体列名,因此,无法以"列名"方法归类。根据简易归类方法的适用顺序,应以"用途"、"成分"或"类别"归类方法归类,若以"用途"归类方法归类,查找第

56章章目为:……线、绳、索、缆及其制品,可以试将该货品归入本项目。品目56.08显示为:线、绳或索结制的网料;纺织材料制成的渔网及其他网。显然,没有所需要的"化纤制高炮伪装网"。最后再以"类别"归类方法归类,通过对该货品的分析可知,伪装网应属于其他网类,而本题给出的货品所用的材料应属于纺织材料。因此,该货品应能够归入本品目的适当税号。

3. 简易归类方法适用

本例说明,按"类别"归类方法归类,必须结合"用途"、"成分"归类方法,对所需归类的货品进行综合分析,才能产生与《税则》税号5608.1900相吻合的货品归类语言,即由化纤绳结制成的类似网料的其他网。这其中包括:尼龙绳编结的足球门网、尼龙丝制的渔网片(注意:渔网与渔网片加工程度不同,化纤制的渔网应归入税号5608.1100,而化纤制的渔网片则应归入税号5608.1900)。若该货品的成分为"棉线绳编结的舞台背景网",则按类别归入税号5608.9000。

【例8-18】 化学纤维制无纺地毯

归类步骤:

1. 货品分析

成分:化学纤维

加工方式:无纺形成

品名:无纺地毯

2. 品目归类

无纺地毯,虽然名义上称其为地毯,实际上是一种化学纤维制成的铺地材料。该种地毯多供展览会作为临时布置展厅使用。其具有价格便宜、使用寿命短、欠美观等特点。根据成分及加工方式,可以得知,无纺地毯并不是采用簇绒、植绒等加工方式加工而成的,而是采用无纺加工方式加工而成的。即使采用这样的加工工艺,产品的基本用途特征,已显示为铺地制品类别的属性。因此,可以按"类别"归类方法归类,将其归入第57章品目57.05。

3. 简易归类方法适用

综合分析该种地毯的材料、用途、加工方式,应按铺地制品类别归入税号5705.0020。

【例8-19】 纯棉布缝制的抛光盘

归类步骤:

1. 货品分析

成分:纯棉

材料:纯棉布

加工方式:层叠缝制

品名:抛光盘

2. 品目归类

通过上述对货品的分析,得知该货品属于纺织制成品类,其加工方式是将纯棉布一层一层地压在一起并用绳缝合在一起,然后安装在布轮机上,用以对各种材料的制品抛光,因此是一种具有专门用途的纺织制品。第59章的标题中已显示为:……或层压的纺织物;工业用纺织品。因此,我们应在该章中找出适当的品目。查阅第59章注释七(二)所示内容得知,其已明确指出"抛光盘"应归入品目59.11。

3. 简易归类方法适用

通过以上分析可知,"抛光盘"虽然在《税则》中没有具体列名,但根据其构成的材料及货品特征,可以将其归入第59章的层压纺织制成品类。同时,根据本项目注释七(二)所示,品目

59.11 所包含的货品范围:本项目注释七所规定的作专门技术用途的纺织产品及制品,就很容易将其归入本品目。经仔细研究该品目中的各子目条文,只能按"类别"归类方法,将该货品归入本品目中的子目 9000,即税号 5911.9000——"其他"。

【例 8—20】 绱鞋用带眼的锥子(贱金属制)

归类步骤:

1. 货品分析

材料:钢铁

特征:带眼的锥子,据有类似缝纫针的作用,手工用具

用途:缝、绱鞋或缝制其他物品用,钻孔

品名:带眼的锥子

2. 品目归类

通过上述分析,该货品应具有三大特征:其一,货品材料为钢铁制品。虽然该题目并未给出其构成材料,但根据一般常识知道绱鞋的锥子应该由钢铁制成,这样才具有一定的强度和韧度。其二,绱鞋用的锥子并且前端带眼。带眼的锥子虽然仍具备用于钻孔的特定用途,但是由于其前端增加了针眼,又使其具备了能够引线缝合的功能,使之既有钻孔的功能又有穿引缝合功能,类似于平常使用的缝纫针。其三,属于一般常见的贱金属制成的手工工具。根据这些特征,首先应将其归入钢铁制品类。因此,应试归入第 73 章:钢铁制品查阅该章各品目,其品目 73.19 条文为:钢铁制手工缝针、引针、钩针、刺绣穿孔锥及类似品等。经过分析,带眼的锥子,其功能应与各种缝纫针、刺绣穿孔锥相类似,因此可初步将其归入本品目。

3. 简易归类方法适用

品目 73.19 种没有"绱鞋用带眼锥子"列名,因此应该结合该货品的具体特征,即类似缝纫针的钢铁制品,将其归入"刺绣、穿孔锥及类似品"相应子目,其应归入税号 7319.9000——"其他"。

【例 8—21】 绱鞋用不带眼锥子(贱金属制)

归类步骤:

1. 货品分析

材料:钢铁

特征:不带眼的锥子,具有类似钻孔工具的作用,手工工具

用途:钻孔

品名:不带眼的锥子

2. 品目归类

根据例 8—20 所述内容及上述对该货品的具体分析,本例与例 8—20 的根本不同点在于货品上特征不同,即例 8—20 为带眼的绱鞋锥子,其主要功能是既能钻孔又能穿引缝合线(绳)。而例 8—21 与之不同点根本在于是未开孔功能,而没有穿引缝合线功能,所以,其应当属于简单的贱金属制成的手工钻孔工具。若仍将其归入品目 73.19,显然货品归类语言与品目所示内容无法吻合。通观《税则》其他章目,第 82 章:贱金属工具、器具、利口器、餐匙、餐叉及其零件,该章的章目已显示出贱金属工具。那么无眼锥子由钢铁(即贱金属)构成已得到认可,其用途主要是在绱鞋过程中将鞋面与鞋底同时按一定尺寸要求钻孔,以便缝合,或者在其他工作中对工件进行钻孔。根据对该货品的用途分析,由于该货品是制鞋业一种常见的专用工具,其应属贱金属工具类(第 82 章),而不应属于贱金属杂项制品(第 83 章)。那么,应将其

归入第82章哪一个品目呢？查阅第82张所有品目，品目82.05包含"其他品目未列名的手工工具等"；品目82.07包含"手工工具及机床的可互换工具等"仔细分析该品目及其所包含的子目条文，无法将"无眼锥子"归入品目82.07。因此，应重点分析、选择82.05品目中的相关条文及相应子目号。

3. 简易归类方法适用

品目82.05中显然没有"锥子"列名，那么根据其功能为手工缏鞋用的钻孔工具，不难将其归入税号8205.1000：钻孔或攻丝工具。也就是说，无眼的锥子应属于钢铁制钻孔用的手工工具类。

【例8—22】 不锈钢制烟灰缸

归类步骤：

1. 货品分析

材料：不锈钢

特征：具有实际使用价值，而非观赏价值

品名：烟灰缸

2. 品目归类

该题货品非常简单，只是一种不锈钢制成的常用物品，而且该产品多使用在家庭。那么，按其加工程度，已属于贱金属制成品。《税则》中与该货品相关的章目只有第73章：钢铁制品，及第83章的贱金属杂项制品。查阅第83章全部内容，无法找到与之相适应的税号，因此，应将归类的重点放在第73章相关品目。只有品目73.23涉及"餐桌、厨房或其他家用钢铁器具及其零件……"烟灰缸，根据其盛装烟灰缸的实际使用价值的这一用途特性，无法将其归入餐桌、厨房类钢铁制品。因此，应将其归入其他家钢铁制品类。

3. 简易归类方法适用

根据其成分及类别，应将其归入税号7323.9300，即家用不锈钢制其他章目未列制品。

（五）不同成分比多少，相同成分要从后

"不同成分比多少，相同成分要从后"是对"没有用途归成分"中的"成分"应该理解为货品的完全成分或主要成分。而"不同成分比多少，相同成分要从后"中的"成分"应该理解为货品是按重量计或按浓度计各种成分所占比例多少。这里所谓的成分比例，应按客观、实际、共同认可的比例，也就是仅适用一般物质的含量比例。这种比例所涉及的物质可以理解为相对某种元素、物质的纯状态。这是因为在世间很难找到单纯物质、元素的存在。例如，即使含金量为99.999%的黄金，仍有杂质存在。

"不同成分比多少"，其意义在于两种以上元素、物质所构成的货品，应按其中的主要成分归类。例如，按重量计羊毛占51%、腈纶占49%的纺织面料应按羊毛纺织品归类。"相同成分要从后"是指当货品由两种（类）元素、物质所构成时，若两种（类）元素、物质按重量计或按浓度计各种成分所占比例相同时，应按该两种（类）元素、物质在《税则》章目、品目、子目的先后位置，按其位置靠后的税号归类。例如，按重量计羊毛占50%、腈纶占50%的纺织面料，应按合成纤维从后归类。归入第55章：化学纤维短纤相应税号，而不应将其归入第52章：棉花。因为，在《税则》中的化学纤短纤维所属章目在棉花所属的第55章归类。实践中，"不同成分比多少，相同成分要从后"的归类方法，主要适用于纺织品类、金属制品类的归类，但有时仍有例外，在按该方法归类时应当加以注意。同时在使用过程中，还应该注意的是，该归类方法必须与"按成分归类"方法结合使用。该归类方法也是对《归类总规则》三（二）、（三）条文的具体应用。

【例 8－23】　混纺府绸(按重量计算,含棉 40%、人造短纤维 30%、合成短纤维 30%,已染色)

归类步骤:

1. 货品分析

成分:棉 40%、人造短纤维 30%、合成短纤维 30%

加工方式:机织、已染色

品名:混纺府绸布

2. 品目归类

通过对该货品的分析得知,该货品由天然植物纤维(棉花)与化学纤维(人造短纤维,合成短纤维)混纺机织染色而成,并且其中天然植物纤维占 40%、化学纤维占 60%,显然该纺织品应按化学纤维类纺织品归类。如果该货品仅是按重量计棉占 40%,人造短纤维或者合成短纤维占 60%的纺织品,按人造短纤维或者合成短纤维归类已属正确,也符合《归类总规则》三(二)的规定,即"不同成分比多少"。但是,现在要进行归类的货品的特殊性在于,其中的化学短纤维成分,既包括了合成纤维,也包括了人造纤维,并且两者在该货品中所占的成分比例相同。根据《归类总规则》三(三)的规定,相同成分应从后归类,即"相同成分要从后",应根据《税则》排序选择相对靠后的税号,即品号较大的归类。

3. 简易归类方法适用

根据"不同成分比多少,相同成分要从后"的归类方法,该题首先要选择的是与纺织品机织物相关的章目,即第 55 章:化学纤维短纤维。然后,根据"不同成分比多少"的原则,归入化学纤维制品的品目,但第 55 章所包含的品目中并没有"化学纤维短纤维"相关条文,而只有品目 55.14 合成纤维与棉混纺的机织物。根据"相同成分(即本题中人造短纤维占 30%,合成短纤维占 30%)要从后"的规定,该题应选择品目 55.16(品目 55.16 在《税则》中的位置比较品目 55.14 靠后)。在根据该题货品已染色的加工方式,及人造短纤维占 30%的状态,该题应归入税号 5516.4200.10。

【例 8－24】　混纺府绸(按重量计算,含棉 50%、涤纶短纤 20%、细羊毛 18%、桑蚕丝 12%,每平方米重 180 克,已染色)

归类步骤:

1. 货品分析

成分:棉 50%、涤纶短纤 20%、细羊毛 18%、桑蚕丝 12%

规格:180 克/平方米

加工方式:平纹机织,已染色

2. 品目归类

通过上述分析得知,该货品是一种由天然植物纤维(棉)、天然动物纤维(羊毛、桑蚕丝)及合成纤维(涤纶短纤)混纺机织而成,并且已染色的平纹面料,每平方米重 180 克。其中,天然植物纤维占有 50%的比例,其他成分共计 50%。可知,棉在该机织物中占的比例最大。根据"不同成分比多少"的规定,应将其归入以棉为材料的机织物的相关章目,即第 52 章。

3. 简易方法适用

查阅第 52 章相关品目,综合该题给定的要求:平纹机织、染色、混纺,该题应归入税号 5210.3100 11。通过上述两例我们可以看出,虽然两种货品都是混纺府绸,但是由于各自所含的成分不同,而依据"不同成分比多少,相同成分要从后"的归类方法,归入不同的税号。

【例8－25】 混纺府绸(按重量计算,含棉50%、亚麻50%,已漂白)

归类步骤:

1. 货品分析

成分:棉50%、亚麻50%

加工方式:机织,已漂白

品名:混纺机织物

2. 品目归类

通过上述分析得知,该货品是由两种比例相同的天然植物纤维,即棉、亚麻混纺制成,并且进行了进一步的漂白加工。根据《归类总规则》三(三)规定,本货品应归入相对靠后的品目,也就是"相同成分要从后"的归类原则。查阅《税则》章目可知,棉机织物在第25章,其他植物混纺纤维、纸纱线及其机织物在第53章。根据两种成分所占比例相同这一特征,该机织物应按亚麻机织物,归入第53章相应品目,即品目53.09。

3. 简易归类方法适用

根据"相同成分要从后"的规定,及该题的货品特征及加工程度(机织府绸、已漂白),应将其归入税号5309.2120 21。

【例8－26】 礼品餐具(由一把不锈钢制的切肉刀、一把切点心刀、一把水果刀及一把不锈钢制的镀金汤勺、一把不锈钢制的芥末匙、一把不锈钢制的奶油刀组成,成套包装)

归类步骤

1. 货品分析

成分:贱金属

加工方式:其中的一件货品镀金

特征:成套包装

品名:礼品餐具

2. 品目归类

根据上述成分、加工方式、特征的分析得知,该货品属于贱金属类的餐具。经查阅《税则》可以发现,第82章:……利口器、餐匙、餐叉及其零件。因此,可以在此章中查找相关品目。品目82.11条文:有刃口的刀及其刀片,不论是否有镀金(包括整个刀)……若将上述货品归入品目82.11,可以看出,该品目中的子目号8211.1000……成套货品,但该税号中的货品定义仅包括有刃口的刀,而不包括无刃口的奶油刀及汤匙、芥末匙等。再查阅该章品目82.15等得知,无刃口的奶油刀及汤匙、芥末匙等属于该品目所含范围。因此,不能将该货品归入税号8211.1000。查阅第82章章释(三):由品目82.11的一把或多把刀具与品目82.15至少数量相同的物品构成的成套货品应归入品目82.15。由此可知,本题货品中品目82.11所包含的货品与82.15所包含的货品各占一半,可以理解为"相同成分要从后"。根据以上章注释,应将该成套包装的礼品餐具归入品目82.15相应税号。

3. 简易归类方法适用

该例题显示出,虽然切肉刀、切点心刀及汤勺等均属于厨房餐具类,但根据"相同成分要从后"的归类规定,可以推广理解为"相同类别要从后",然后根据其中的汤勺为不锈钢制表面镀金的加工方式,应将该套货品归入税号8215.1000。

三、归类技能分析

对某一个具体商品进行归类时,第一步就是要初步断定它属于协调制度中哪一类,也就是要先确定它在进出口商品名称与编码中21类97章中的大致范围,属于哪一类。根据商品的详细描述,如它的成分、加工程度、规格、结构、用途等因素)确定它在协调制度中的8位编码。

(一)商品归类的操作程序分解

第一步,确定品目(4位数级编码)。

明确"待归类商品的特征"——查阅类、章标题——列出可能归入的章标题——查阅相应章中品目条文和注释,如可见该商品则确定品目—— 如无规定则运用归类总规则来确定品目。

第二步,确定子目(5～8位数级编码)。

注意:只有同一数级的子目才能进行比较。

(二)品目归类时解题程序上的错误地方

其一,抓不准待归类商品的特征。

通常,协调制度分类时对原料性商品按商品的自然属性设章;制成品按所具有的原理、功能及用途设章;对难以按常用的分类标志进行分类的进出口商品,则以杂项制品为名专列类、章。

首先应判断的是,待归类商品究竟是按原料、材料上的特征设章,还是按原理、功能及用途上的特征设章,或是应列入杂项制品。下面仅就品目归类时与明确"待归类商品特征"这一环节有关的程序进行说明。

【例8-27】　四缸汽车用内燃发动机,气缸容量1 500毫升

说明:汽车用内燃发动机从用途上看是汽车的零、部件,从功能上看是机械,查阅类、章标题,当视为前者时应归入第87章车辆及其零件、附件,但铁道及其电车道车辆除外;当视作后者时应归入第84章核反应堆、锅炉、机器、机械器具及其零件,相应品目分别为87.08和84.07。

【例8-28】　用于腐蚀性流体的瓷制龙头(莫氏硬度9以下的瓷制成)

说明:从商品构成材料上看是瓷制品,从商品用途上看是特殊的通用零件。查阅类、章标题当作为前者时,似归入第69章陶瓷产品;当作为后者时似应归入第84章……机器、机械器具及其零件。

其二,误将标题作为具有法律效力的归类依据。

在商品归类中,类、章及分章的标题并不具备法律效力,而仅为查找方便而设。

【例8-29】　石棉制安全帽(帽内衬有纯棉机织物制衬里)

说明:某些考生一看见帽子,就按第65章的章标题帽类及其零件将商品归入第65章,进而归入以安全帽列名的子目6506.1000。

该商品看起来既是帽类(按用途)又是石棉制品(按材料)。当作为前者时似应归入第65章品目65.06,当作为后者时似应归入第68章品目68.12。

再查阅两个章的注释,从第65章章注1(2)得知,第65章不包括石棉制帽类(品目68.12)。品目68.12的条文明确包括石棉的制品(如纱线、机织物、服装、帽类……)。因为归类时章标题不具有法律效果,正确的归类方法是按照条文和注释的规定归类,本题商品应归入子目6812.9100。

其三,忽视运用注释解决归类。

注释是为限定协调制度中各类、章、品目和子目所属货品的准确范围,简化品目和子目条文文字,杜绝商品分类的交叉,保证商品归类的唯一性而设立的,是非常重要的归类依据。在货品看起来可归入两个或两个以上品目的场合,尤其要想到运用注释确定归类。特别应关注涉及归类优先级、划分多个编码的界限、归类原则以及排他性的注释规定。

【例 8-30】 超过 100 年的水墨画原件,有收藏价值

说明:水墨画原件是手绘的艺术品,查阅类、章标题应归入第 97 章。看起来既是手绘画,也是超过 100 年的古物。

如作为前者似应归入品目 97.01 油画、粉画及其他手绘画;如作为后者似应归入品目 97.06 超过 100 年的古物。

因为第 97 章章注 4(2)规定品目 97.06 不适用于可以归入该章其他各品目的物品,所以超过 100 年的水墨画原件应归入品目 97.01,最终归入子目 9701.1010。本题的解题关键是牢记注释和品目条文在归类时处于同样优先的地位。如果忽视运用注释,就会误用规则三(三)从后归类的方法即归入品目 97.06,此法当然是一个错误的选择。

其四,错误运用归类总规则。

归类总规则是商品归类时必须遵循的总原则,其应用条件是在品目条文和注释不能解决归类的情况下才能应用。在讲解归类总规则的时候已经强调过了,在这里就不重复了。

(三)子目归类时解题程序上的错误

其一,误将子目归类先于品目归类。

【例 8-31】 氯乙烯—乙酸乙烯酯共聚物,按重量计含乙酸乙烯酯单体单元为 60%(水分散体)

说明:氯乙烯—乙酸乙烯酯共聚物是以氯乙烯和乙酸乙烯酯为共聚单体的饱和的合成物质,是塑料,查阅类、章标题应归入第 39 章塑料及其制品。

因本题商品是初级形状,所以应归入第 1 分章。该分章未见明确列有氯乙烯—乙酸乙烯酯共聚物的品目。此合物中重量最大的那种共聚单体单元所构成的聚合物的品目归类。因按重量计乙酸乙烯酯聚合物归类,归入品目 39.05。

因 39.05 品目下有一个"其他"子目,所以子目的归类应参照子目注释 1 办理,即因本题商品乙酸乙烯酯的含量不足 95%,所以不能视为聚乙酸乙烯酯,而应视为乙酸乙烯酯共聚物,最终归入子目 3905.2100。但是不少人对氯乙烯—乙酸乙烯酯共聚物的缺乏了解,忙于到子目条文寻求帮助,当发现品目 39.04 项下有以氯乙烯—乙酸乙烯酯共聚物列名的子目后,就误将 3904.3000 作为正解了。

其二,非同级子目进行比较。

品目归对了,但会因为忽视了子目归类时应按照归类总规则六规定的原则—子目的比较只能在同一数级上进行,而前功尽弃。

【同步案例 8-3】 企业 H.S 编码申报信息有误 惠州检验检疫局园洲办及时纠正

2013 年初,广东惠州检验检疫局园洲办事处及时发现并纠正某企业出口商品 H.S 编码申报不符情况,避免了该企业因 H.S 编码申报错误而引发的逃漏检行为。

该局工作人员在对某塑胶制品生产企业提供的申报资料进行审查时,发现其申报出口日本的产品品名为"塑胶盒",H.S 编码为"3926909090"。从 H.S 编码看,该产品对应的 H.S 注

释为"其他塑胶制品",属于出口非法检商品,似乎与该塑胶制品生产企业的产品范围相符。但园洲办工作人员详细查阅该产品的相关资料后,从该产品的日文说明书中发现其名称应为"制冰器"。经查询企业得知,该产品为日本清酒附赠品,其用途是倒入水放入冰箱冷冻后制成小冰球,可加入清酒中调节口感。同时,在核查企业提供的产品检测报告时,发现该报告是由企业客户指定公证行出具的,所采用的检测标准为日本《食品卫生法》。为此,工作人员初步判断该产品为食品接触类塑胶制品,属法定检验商品。经惠州局主管业务科室的技术鉴定,最终确认该产品 H.S 编码应为"3924100000",其对应的 H.S 注释为"塑料制餐具及厨房用具",为法定检验商品,必须按照出口法检商品要求进行检验检疫。

该局检验检疫人员向该企业负责人解释了 H.S 编码、全申报及申报核销相关规定以及检验检疫法律法规,以及逃避检验检疫后果的严重性。该企业立即以正确的 H.S 编码进行申报,并向当地海关申请改正错误的 H.S 编码,避免了一起逃漏检事件的发生。

应知考核

一、单项选择题

1. 0103　　　　　猪:

01031000　　　——改良种用

　　　　　　　——其他

　　　　　　　——重量在 50 千克以下

01039110　　　——重量在 10 千克以下

上面的商品编码"0103 9110"说明:(　　　)。

A. 该商品在第 1 章

B. 它表示重量在 10 千克以下的活猪

C. 商品编码中的第 5 位"9"代表除改良种用以外的其他活猪

D. 商品编码中的第 8 位"0"表示在 3 级子目下未设 4 级子目

2. 由 30% 的牛肉(0202)、30% 的猪肉(0203)、30% 的羊肉(0204)和 10% 的鸡肉(0207)组成的肉馅归入(　　　)。

A. 0201　　　　　　　B. 0202　　　　　　　C. 0203　　　　　　　D. 0204

3. 下列关于 H.S 编码书写正确的是(　　　)。

A. 0306 2399. 09　　　B. 0306.2399 09　　　C. 0306.2399.09　　　D. 0306 2399 09

4. 塑料盥洗盆的 H.S 编码是(　　　)。

A. 3922　　　　　　　B. 3924　　　　　　　C. 6901　　　　　　　D. 6911

5. 下列不属于 H.S 编码设立品目依据的是(　　　)。

A. 产品的用途　　　B. 产品生产类别　　　C. 产品的自然属性　　D. 产品的加工工艺

6. 进口一辆缺少轮子的汽车,在进行该商品的海关税则归类时,应按(　　　)归类。

A. 汽车的零部件　　B. 汽车底盘　　　　　C. 汽车车身　　　　　D. 汽车整车

7. 按照商品归类总规则,下列叙述中正确的是(　　　)。

A. 在进行商品归类时,商品的包装容器应单独进行税则归类

B. 在进行商品归类时,混合物可以按照其中一种成分进行税则归类

C. 在进行商品归类时,列明比较具体的税目优先于一般的税目

D. 从后归类的原则是商品税则归类的普遍使用原则

8. 冷冻香菇的商品编码和检验检疫类别分别是(　　)。

A. 0710809020 和 A/　　　　　　　　　　　B. B0710809020 和 PR/QS

C. 0712391000 和 A/　　　　　　　　　　　D. D0712391000 和 PR/QS

9. 下列商品编码对应的检验检疫类别与其他三个不同的是(　　)。

A. 0709591000　　　　B. 1504300010　　　　C. 2003901020　　　　D. 2005200000

10. 以下商品编码所对应的检验检疫类别相同的是(　　)。

A. 0713311000 和 0713319000　　　　　　　B. 4403492000 和 4407291010

C. 0408110000 和 2009110000　　　　　　　D. 6103430093 和 6108990010

二、多项选择题

1. H.S 中的税(品)目中所列货品,除完整品和制成品外,还应包括(　　)。

A. 在进出口时具有完整品基本特征的不完整品

B. 在进出口中具有制成品基本特征的未制成品

C. 完整品或制成品在进出口时的未组装件或拆散件

D. 具有完整品或制成品基本特征的不完整品或未制成品在进出口时的未组装件或拆散件

2. 下列货品属于 H.S 归类总规则所规定的"零售的成套货品"的是(　　)。

A. 一个礼盒,内有咖啡一瓶、咖啡伴侣一瓶、杯子两只

B. 一个礼盒,内有白兰地酒一瓶、打火机一只

C. 一包方便面、两包调料包、一把叉子

D. 一个礼盒、一块巧克力、一个塑料玩具

3. 关于商品编码 6107110000 和 6107120000,以下表述正确的有(　　)。

A. 均属于 H.S 的第 11 类　　　　　　　　　B. 均属于 H.S 的第 61 章

C. 两者的品目号相同　　　　　　　　　　　D. 两者的子目号不同

4. 关于商品编码 2002101000 和 2002909000 所对应的货物,以下表述正确的有(　　)。

A. 均须实施进境动植物、动植物产品检疫　　B. 均不实施进口商品检验

C. 均须实施进口食品卫生监督检验　　　　　D. 均须实施出境动植物、动植物产品检疫

5. 商品编码 9503008900 对应的货物须实施(　　)。

A. 海关与检验检疫联合监管　　　　　　　　B. 民用商品入境验证

C. 出口商品检验　　　　　　　　　　　　　D. 进口商品检验

三、判断题

1. 每一种商品都能明确地、准确地归入一个 H.S 编码的品目号下。　　　　　　　　(　　)

2. H.S 编码的品目号由 4 位数字组成,子目号由 6 位数字组成。　　　　　　　　　(　　)

3. H.S 分类目录的类注释、章注释和子目注释 H.S 不可分割的部分,与 H.S 品目条文一样具有同等效力。　　　　　　　　　　　　　　　　　　　　　　　　　　　　　(　　)

4. H.S 的编排结构是将所有国际贸易商品按生产部门分为 22 类,在各类内,基本上按照同一起始原料或同一类型的产品设章,共有 98 章。　　　　　　　　　　　　　　(　　)

5. H.S 类注释、章注释和子目注释与 H.S 税目条文一样具有同等法律效力。　　　(　　)

6. H.S 类、章及分章的标题,仅为查找方便而设,具有法律效力的归类,应按税目条文和有关类注或章注确定。　　　　　　　　　　　　　　　　　　　　　　　　　　　(　　)

7. 在进口或出口时该项不完整品或未制成品的基本特征的未制成品,按照完整品进行归类。　　　　　　　　　　　　　　　　　　　　　　　　　（　　）

8. 如果货物看起来可以归入两个或两个以上税目,应该从后归类。　　（　　）

9. 与照相机一同进口的照相机套,应该与照相机一并归类。　　　　（　　）

10. 我国进出口商品编码第5、6位数级子目号列为H.S子目,7、8位数级子目号列为本国子目。　　　　　　　　　　　　　　　　　　　　　　　　　　　（　　）

应会考核

■ 案例题

资料:某报关人向海关申报进出口商品名称时使用了方言,如将"变压器"申报为"火牛",将"拖拉机"申报为"铁牛"等。

讨论:如果真的将"变压器"申报为"火牛",将"拖拉机"申报为"铁牛",你还能归类吗? 这给你什么启发?

■ 技能应用

请查找下列商品的 H.S 编码:

1. 包心鱼丸,1 000 克/袋,配料为鳗鱼肉、面粉、猪肉、河蟹、香菇(重量比为:50%、20%、20%、5%、5%)。制作过程中:将鳗鱼肉与面粉混合加水搅拌,揉捏成丸状,以猪肉和香菇剁碎做馅,煮熟,冷却后袋装速冻。

2. 羊驼毛皮床毯,由8块经过处理的羊驼的毛片缝制而成。

3. 男式全棉灯芯绒(机织)休闲西服上装。

4. 棒棒糖。

5. 氟碳铈铜矿,用于制取铈族稀土元素。

■ 综合实务

2016 年3月,浙江华通机电进出口公司为杭州瑞丰混凝土公司代理进口 10 辆机动混凝土搅拌车,浙江华通机电进出口公司委托汉德报关行办理商品归类和确定海关监管条件。

任务1:要认知,要"识货";

任务2:套用六大归类总规则;

任务3:归出税则号;

任务4:利用互联网电子途径确定海关监管条件。

项目实训

【实训项目】

报检商品归类查询。

【实训任务】

由教师制定查询的报检商品,学生快速查询商品的海关监管条件和检验检疫类别。

【实训要求】

配备报检工具书,教师要求学生按照 2016 年最新的《法检目录》查询上述任务。

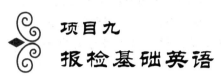

项目九
报检基础英语

项目引领:

老李对赵昂说:在国际贸易中,不论是报关还是报检都必须要掌握娴熟的专业外语基础知识,这是从事贸易活动必须具备的要领。

知识目标:

理解:报检常用单据的基本内容。
熟知:报检单据的样本。
掌握:报检单据中常用词汇。

能力目标:

能够掌握基本外贸英语词汇,并在实践中得以应用。

知识支撑:

Module One Background Introduction of International Trade

Ⅰ. Brief Introduction to International Trade

International trade, also known as foreign trade, overseas trade or world trade, is the exchange of goods, services, and capital across national borders or territories. It consists of import trade and export trade. It manifests the economically interdependent relations between different countries or regions. International trade takes place for many reasons.

International trade emerges and develops in some certain historic conditions. The development of social productivity generates the surplus of products. People began to trade the surplus. Gradually, the foreign trade occurs when the transaction proceeds across national borders. In addition, under the complex economic circumstance nowadays, no individual or single country can be self-sufficient. Countries have different natural, human, and capital resources and the ways of combining them vary greatly. They are not equally efficient at producing the goods and services that their residents demand. People have developed different skills. This is also the foundation of international trade and economic activities.

Ⅱ. International Trade Procedure

The basic procedure of international trade includes the following stages: preparation, negotiation, making out a contract and implementation of the contract.

At the stage of preparation, market research is very important. It is normal and necessary to spend several weeks or months learning about the products, target market and its profit potential when seeking for partners or clients. Besides collecting relevant information, a trader may win or lose a sale according to his/her negotiation ability. Negotiation requires specialized skills, tactics, communication competence and teamwork spirit.

After preparation, the trader can move on the next step, negotiation. Negotiation includes enquiry, offer, counter-offer, acceptance and conclusion of contract. Enquiry/Inquiry means the initiation of a potential transaction. The trader needs to obtain the necessary information of the target product and partner, which contains name, quality, quantity, size, packaging, shipping, delivery date and insurance and so on. Offer can be made by a seller or a buyer. It expresses a proposal of terms and conditions stated in a potential transaction-price, term of payment and time of shipment-for example. When an offeree is satisfied with the terms and conditions of the offer, the offeree can make a statement or an act of acceptance. When an offeree raises an objection, the offeree may offer some new terms for the transaction, which is called counter-offer. After reaching an agreement, both parties set up a contract. The contract must involve the terms and conditions mentioned in the offer and acceptance. Otherwise, it is invalid. The contact is legally enforceable. Both parties should undertake the obligation to implement the contract.

Ⅲ. Relevant Departments Involved in Foreign Trade Business

As has discussed above, foreign trade business is not a simple or easy task to handle. It covers a series of complex formalities for the trade company to go through. During the whole process, the trader needs to deal with several departments which can be within or beyond the company itself.

Regarding the internal departments, it refers to the different sectors in the trade company that participate in the foreign trade business. Each sector plays an important part and if any of them failed to complete the assigned work, the business would be suspended. Generally speaking, the internal departments usually include sales department, purchase department, production department, financial department and so on. This situation may vary according to different management systems in companies as well as different kinds of businesses.

Besides the communications with departments within the trade company, many government organs or enterprises also engage in foreign business, which are also called external departments. Here are some necessarily mentioned.

Owing to the quality of foreign trade, the company concerned should go through a set of statutory formalities. The branches of the Ministry of Commerce or the local Department of Commerce (known as foreign trade bureau) is the place where the company applies for foreign trade operation right, import & export license and quota. The commodity inspection department, also referring to the inspection and quarantine bureau, takes charge of the inspection on the goods and the issuance of official inspection certificate or certificate of origin, if the trade parties make such requirements. Customs is responsible for supervising and examining all the commodities or items in and out of a country, and collecting duties according to correspondent regulations. The State Administration of Taxation is in charge of collection of taxes and enforces the state revenue laws. For the foreign trade companies, the policies on refund of VAT and Excise Tax on imports and exports should be especially considered. Moreover, speaking of the specific procedures in the international trade practice, there are three types of enterprises basically referred to: the shipping company for the transportation of the goods, the insurance company to reduce the risk of loss, and banks for taking care of the payment settlement.

Ⅳ. Customs Declaration and International Freight

Customs declaration and international freight (the main topic of this book) both play an essential role in international trade. Customs declaration is generally performed by the owner of goods or the agent. It may also be completed by the person having control over the goods. The person may be individuals or companies, as well as certain associations of persons. The objects of customs declaration refer to means of transport and goods or articles. The procedures of customs declaration vary according to the different properties of the objects. The goods cannot be imported or exported successfully without going through the formalities of customs declaration appropriately and correctly. The quality of customs declaration directly affects the speed of customs declaration, the operating costs and performance of companies, and administrative efficiency of Customs. As the act of customs declaration is closely related to the policies and rules of foreign trade, the implementation of customs declaration businesses is policy-related, professional, technical and operational.

International freight normally involves carrier, cargo owner, and agents (shipping broker, shipping agent, freight forwarder, and consultative agent) and so on. Many parties need to work together to process international shipping which has a significant influence on payment. The unsatisfactory shipment tends to give rise to failures in satisfactory payment. No one would like to pay for goods that do not arrive, or arrive in damaged condition. Shipment and payment issues are the main transactional elements that distinguish international trade from domestic sales. The disputes between traders often happen in these two fields; so a complete knowledge of shipping contracts and terms of trade is essential to properly understand finance and payment issues, and to deal with the disputes.

This book mainly introduces the relevant knowledge of customs declaration and international freight, which aims to give a favor and guidance to any person who needs the professional knowledge in this field. In addition, this book is very informative and helpful for the person who intends to take the professional certificates such as Custom Declaration/Clearance License, Quarantine Clearance License and so on.

Words and Expressions

Interdependent adj. 相互依存的,相互依赖的

Emerge v. 出现,逐渐形成

Productivity n. 生产率,生产能力

Surplus n. 剩余

self-sufficient adj. 自给自足的

Territory n. 领土,领地,地区

Enquiry/Inquiry n. 询盘

Offer n. 发盘

Correspondent adj. 符合的,相当的,相似的

Association n. 联合,协会,联盟

Distinguish v. 区分,区别

Transaction n. 交易,业务

Dispute n. 纠纷,争吵

Complete adj. 全面的,完全的

Informative adj. 增长知识的,提供有用信息(或资料)的

give rise to 导致,引起

Special Term

Ministry of Commerce 商务部

State Administration of Taxation 国家税务总局

VAT Value Added Tax 增值税

Customs declaration 报关

Shipping broker 租船代理

Shipping agent 船务代理

Freight forwarder 货运代理

Consultative agent 咨询代理

Custom Declaration License 报关证

Quarantine Clearance License 报检证

Notes

1. 询盘(Enquiry/Inquiry)也称询价,是指交易的一方准备购买或出售某种商品,向对方询问买卖该商品的有关交易条件。询盘的内容可涉及:价格、规格、品质、数量、包装、装运以及索取样品等,而多数只是询问价格。所以,业务上常把询盘称为询价。询盘可采用口头或书面形式。在实际业务中,询盘只是探寻买或卖的可能性,所以不具备法律上的约束力,询盘的一方对能否达成协议不负有任何责任。由于询盘不具有法律效力,所以可作为与对方的试探性接触,询盘人可以同时向若干个交易对象发出询盘。

2. 发盘(Offer)在国际贸易实务中,发盘也称报盘、发价、报价。法律上称为"要约"。发盘可以是应对方询盘的要求发出,也可以是在没有询盘的情况下,直接向对方发出。一般是由卖方发出的,但也可以由买方发出,业务称其为"递盘"。

3. 还盘(Counter-offer)又称还价,是受盘人对发盘内容不完全同意而提出修改或变更的表示,是对发盘条件进行添加、限制或其他更改的答复。还盘只有受盘人才可以做出,其他人做出无效。

4. 接受(Acceptance),是受盘人在发盘的有效期内,无条件地同意发盘中提出的各项交易条件,愿意按这些条件与对方达成交易的一种表示。接受在法律上称为"承诺",接受一经送达发盘人,合同即告成立。双方均应履行合同所规定的义务并拥有相应的权利。它是交易磋

商的过程之一。如交易条件简单,接受中无须复述全部条件。如双方多次互相还盘,条件变化较大,还盘中仅涉及需变更的交易条件,则在接受时宜复述全部条件,以免疏漏和误解。

Exercises

Ⅰ. **Choose the right answer from the four choices below.**

1. International trade does not refer to (   ).

A. foreign trade   B. world trade   C. domestic trade   D. overseas trade

2. International trade implies the (   ) relations between different countries or regions.

A. political   B. cultural   C. economic   D. social

3. Market research is at the stage of (   ) in the international trade procedure.

A. negotiation   B. making contracts

C. preparation   D. implementing contracts

4. (   ) means the beginning of a potential transaction.

A. Acceptance   B. Counter-offer   C. Offer   D. Inquiry

5. The final contract must involve the terms and conditions in the offer and (   ).

A. inquiry   B. counter-offer   C. acceptance   D. inquiry

Ⅱ. **Multiple choice questions, select all of the correct answers.**

1. The reasons for the emergence of international trade include (   ).

A. some certain historic conditions   B. products surplus

C. some countries can be self-sufficient   D. countries have different resources

2. The basic procedure of international trade includes (   ).

A. preparation   B. negotiation

C. making out contracts   D. implementing contracts

3. The internal departments involved in foreign trade business consist of (   ).

A. sales department   B. administrative department

C. purchase department   D. financial department

4. Customs declaration is generally performed by the (   ) of goods.

A. owner   B. seller   C. buyer   D. agent

5. The features of the implementation of customs declaration businesses are (   ).

A. policy-related   B. professional   C. technical   D. operational

Ⅲ. **Decide whether the following statements are true or false.**

1. Negotiation requires specialized skills, tactics, communication competence and teamwork spirit. (   )

2. Offer can only be made by a seller. (   )

3. International freight normally involves carrier, cargo owner, and agents and so on. (   )

4. Financial department is the external department involved in international trade business. (   )

5. The quality of customs declaration does not directly affect the speed of customs declaration, the operating costs and performance of companies, and administrative efficiency of

Customs. 　　　　　　　　　　　　　　　　　　　　　　　　（　　）

Ⅳ. **Translate the following into Chinese.**

1. International trade，also known as foreign trade，overseas trade or world trade，is the exchange of goods，services，and capital across national borders or territories.

2. At the stage of preparation，market research is very important. It is normal and necessary to spend several weeks or months learning about the products，target market and its profit potential when seeking for partners or clients.

3. When an offeree raises an objection，the offeree may offer some new terms for the transaction，which is called counter-offer.

4. Regarding the internal departments，it refers to the different sectors in the trade company that participate in the foreign trade business. Each sector plays an important part and if any of them failed to complete the assigned work，the business would be suspended.

5. The branches of the Ministry of Commerce or the local Department of Commerce (known as foreign trade bureau) is the place where the company applies for foreign trade operation right，import & export license and quota.

Ⅴ. **Translate the following into English.**

1. 国际贸易是在一定的历史条件下产生和发展起来的。社会生产力的发展促使可供交换的剩余产品出现，人们开始交易劳动剩余产品。这些剩余商品在国与国之间交换，就逐渐产生了国际贸易。

2. 贸易商需要获取目标产品和合作伙伴的必要信息，包括名称、品质、数量、规格、包装、装运、装运日期及保险等。发盘可由卖方或买方发出。他向受盘人提出潜在交易的条件和要求，比如价格、支付方式和装运日期等。

3. 一般来说，内部部门通常包括销售部、采购部、生产部、财务部等。由于不同公司管理系统的差异以及不同业务的差异，内部部门的种类也会因此不同。

4. 除了收集相关信息，贸易商的成败也取决于他的谈判能力。商务谈判需要专业的技能、技巧、沟通能力和合作精神。

5. 货运和支付问题是区分国际贸易与国内交易的主要要素。贸易商在这两方面时常会产生纠纷，所以全面掌握货运合同制定和贸易条款的知识对于了解财务，以及解决支付问题和处理纠纷尤为必要。

Module Two　Inspection Declaration

Unit 1　Introduction to Entry Exit Inspection and Quarantine

Ⅰ. **Concept of Entry Exit Inspection and Quarantine**

Entry-exit inspection and quarantine refers to the supervision and management work of inspection and quarantine agencies and organs，including inspection，quarantine and certification on the entry & exit goods，conveyance and persons.

Ⅱ. **Emergence of Entry Exit Inspection and Quarantine**

1. In 1348，the first health quarantine station was set up in Venice，Italy.

2. In 1864，the first Chinese commodity inspection agencies，Shanghai Renji Foreign Firm，the issuance agent of Lloyd's of London started the business of marine insurance，ship inspection，and evaluation.

3. In 1928, National Government Department of Trade and Industry issued Provisional Rules of Commodity Export Inspection, which was the first regulation on commodity inspection in China.

4. In 1929, Shanghai Commodity Inspection Bureau under the Ministry of Industry and Commerce was established, which was the first official commodity inspection agencies established by government.

5. In 1932, the Republic of China issued Commodity Inspection Act, the first law of Chinese commodity inspection.

6. The only two bureaus of commodity inspection existing during Anti-Japanese War were the Chongqing Commodity Inspection Bureau and the Kunming Commodity Inspection Bureau.

7. In 1940, Wang's puppet government continued to implement Commodity Inspection Act, and set Commodity Inspection Bureaus in Shanghai, Tianjin, Qingdao and other cities.

8. After the foundation of new China, the Foreign Trade Division under the Central Ministry of Trade established the Commodity Inspection Department, unified the national commodity inspection work, and set up local Commodity Inspection Bureau across the country.

9. In 1952, the Central Ministry of Trade was divided into the Commerce of Department and the Foreign Trade Ministry.

10. In 1959, Premier Zhou emphasized that foreign traders should abide by the contract, be honest and focus on the quality rather than the quantity, regarding the quality problems in the import and export commodities.

11. In 1972, the Foreign Trade Ministry issued notification on strengthening the quality inspection of export commodities in view of the quality reduction problem in export commodities.

12. In 1980, Commodity Inspection Bureau of the Ministry of Foreign Trade was changed into the General Administration for the Inspection of Import and Export Commodities supervised by both the central government and local government, and the central government plays the main leading role.

13. In 1982, the State Council was restructured and the General Administration for the Inspection of Import and Export Commodities was renamed the State Administration for the Inspection of Import and Export Commodities supervised by MOFTEC (the Ministry Of Foreign Trade and Economic Cooperation).

14. On February 21st, 1989, Law of the People's Republic of China on Import and Export Commodity Inspection was approved.

15. In 1992, approved by the State Council, the Regulations for the Implementation of the Law of the People's Republic of China on Import and Export Commodity Inspection promulgated by State Administration of Import and Export Commodity Inspection came into force.

16. In 1903, the Central-east Railway Administration set up Veterinary Quarantine De-

partment, which was the first animal and plant quarantine institution in China.

17. In 1927, the Inspection Station for Fur, Leather and Meat under the Ministry of Agriculture and Industry was established in Tianjin, and it was official animal and plant quarantine organ in China.

18. On October 30th, 1991, the Law of the People's Republic of China on the Entry and Exit Animal and Plant Quarantine was promulgated. In 1995, State Animal and Plant Quarantine Station was renamed General Administration of Animal and Plant Inspection.

19. In 1873, Shanghai and Xiamen Customs set up health and quarantine institutions, which were the beginning of the health and quarantine within China's territory.

20. In 1986, the Frontier Health and Quarantine Law of the People's Republic of China was promulgated, and in 1992, all sanitary quarantine offices were renamed hygiene quarantine bureaus, and in 1995, General Health Quarantine Bureau was renamed the Health Quarantine Bureau of PRC.

Ⅲ. The Development of Entry Exit Inspection and Quarantine

1. In March, 1998, the State Council carried out institutional reform State Administration of Import and Export Commodities Inspection, State Administration of Animal and Plant quarantine, and State Administration of Health and Quarantine were merged to establish the Administration of Entry & Exit Inspection and Quarantine, namely combining three inspections into one.

2. On April 10th, 2001, the former Administration of Entry & Exit Inspection and Quarantine China State Bureau of Quality Technical Supervision(CSBTS) were merged to set up the General Administration for Quality Supervision, Inspection and Quarantine (AQSIQ) At the same time, the Certification and Accreditation Administration of the PRC and the Standardization Administration of the PRC were established to separately manage the work of quality certification and accreditation as well as standardization.

Ⅳ. Legal Status of China Entry Exit Inspection and Quarantine

1. The legal status of China entry exit inspection and quarantine is fundamentally established by the form of law.

2. The State Administration for Entry Exit Inspection and Quarantine (SAIQ) is the administrative law enforcement institutions of four laws, and possesses law rights. With the aim of the centralization, unity and consistency, it implements the vertical system of leadership approved by the State Council.

3. The relatively completed law and regulation system in China is the foundation for inspection and quarantine institutions to implement law.

4. The complete supervision procedures of China inspection & quarantine laws and regulations guarantee the efficient enforcement of laws. From January 1st, 2000, the new customs clearance mode was carried out: inspection declaration first, customs second.

Ⅴ. The Role of Entry Exit Inspection and Quarantine

1. Entry Exit Inspection and Quarantine is the embodiment of national sovereignty.

2. Entry Exit Inspection and Quarantine is the embodiment of national management

function.

3. Entry Exit Inspection and Quarantine is the guarantee of successful transactions and sustainable development of Chinese foreign trade.

4. Entry Exit Inspection and Quarantine is of significant meaning in protecting the production safety of agriculture, forestry, animal husbandry and fishery, promoting the foreign trade of agricultural and animal products and protecting citizen's health.

5. The implementation of frontier health quarantine in entry exit inspection and quarantine is the guarantee of our people's heath.

Ⅵ. Objective and Task of Entry Exit Inspection and Quarantine

Entry Exit Inspection and quarantine is a general term, including the inspection, quarantine, appraisal supervision and administration on the entry & exit commodities, the conveyance (for goods, animals, plants and passengers), transportation equipment, and health quarantine on entry persons as well as health supervision at the port, which are all conducted by the entry & exit institutions in accordance with national inspection and quarantine laws and regulations.

The objective and task of entry exit inspection and quarantine include:

Firstly, implement inspection, appraisal, supervision and administration over the entry-exit commodities. Strengthen the inspection of entry exit commodities, standardize inspection and quarantine procedure in order to protect public interest and legal right of all relevant parties in import and export trade, and promote foreign trade development.

Secondly, implement quarantine, supervision and administration on the entry-exit animals, plants and their products including conveyance and the packing materials, to prevent germs and pests from being brought in or out and protect human health and global environment.

Thirdly, implement frontier health quarantine and port health supervision over the entry-exit persons, conveyance, transportation equipment and potential transmission media like luggage, goods, and parcels, to prevent the transmission of infectious disease.

Fourthly, break Technical Barriers to Trade (TBT in international trade).

Ⅶ. Management System and Institutional Framework of Entry Exit Inspection and Quarantine

1. AQSIQ (General Administration of Quality Supervision Inspection and Quarantine) applies vertical management over entry & exit inspection and quarantine organs.

2. AQSIQ is the top leading unit in the quality supervision system and responsible for the entry & exit inspection and quarantine across the country. It is also a ministerial-level department directly under the State Council.

3. Entry exit institutions is divided into three levels which are AQSIQ, administrations of entry & exit inspection and quarantine, and the branch entry & exit inspection and quarantine institution.

4. The branch entry & exit inspection and quarantine institution is supervised by correspondent superordinate administrations of entry & exit inspection and quarantine, which is

under supervision of AQSIQ. And there are 35 of them.

Words and Expressions

administrative adj. 管理的，行政的

regulation n. 管理

entry n. 进口，进境

exit n. 出口，出境

inspection n. 检查

quarantine n. 检疫

certificate n. 证书

commodity n. 商品

marine adj. 航海的，海运的

establish v. 建立

bureau n. 局

division n. 部门

abide v. 持续

quality n. 质量

quantity n. 数量

notification n. 通知，告知

strengthen v. 加强，巩固

territory n. 领土

frontier n. 边境，国境

organization n. 组织

reform v. 改革

merge v. 合并

accreditation n. 委派

committee n. 委员会

entry-exit inspection and quarantine 出入境检验检疫

puppet government 傀儡政府

State Council 国务院

in accordance with 根据，按照

Special Terms

Technical Barriers：技术性壁垒。技术性壁垒是指国家或区域组织为维护国家或区域安全、保障人类安全健康、保护生态环境、保证产品质量而采取的强制性或非强制性的技术性措施。由于技术性壁垒所具有的广泛性、复杂性、隐蔽性，使其在国际社会关税壁垒和非关税壁垒不断减少的情况下，成为各个国家尤其是发达国家保护国内企业、争夺国际市场份额的有力手段，也因此成为许多国家尤其是发展中国家发展对外贸易的障碍。

Notes

1. In 1929，Shanghai Commodity Inspection Bureau under the Ministry of Industry and Commerce was established，which was the first official commodity inspection agencies established by government.

1929 年,工商部上海商品检验局成立,这是中国第一个由国家设立的官方商品检验机构。

2. After the foundation of new China, the Foreign Trade Division under the Central Ministry of Trade established the Commodity Inspection Department，unified the national commodity inspection work，and set up local Commodity Inspection Bureau across the country.

新中国成立以后,中央贸易部国外贸易司设立了商品检验处,统一领导全国商检工作,并在各地设立商检局。

在这里,"附属于"一般用 "under" 表示, 而"设立"一般为 "set up"。

3. In 1873，Shanghai and Xiamen Customs set up health and quarantine institutions，which were the beginning of the health and quarantine within China's territory.

1873 年,在上海、厦门海关设立卫生检疫机构,这是中国国境卫生检疫的雏形。

4. In March, 1998，the State Council carried out institutional reform State Administration of Import and Export Commodities Inspection, State Administration of Animal and Plant quarantine，and State Administration of Health and Quarantine were merged to establish the Administration of Entry & Exit Inspection and Quarantine，namely combining three inspections into one.

1998 年 3 月,国务院实施机构改革,国家进出口商品检验局、国家动植物检疫局、国家卫生检疫局合并组建国家出入境检验检疫局,即"三检合一"。

5. Entry Exit Inspection and Quarantine is the embodiment of national sovereignty.

出入境检验检疫是国家主权的体现。

6. From January 1st，2000，the new customs clearance mode was carried out：inspection declaration first，customs second.

自 2000 年 1 月 1 日起,我国实行新通关模式为:"先报检,再报关"。

Customs clearance 通关;通关即结关、清关,是指进口货物、出口货物和转运货物进入一国海关关境或国境必须向海关申报、办理海关规定的各项手续,履行各项法规规定的义务;只有在履行各项义务,办理海关申报、查验、征税、放行等手续后,货物才能放行,放行完毕称为通关。

7. Entry Exit Inspection and Quarantine is of significant meaning in protecting the production safety of agriculture，forestry，animal husbandry and fishery，promoting the foreign trade of agricultural and animal products and protecting citizen's health.

出入境检验检疫对保护农林牧渔业生产安全、促进农畜产品的对外贸易和保护人体健康,具有重要的意义。

8. The branch entry & exit inspection and quarantine institution is supervised by correspondent superordinate administrations of entry & exit inspection and quarantine, which is under supervision of AQSIQ.

入境检验检疫分支机构由直属出入境检验检疫局领导,向直属出入境检验检疫局负责;直属出入境检验检疫局由国家质检总局领导,向国家质检总局负责。

Exercises

Ⅰ. **Choose the only right answer from the four choices below.**

1. In 1348，the first health quarantine station was set up in(   )，Italy.

A. Venice   B. Genoa   C. Florence   D. Netherlands

2. In 1864, the first Chinese commodity inspection agencies, (   ), the issuance agent of Lloyd's of London started the business of marine insurance, ship inspection, and evaluation.

A. Dalian Renji Foreign Firm   B. Shanghai Renji Foreign Firm

C. Yantai Renji Foreign Firm   D. Tianjin Renji Foreign Firm

3. The earliest official animal and plant institution in China was (   ).

A. Inspection Station for Fur, Leather and Meat under the Ministry of Agriculture and Industry

B. State Administration of Animal and Plant Quarantine

C. Shanghai Commodity Inspection Bureau

D. AQSIQ

4. The first official commodity inspection bureau in China was (   ).

A. Shanghai Commodity Inspection Bureau under the Ministry of Industry and Commerce established in 1864

B. Shanghai Commodity Inspection Bureau under the Ministry of Industry and Commerce established in 1929

C. The issuance agent of Lloyd's of London in 1864

D. Inspection Station for Fur, Leather and Meat under the Ministry of Agriculture and Industry established in Tianjin in 1927

5. In (   ), the Republic of China issued Commodity Inspection Act, the first law of Chinese commodity inspection.

A. 1928   B. 1930   C. 1932   D. 1934

Ⅱ. **Multiple choice question, select all of the correct answers**

1. In China, the roles of entry-exit inspection and quarantine are mainly embodied in (   ).

A. Entry exit inspection and quarantine is the embodiment of national sovereignty and management

B. Entry exit inspection and quarantine guarantees successful and sustainable foreign trade

C. Entry exit inspection and quarantine is of significant meaning in protecting the production safety of agriculture, forestry, animal husbandry and fishery

D. Entry exit inspection and quarantine guarantees people's health

2. Which of the following is the law basis of inspection and quarantine? (   )

A. Law of the People's Republic of China on Import and Export Com-Modify Inspection

B. the Law of the People's Republic of China on the Entry and Exit Animal and Plant Quarantine

C. The Frontier Health and Quarantine Law of the People's Republic of China

D. The Food Safety Law of the People's Republic of China

3. The State Council carried out institutional reform, and "combining three inspections

into one" refers to that（　　）were merged to established the Administration of Entry & Exit Inspection and Quarantine.

A. State Administration of Goods Inspection

B. State Administration of Animal and Plant Quarantine

C. State Administration of Health and Quarantine

D. State Administration of Import and Export Commodity Inspection

4. The organs of entry & exit inspection and quarantine include（　　）.

A. AQSIQ

B. administrations of entry & exit inspection and quarantine

C. branch entry & exit inspection and quarantine institutions

D. General Administration of Customs

5. Work of entry-exit inspection and quarantine includes（　　）.

A. import and export commodity inspection

B. entry and exit animal and plant inspection

C. frontier health inspection

D. entry and exit commodity inspection

Ⅲ. Decide whether the following statements are true or false.

1. The mode of Chinese customs clearance is customs declaration first, inspection declaration second. （　　）

2. During the Anti-Japanese War, the only two commodities inspection bureaus were located at Dalian and Chongqing. （　　）

3. The management system of AQSIQ over entry-exit inspection and quarantine institutions is parallel management system. （　　）

4. The branch entry & exit inspection and quarantine institution is supervised by correspondent superordinate administrations of entry & exit inspection and quarantine, which is under supervision of AQSIQ. （　　）

5. Protecting economy development, people's lives and healthy living environment is the prior aim of entry-exit inspection and quarantine. （　　）

Ⅳ. Translate the following into Chinese.

1. In 1864, the first Chinese commodity inspection agencies, Shanghai Renji Foreign Firm, the issuance agent of Lloyd's of London started the business of marine insurance, ship inspection, and evaluation.

2. The only two bureaus of commodity inspection existing during Anti-Japanese War were the Chongqing Commodity Inspection Bureau and the Kunming Commodity Inspection Bureau.

3. In 1959, Premier Zhou emphasized that foreign traders should abide by the contract, be honest and focus on the quality rather than the quantity, regarding the quality problems in the import and export commodities.

4. The relatively completed law and regulation system in China is the foundation for inspection and quarantine institutions to implement law.

5. The implementation of frontier health quarantine in entry exit inspection and quarantine is the guarantee of our people's heath.

6. Entry-exit inspection and quarantine refers to the supervision and management work of inspection and quarantine agencies and organs, including inspection, quarantine and certification on the entry & exit goods, conveyance and persons.

V. Translate the following into English

1. 1972 年,针对出口商品质量下降等问题,对外贸易部发出《关于把好出口商品质量关的通知》。

2. 1980 年,将外贸部商品检验总局改为进出口商品检验总局,中央地方双重领导,以中央领导为主。

3. 1982 年,国务院机构改革,进出口商品检验总局更名为进出口商品检验局,由外经贸部管理。

4. 1989 年 2 月 21 日通过了《中华人民共和国进出口商品检验法》。

5. 1992 年,经国务院批准,由国家商检局发布施行《中华人民共和国进出口商品检验法实施条例》。

6. 2001 年 4 月 10 日,原国家出入境检验检疫局和国家质量技术监督局合并成立国家质量监督检验检疫总局,同时成立国家认证认可监督管理委员会和国家标准化管理委员会,分别管理全国质量认证、认可和标准化工作。

Unit 2　Working Content, Procedure, Process of Entry-exit Inspection and Quarantine

I. Working Content of Entry-exit Inspection and Quarantine

1. Statutory Inspection and Quarantine

According to the requirement of related laws and regulations, Entry-exit Inspection and Quarantine Authorities shall, in accordance to the law, implement the inspection, quarantine, appraisal and other services on entry-exit personnel, cargo, means of transport, container and other statutory inspection and quarantine stuff, which is called as statutory inspection and quarantine, or mandatory inspection and quarantine.

In the *Catalogue of Statutory Inspection Commodities* (version 2013), there involves, in total, 20 types of *Harmonized System*, and 5201 codings, including H. S. codings of implementing import and export inspection and quarantine and supervision, respectively 4423 and 4491 and 3 H. S codings co-supervised by Customs and Inspection and Quarantine Authorities.

Catalogue consists of 5 columns: commodity code, commodity name and remarks, unit of measurement, customs supervision requirements and category of inspection and quarantine. Therein, items of commodity code, commodity name and remarks, and unit of measurement are based on H. Scoding, and comply with the latest standards of commodity code, commodity name, commodity remarks, unit of measurement in *Comprehensive Classification Table of Commodity* of customs.

In the "customs supervision requirements" of the commodity in *Catalogue*, A means it needs to implement the inbound inspection and quarantine; B means it needs to implement the outbound inspection and quarantine; D means co-supervision by customs and Inspection and Quarantine Authorities. In the "category of inspection and quarantine" of the commodity in *Catalogue*, M means import commodity inspection; N-export commodity inspection; P - inbound animals & plants and their relative products quarantine; Q -outbound animals & plants and their relative products quarantine; R -hygiene supervision and inspection for import food; S -hygiene supervision and inspection for export food; L -entry verification for civil commodity; W -exit health quarantine; V -entry health quarantine. The customs supervision of complete equipment belongs to category A, and inspection and quarantine belongs to category M.

2. Basic Content of Entry-exit Inspection and Quarantine

(1)Import and Export Commodity Inspection

① The inspection and quarantine on the commodity listed in *Catalogue* aims at judging whether they meet the mandatory requirements of national technical regulations.

② The adopted method of judging conformity assessment, whose procedure includes: sampling, testing and inspection; registering, confirming and approval as well as the combined assessment, verification and assurance of conformity of all items.

③ Except the commodity listed in *Catalogue*, the laws, legislations and relevant regulations also stipulate some items that must be subject to the inspection from Inspection and Quarantine Authorities, such as waste goods (including used mechanical and electronic products), cargos that need the evaluation of foreign-invested assets, export textile that must have an identification check, goods and materials used for foreign aids, etc.

④ According to the needs of Inspection and Quarantine Authorities, the qualified import & export commodity can be added to the mark of Inspection and Quarantine or be sealed.

(2) Import and Export Animal & Plant Quarantine

Inbound and outbound animal & plant quarantine, refers to the behavior that Inspection and Quarantine Authorities implement quarantine and supervising administration on the animal & plant and relevant stuff below in the light of relevant provisions of *Quarantine* Act and *Import and Export Quarantine Act Enforcement* Regulations.

① The Scope of Animal &Plant Inspection and Quarantine Implemented by Inspection and Quarantine Authorities.

First, inbound, outbound and transit animals & plants, animal and plant products and other quarantine stuff.

Second, container, packaging and bedding materials that loads animal & plant, animals and plants products and other quarantine stuff.

Third, transportation from the animal & plant infected area.

Fourth, inbound dismantled vessel.

Fifth, Other cargoes and goods that should accept the entry-exit animal & plant quarantine according to relevant laws, administrative laws and regulations, international treaties, and business contracts.

② Relevant Disposal Provisions of Animals & Plants Inspection and Quarantine.

First, as for the objects in national list of prohibition of entry, Inspection and Quarantine Authorities can return or destroy them.

Second, as for inbound animals, animal & plant products, plant seed, seedling and other propagating materials, the licensing system for quarantine of entry is carried out. Before signing contract and treaty, input company shall transact the quarantine approval process in advance.

Third, as for animals & plants, animal and plant products and other quarantine stuff, Inspection and Quarantine Authorities shall implement quarantine supervision on their producing, processing and storage.

Fourth, Inspection and Quarantine Authorities perform quarantine supervision on transit transport animal & plant, and their products and other quarantine stuff.

Fifth, Inspection and Quarantine Authorities perform quarantine supervision on carrying or posting animal & plant, and their products and other quarantine stuff.

Sixth, as for the transportation from the infected area, Port Inspection and Quarantine Authorities shall perform quarantine on site and relevant sterilizing disposal.

(3)Health Quarantine and Disposal

① As for the conveyance that carries quarantinable epidemic diseases or has been sanitized, entry-exit quarantine certificate shall be signed and issued, allowing its departure and entry.

② As for the entry-exit personnel who has developed plague, cholera and yellow fever, check-up detention and Isolation is implemented.

③ As for the foreigner who has developed Aids, venereal disease, leprosy, mental disease or Open Tuberculosis, their entry is forbidden.

④ As for the entry-exit personnel who has developed monitoring epidemic disease, the measurements like check-up detention and issuing convenience card for seeing doctors shall be taken respectively.

⑤ As for the entry-exit personnel who has developed quarantinable infectious disease, monitoring epidemic disease and suspected infectious disease, medical measurement like isolation, check-up detention and on-site clinical check-up shall be taken.

⑥ As for entry-exit transportation, container, luggage, cargo, parcel and other goods that are from affected area, contaminated by infectious disease, or discovered to have infectious disease intermediary, sanitization like sterilization, deratization and disinsection shall be implemented.

(4)Inspection of Import Waste Raw Materials and Used Mechanical and Electronic Products Before Shipping

① As for the import waste raw materials and used mechanical and electronic products which have been permitted by the nation, inspection system shall be implemented before shipping.

② Import waste raw materials should firstly obtain the "Certificate of Approval for Import of Wastes", which is signed and issued by State Environmental Protection Administration, and prescribe the inspection items before shipping in the contract of international sale of goods.

③Consignee or other agent of used mechanical and electronic products should go to State Environmental Protection Administration or inspection and quarantine authorities directly subordinate to the local area where consignee situates to transact record procedure before signing the contract.

④ As for the import waste raw materials and used mechanical and electronic products which have already implemented inspection before shipping, after its arriving at the port, Inspection and Quarantine Authorities shall still implement receiving inspection as stipulated.

(5) Import Commodity Authentication Management

As for the product which involves human health and life and health of animal & plant, as well as the environment protection and public security, the nation carries out compulsory certificate system, namely CCC authentication (China Compulsory Certification).

(6)Export Commodity Quality License

①The nation adopts quality license system on important export commodities. The commodities that have not yet obtain export commodity quality license which is issued solely by inspection and quarantine department or jointly with relevant competent departments shall be forbidden to export and implement inspection management.

②As for the commodities such as machinery, electron, light industry, electronic machine, toy, medical equipment and coal, export commodity quality license system shall be implemented.

(7)Sanitary Registration Administration

As for the export food and its manufacturing enterprise, including processing factory, slaughter house, refrigeration house, and warehouse, the nation shall implement sanitary registration system. The export food manufacturing enterprise that has implemented sanitary registration system should apply to inspection and quarantine authorities for sanitary registration. Only by obtaining the sanitation registration certification shall the enterprise begin to produce, process and store export food.

(8)Inspection of Transport Packages of Dangerous Export Goods

①An enterprise that produces packaging container of dangerous export goods must apply to inspection and quarantine authorities for performance testing of package container.

②An enterprise that produces and exports dangerous cargo must apply for a testing on the use of the packaging container of dangerous goods to inspection and quarantine authorities.

(9)Cargo Loading and Damage Survey

As for the means of delivery such as cabins and containers that load export perishable foods and frozen foods, carrier and container company should apply to inspection and quarantine authorities for fitness inspection like cleaning, hygiene, refrigeration and tightness before shipping.

(10)Evaluation of Foreign-invested Assets

① As for foreign investment enterprise and various methods of foreign compensation trade, inspection and quarantine authorities evaluate the material object used as value investment by foreign investors or properties bought from overseas, in order to protect all parties' legitimate rights and interests from high bid at its low true price or low bid at its high true price.

②The content of evaluation of foreign-invested assets includes catalogue, quality, quantity, value and damage appraisal of foreign investment property.

(11)Certificate of Origin

Entry-exit Inspection and Quarantine Authorities is an official mission for signing and issuing general certificate of origin. It is also a sole organization which is authorized by our government to sign and issue the Generalized System of Preferences Certificate of Origin (FA). Export units can apply for a Generalized System of Preferences Certificate of Origin and a general certificate of origin from Entry-exit Inspection and Quarantine Authorities of various regions of the country.

(12)Import and Export Commodities Quality Certification

Inspection and Quarantine Authorities can work on import and export commodities quality certification according to the contract between General Administration of Quality Supervision and foreign relevant organization or the commission from foreign relevant institutions, allowing relevant units to use the quality certification mark in the qualified import and export commodities.

(13)Examination, Approval and Supervision of Foreign Inspection, Appraisal, Certification Institutions

①The to-be-established foreign joint venture and foreign cooperative enterprise which operates the examination, appraisal and credit of inbound and outbound goods can run after going through the following formality. It shall undergo the examination of qualification and credibility, technology, equipment and facilities, and scope of business from National Bureau of Quality Inspection which will issue FFCIE Qualification Examination Opinion as long as the enterprise is qualified. The enterprise also needs to be licensed by the industrial and commercial department which is approved by the Ministry of Foreign Trade and go to the National Bureau of Quality Inspection to apply for Inspection Certificate of Foreign Investment Company.

②National Bureau of Quality Inspection carries out unified supervision and management to the business operations of the company that engages in inspection, appraisal and verification of inbound and outbound goods, and records the agencies set by domestic and foreign companies which operates the inspection, appraisal and verification in various places.

Ⅱ. **Procedure of the Inspection and Quarantine of entry-exit goods**

1. Inspection and Quarantine of Outbound Goods

(1)Outbound goods under the statutory inspection and quarantine, when in clearance, must provide Outbound Cargo Customs Clearance Form issued by the inspection and quarantine authorities where outbound goods are declared. The customs decide the approval of exit accordingly.

(2) The procedure of the inspection and quarantine on outbound goods is: customs inspection-inspection and quarantine-further clearance.

(3) As for the goods whose place of production is the same as that of the customs, and pass the inspection and quarantine, the inspection and quarantine authorities shall issue the Outbound Cargo Customs Clearance Form, and then the applicant shall transact the clearance procedure.

(4) As for the goods whose place of production is different from that of the customs, the applicant should first declare to the inspection and quarantine authorities in the place of production. If the goods pass the inspection and quarantine, the authorities should issue Exit of Goods Replacement Voucher or send the electronic information to the port inspection and quarantine authorities and at the same time issue Exit of Goods Replacement Entry Slip. The applicant can use either of the above-mentioned documents to apply for inspection to the port inspection and quarantine authorities which, after approving the goods, should issue Outbound Cargo Customs Clearance Form. As for the goods that do not pass the inspection, Outbound Goods Unqualified Notice shall be issued and export is not allowed.

2. Inspection and Quarantine of Inbound Goods

(1) Inbound goods under the statutory inspection and quarantine, when in clearance, should provide Inbound Cargo Customs Clearance Form issued by the inspection and quarantine authorities where outbound goods are declared. The customs decide the approval of entry accordingly.

(2) The general procedure of the inspection and quarantine on inbound goods is: applying for inspection-clearance-further inspection and quarantine.

(3) The procedure after clearance is as followed:

① The goods that do not pass the inspection and quarantine are forbidden to sell or use.

② As for the goods that pass the inspection and quarantine after the further inspection and quarantine, the authorities shall issue Certificate of Inspection and Quarantine of Inbound Goods and permit the goods to sell and use.

③ As for the goods that do not pass the inspection and quarantine, the authorities should issue Inspection and Quarantine Treatment Notice.

④ The treatment must be carried out under the supervision of the inspection and quarantine authorities. Goods that cannot be dealt with or do not pass the inspection after the treatment shall be returned or destroyed. Certificate on Inspection and Quarantine should be issued if compensation is claimed against others.

(4) According to provisions, as to the special goods such as inbound waste or moving objects, the inspection and quarantine authorities shall implement some of or all of inspection and quarantine items and issue Inbound Goods Clearance Form if the goods pass the inspection and quarantine.

(5) As for the goods whose place of ultimate use is beyond the sphere of jurisdiction of inspection and quarantine organ at the port of entry, customs inspection and clearance are al-

lowed. When the goods arrive at their destination, inspection and quarantine shall be carried out by the local inspection and quarantine authorities.

3. Internet Check of Declaration Form of Entry and Exit Commodities

(1)From January 1st, 2008, the inspection and quarantine authorities and the customs shall jointly implement internet examination of the clearance form; the customs and the entry-exit inspection and quarantine authorities shall jointly implement internet examination of the electronic data of the clearance and declaration form of the inbound and outbound goods.

(2)The basic procedure of the internet examination of the clearance sheet: the entry-exit inspection and quarantine authorities shall, according to the provisions and regulations, issue clearance forms to the statutory inspection and quarantine commodities and transmit the electronic data to the customs. The customs shall conclude the procedure based on the cleared goods and provide feedback on the use of the clearance form to the inspection and quarantine authorities.

4. The Release-Through System on the Inspection and Quarantine of Inbound and Outbound Goods

(1)On July 18th, 2008, the National Bureau of Quality Inspection announced that the Release-Through System on the inspection and quarantine of the inbound and outbound goods in shall come to force officially.

(2)Release-through is a very convenient and effective way in which the inspection and quarantine organ allow eligible import and export goods to pass. It includes import and export release-through. Import release-through means that if the imported goods comply with the provisions, they can be transported to the destination directly without the inspection and quarantine authorities of the port. The goods will receive inspection and quarantine at the destination. Export release-through means if the export goods meet the conditions and pass the inspection and quarantine of the authorities in the place of production; the company shall transact the procedures in the place of customs by the clearance form issued by the inspection and quarantine authorities in the place where it applies for inspection.

5. The Inspection and Quarantine of Inbound and Outbound Containers

(1)The inspection applicant of inbound containers should first apply for inspection and then clearance, namely before making customs declaration, the applicant should firstly apply for inspection. The containers should not be lifted or opened without the approval of the inspection and quarantine authorities. As for the containers that carry the statutory inspection and quarantine goods, the method of one customs inspection and one customs clearance is adopted, which means that the inspection and quarantine organ will inspect and quarantine both the containers and the goods together after accepting customs inspection.

(2)The inspection applicant of outbound containers should apply for quarantine inspection to local inspection and quarantine organ before loading. Shipment of containers is not allowed without the approval of the inspection and quarantine authorities. The port inspection and quarantine authorities shall let the outbound containers pass by the inspection and quarantine documents issued by the authorities in the place of dispatch. The containers assembled at the outbound port should receive inspection and quarantine from the outbound port authorities.

6. The Inspection and Quarantine Procedures of the Inbound and Outbound Conveyances and Persons

(1) Inbound conveyances and persons shall be subject to quarantine inspection at the places designated by the inspection and quarantine organ of the port. Except for harbour pilots, no person shall be allowed to embark on or disembark from any means of transport and no articles such as baggage, goods or postal parcels shall be loaded or unloaded without the health and quarantine inspector's permission.

(2) Outbound conveyances and persons shall be subject to quarantine inspection at the last frontier port of departure.

7. Inspection and Quarantine Procedures of Inbound and Outbound Express Parcels

(1) When the inbound parcels arrive at the customs surveillance zone, the express consignment operator should handle procedures with the local inspection and quarantine authorities in time. If the parcels pass the quarantine, relevant documents will be issued. As for those that do not pass the quarantine but meet the conditions after treatment, relevant documents will be issued and the goods should be let pass. The goods that do not pass the inspection and quarantine should be returned or destroyed and certificate should be issued.

(2) The express consignment operator should handle procedures with inspection and quarantine authorities at the port of departure, 4 hours before the means of transport departs from the territory.

8. Inspection and Quarantine Procedures of the Inbound and Outbound Goods by Post

(1) The sender or the proxy of the inbound and outbound goods by post within the scope of the statutory inspection and quarantine should report to the inspection and quarantine authorities when going through formalities. The goods can be mailed after the inspection and quarantine staffs examine and verify the documents and carry out inspection and quarantine. The mailed goods subject to statutory inspection and quarantine cannot be shipped without inspection and quarantine.

(2) After the inbound goods by post pass the inspection and quarantine, the goods should be stamped and let pass. The goods that do not pass the inspection and quarantine or do not have effective treatment should be returned or destroyed; relevant documents should be signed to the sender.

(3) The outbound mailed goods that pass the inspection and quarantine or have undergone sanitary treatment should obtain certificate according to the requirement of inspection and quarantine. For those that do not pass the inspection and quarantine or do not undergone effective sanitary treatment, Inspection and Quarantine Treatment Notice should be issued and they are not permitted to mail abroad.

Ⅲ. Procedure of Inbound and Outbound Inspection and Quarantine

Procedures of inbound and outbound inspection and quarantine refer to customs inspection/declaration, charging, sampling, inspection and quarantine, sanitary treatment and visa clearance.

1. Inspection/Declaration

Declaration refers to the applicant applying for inspection to the inspection and quarantine organ based in on laws and regulations. The staff in the inspection and quarantine authorities should examine whether the content of the declaration form is complete standard and formal. They should also examine whether the attachments are complete and comply with the provision, as well as whether the claims for compensation and shipment are beyond the deadline. If there is no error, then declaration should be accepted. If the materials provided by the applicant are not enough or do not comply with relevant provisions, inspection and quarantine authorities shall not accept the application for declaration.

2. Charging

For the inspections accepted, the staff of the authorities should charge based on the Entry-Exit Inspection and Quarantine Fees issued by the State Committee of Planning and the Ministry of Finance. The applicant organization should pay the fees based in the provisions in time.

3. Sampling

For the inbound goods that should receive inspection and quarantine and require results, the staff in the inspection and quarantine authorities should take a sample of the goods on the spot. The sample and prepared sample (referring to the taken sample that can not be inspected directly and thus is processed) should be sealed after inspection and quarantine and shall be destroyed when the goods exceed the preservation period.

4. Inspection and Quarantine

The inspection and quarantine authorities carry out inspection and quarantine on the inbound and outbound goods though means of senses, physics, chemistry and microbes to judge whether the inspected goods meet the compulsory standards and the relevant provisions of the official agencies in the contract and seller's country. So far, means of inspection and quarantine have included 9 types: whole inspection and quarantine, sampling, pattern, registration, conformity testing, conformity evaluation, assurance of conformity and free from inspection and quarantine.

5. Sanitary Treatment

According to the Frontier Health and Quarantine Law and rules for implementation, Animal and Plant Quarantine Law and its provisions, the inspection and quarantine authorities should carry out sanitary treatment on relevant inbound and outbound goods, animals and plants, means of transportation and conveyance.

6. Visa and Release

For those outbound goods that pass the inspection and quarantine, the inspection and quarantine authorities should issue Outbound Cargo Customs Clearance Form as the basis for the customs to examine and release the goods; for the goods that do not pass the inspection a quarantine, Outbound Goods Unqualified Notice should be issued.

For the inbound goods, the inspection and quarantine organ accept the application for inspection and carry out necessary sanitary treatment or inspection and quarantine and then issue Inbound Goods Clearance Form as the basis for the customs to examine and release the goods. The goods that pass the inspection and quarantine should receive Certificate of Inspection and Quarantine of Inbound Goods. For the goods that do not pass the inspection and quarantine, certificate of inspection and quarantine should be issued for concerned parties to deal with compensation against others and other relevant procedures.

Words and Expressions

inspection n. 检查,检验,查看

quarantine n. 检疫,检疫期,隔离

statutory adj. 法定的,法令的

implement v. 实施,执行,实现

compile v. 编辑,编制,编译

mandatory adj. 强制的,命令的

clearance n. 通关

confirm v. 确认,证实

verification n. 查证,核实,确认

inbound adj. 入境的,归本国的

outbound adj. 出境的,向外去的

dismantle v. 拆卸,拆除

prohibition n. 禁止,禁令

provision n. 规定;条款

transit v. 过境

issuance n. 发行,发布

sample n. 抽样,取样

sterilize v. 消毒,杀菌

leprosy n. 麻风病

evaluation n. 评价,估价

pattern n. 图案;模式;样品

sanitary adj. 卫生的;清洁的

relevant adj. 有关的;有重大作用的;中肯的

disposal n. 处理;支配;清理;安排

cholera n. 霍乱

monitor v. 监控,监视

venereal adj. 性病的,性交的

forbidden adj. 被禁止的

detention n. 拘留;迟延;扣押

respectively adv. 分别地,各自地

personnel n. 全体人员,职员

departure n. 离开

plague n. 瘟疫;灾难;鼠疫

hygiene n. 卫生,卫生学;保健法

perishable adj. 易腐烂的,易变质的

contaminate v. 污染,感染,传染

consignee n. 收件人,收货人;受托者

refrigeration n. 冷藏,冷冻,制冷

open Tuberculosis 开放性结核

infected area 传染病流行区

conformity testing 合格测试

subordinate to 服从,从属于

Special Terms

1. Inbound Cargo Customs Clearance Form 进境货物通关单

2. State Environmental Protection Administration 国家环境保护总局

3. Exit of Goods Replacement Entry Slip 出境货物换证凭条

4. National Bureau of Quality Inspection 国家质检总局

Notes

1. Catalogue of Statutory Inspection Commodities:《法检商品目录》。2013 年版的《法检商品目录》共涉及《协调制度》20 类,编码 5 201 个,其中实施进境检验检疫和监管的 H. S 编码 4 423个,实施出境检验检疫和监管的 H. S 的编码 4 491 个,海关和检验检疫联合监管的 H. S 编码 3 个。

2. CCC authentication:强制性认证制度,即 CCC 认证(China Compulsory Certification)

3. The procedure of the inspection and quarantine on outbound goods:出境货物的检验检疫程序是:报检—检验检疫—再通关。

4. Release-through :"直通放行"是检验检疫机构对符合规定条件的进出口货物实施便捷高效的检验检疫放行方式,包括进口直通放行和出口直通放行。

5. Procedures of inbound and outbound inspection and quarantine:出入境检验检疫工作流程是指报检/申报、计/收费、抽样/采样、检验检疫、卫生除害处理、签证放行的全过程。报检/申报是指申请人按照法律、法规或规章的规定向检验检疫机构申报检验检疫工作的手续。

Exercises

Ⅰ. Choose the right answer from the four choices below.

1. Statutory inspection and quarantine is also called ( ).

A. compulsory inspection and quarantine

B. optional inspection and quarantine

C. commercial contracted inspection and quarantine

D. compulsive inspection and quarantine

2. The procedure of inspection and quarantine on inbound cargo is ( ).

A. first clearance,then inspection and quarantine

B. first inspection and quarantine,then clearance

C. clearance and inspection and quarantine at the same time

D. skip inspection and quarantine, then clearance

3. The applying party of inspection on export statutory inspection commodity should apply for the inspection to (　　) inspection and quarantine authorities.

A. the origin producing place 　　　　B. the shipping place

C. customs clearance place 　　　　D. departure port

4. It cannot be used before (　　).

A. inspect 　　　　B. inspected 　　　　C. being inspected 　　　　D. inspecting

5. The products were processed, packed, stowed and transported (　　) the food hygienic requirements.

A. to 　　　　B. of 　　　　C. off 　　　　D. under

6. Commodity inspection certifies whether the quality, quantity and the packing of the goods are in compliance (　　) the contract requirements or not.

A. to 　　　　B. with 　　　　C. of 　　　　D. that

7. All inspections are carried (　　) conscientiously to the best of our knowledge and ability.

A. in 　　　　B. to 　　　　C. out 　　　　D. away

8. we can't accept your complaint of poor quality, (　　) you provide the certificate of inspection issued by CIQ.

A. why 　　　　B. unless 　　　　C. otherwise 　　　　D. however

9. If you don't apply the certificate of quality in time, we will not (　　) the L/C again.

A. delay 　　　　B. extend 　　　　C. close 　　　　D. write

10. Generally speaking, quality inspection is (　　) of visual inspection and interior inspection.

A. composed 　　　　B. each 　　　　C. one 　　　　D. result

Ⅱ. Multiple choice question (select all of the correct answers).

1. Inspection and quarantine authorities implement the animal & plant inspection including (　　).

A. Inbound, outbound and transit animals & plants, animal & plant products and other quarantine stuff

B. Container, wrappage and bedding materials that loads animals & plants, animal & plant products and other quarantine stuff

C. Inbound dismantled vessel from the animal & plant infected area

D. Other cargos and goods that should be implemented the import and export animal & plant quarantine in relevant laws, administrative laws and regulations, international treaties, and business contracts

2. As to the means of delivery such as cabins that load export perishable foods and frozen foods, and containers, carrier and container company should apply to inspection and quarantine authorities for fitness inspection like (　　) before shipping.

A. cleaning 　　　　B. hygiene 　　　　C. refrigeration 　　　　D. tightness

3. As to the entry-exit personnel who has developed quarantinable infectious (epidemic) disease, monitoring infectious(epidemic) disease and suspected infectious(epidemic) disease, medical measurement like (   ) shall be taken.

A. isolation

B. check-up detention

C. deliver convenience card for seeing doctors on the spot

D. examine on the spot

4. The process of entry-exit inspection and quarantine work includes(   ).

A. Inspection/declaration, charging

B. Sampling, Inspection and quarantine

C. Sanitary treatment

D. visa clearance

5. At present, the ways of inspection and quarantine includes (   ).

A. one hundred percent inspection   B. sampling inspection

C. type inspection   D. process inspection

Ⅲ. True or False (Decide whether the following statement are true or false).

1. After the waste raw material and old mechanical and electrical products that have implemented inspection before shipping arrive at the port, inspection and quarantine authorities need not implement receiving inspection.   (   )

2. As to import animal, animal &. plant product, plant seed, seedling and other propagating materials, import quarantine licensing system was implemented. Before signing the contract and treaty, input company shall transact the quarantine approval process in advance.   (   )

3. Our country forbids the entry of foreigners who have developed Aids, venereal disease, leprosy, mental disease and open tuberculosis.   (   )

4. Inspection and quarantine authorities shall issue Inspection and Quarantine Treatment Notice to the unqualified outbound cargo.   (   )

5. Inspection and quarantine authorities shall sign and issue Certificate of Inspection and Quarantine of Inbound Goods to the unqualified inbound cargo.   (   )

Unit 3   Inspection Unit

Ⅰ. An Introduction to Inspection Unit

The inspection work is the act undertaken by the inspection staff from the inspection agencies including declaring inspection and quarantine to inspection and quarantine institutions, going through relevant formalities and starting inspection and quarantine procedure which are all in accordance with law.

The inspection unit is the main body involved in inspection. It refers to the domestic legal persons or organizations that have obtained inspection qualification by legally registering at the inspection and quarantine agencies or obtained inspection right approved by them. The inspection staff in the inspection agencies is responsible for the specific work of quarantine agencies. The national government manages inspection staff via registration.

After obtaining a state qualification certificate of inspection, the inspection staff can begin working only if they have applied to the quarantine agencies and got the License for Inspector. As to the non-trade inspection, the inspection staff can directly go through formalities with valid documents.

According to the nature of their registration, there are two types of inspection units: self-service inspection unit and substituted inspection agency. According to the classification of inspection units, inspection can be divided into self-service inspection and substituted inspection.

Ⅱ. Self-service Inspection Unit

The self-service inspection unit is the consignee or consignor of entry-exit goods or other goods subject to inspection, or the units for producing, processing, storing and operating import and export goods, who go through inspection procedure and declare to the entry-exit quarantine agency by themselves or by substituted inspection agency. It must be registered and put on records at the quarantine agency and get inspection unit code before handling relevant inspection and declaration business in the first inspection.

Self-service inspection, also called self-service inspection act, refers to the inspection act in which the engaged unit inspects and declares the import and export goods produced, processed, stored or operated by its own enterprise.

1. The Range of Self-service Inspection Unit

(1)The domestic enterprises that have the import-export operation right;

(2)The consignee or agent of imported goods;

(3)The enterprises that produce goods for exporting;

(4)The enterprises of transporting and packing exported goods, or the enterprises of producing packages for dangerous exported goods as well as packing and transporting them;

(5)Chinese-foreign joint venture, Chinese-foreign co-operative enterprise, and wholly foreign-owned enterprise;

(6)The resident representative institutions of foreign enterprises in China;

(7)The units for isolated breeding entry & exit animals and growing plants;

(8) The units for producing, processing, storing and transporting the products of entry & exit animals and plants;

(9)The units that offer chemical fumigation and degassing service to entry & exit animal and plant and their products, containers, packaging and transportation tools;

(10)The scientific research institutions that have entry & exit exchange business;

(11)Other units that need inspection.

2. Filing and Registration of Self-service Inspection Unit

(1)Inspection and quarantine institutions implement filing management system in all self-service inspection units.

(2)If the unit handles inspection matters for the first time, it should present relevant certificate to local inspection and quarantine institutions and apply for filing and registration.

(3)The General Administration of Quality Supervision, Inspection and Quarantine of the People's Republic of China (AQSIQ) is responsible for unified management of self-service inspection units across the country. The local subordinate inspection and quarantine bureaus are responsible for organizing and implanting filing and registration of self-service inspection units under their jurisdiction. The inspection and quarantine institutions in each district take charge of specific management, such as filing, registration and information change of self-service inspection under their jurisdiction, the regular check on filing information of self-service inspection units according to actual situations, daily supervision and administration.

(4) The applicants of self-service inspection units can directly make applications to inspection and quarantine institutions in the locality of its industry and commerce registration for filing and registration or submit applications online. The submitted materials include: The application form of filing and registration for self-service inspection units; Originals and copies of "business license of enterprise legal person", stamped with enterprise official seal; Originals and copies of organization or institution code certificate, stamped with enterprise official seal; The enterprises with import-export operation right must provide relevant proof materials; Other supporting materials that applicants need to offer to inspection and quarantine institutions; Other relevant materials that inspection and quarantine institutions require.

(5) The inspection and quarantine institution must review and check the materials provided by applicants, and put it on record and issue "the filing and registration certificate of self-service inspection unit" to the applicants after gaining the approval. Applicants must carry unit cachet or cachet stamp to get "the filing and registration certificate of self-service inspection unit". Its period of validity is 5 years. After its expiration, applicants should go to the original filing institutions to go through certificate extension and replacement procedures.

(6) Self-service inspection units should accept supervision and administration from inspection and quarantine institutions, abide by local management principles and go through filing and registration procedures in the inspection and quarantine institutions in the locality of its industry and commerce registration.

(7) The self-service inspection units who need to terminate the filing and registration should go to the original inspection institutions to go through cancellation procedures in written form. The cancellation will be permitted after verification.

(8) When the self-service inspection units and their registered inspection staff who have been put on record and registered in the inspection and quarantine institutions in the locality of its industry and commerce registration go to other places for inspection, they do not need to go through filing, registration and inspector registration formalities after the inspection and quarantine institutions have verified and accepted the provided filing and registration information and carry out management according to relevant regulations.

3. The Information Modification of Self-service Inspection Unit

The self-service inspection units who have information changes should change information timely to ensure the accuracy of the filing and registration information. If the name of self-service inspection unit, registration address, nature of the enterprise, legal representative, inspection staff, place of business, registered capital, telephone number, fax number, E-mail address, contact person and postal code have changed, inspection and quarantine institution handles information change procedures according to the application submitted by self-service inspection units. If the name, address and legal representative of self-service inspection unit have changed, inspection and quarantine institution should issue "the filing and registration certificate of self-service inspection unit" again.

4. Rights and Obligations of Self-service Inspection Unit

(1)Rights

① Based on inspection and quarantine laws, the unit can go through inspection and declaration formalities of entry & exit goods, staff, means of transport, animals and plants, and their products according to the law. Other related procedures are also included.

② The unit has the right to request inspection and quarantine institutions to complete inspection and quarantine work within inspection and quarantine period as stipulated by AQSIQ, and issue the proof document after handling inspection and providing every condition of sampling, inspection and quarantine.

③ If the self-service inspection unit has objection to the inspection and quarantine results made by inspection and quarantine institutions, it has the right to apply to original inspection and quarantine institutions or superior institutions and even AQSIQ for reinspection within the stipulated time.

④ The self-service inspection unit has the right to require inspection and quarantine institution and its staff to keep secret, when the unit provides relevant commercial and shipping documents in confidential circumstances.

⑤ The self-service inspection unit has the right to charge and accuse inspection and quarantine institution and its staff of any activity that violates laws or regulations.

(2)Obligations

① The unit should comply with relevant state laws, regulations and inspection and quarantine rules, and be responsible for the authenticity of inspection.

② The self-service inspection unit should select inspection staff according to the requirements of inspection and quarantine institutions. Inspection staff should go through inspection formalities with "the qualification certificate of inspection applier" issued by inspection and quarantine institutions. The self-service inspection unit should strengthen the management of its inspection staff and bear legal responsibilities for their inspection conduct.

③ The unit should provide correct, complete, legal and valid documents, and fill in the declaration form completely, accurately and clearly. It should handle the inspection matters in the prescribed place within the specified time.

④ After going through inspection procedures, the self-service inspection unit should contact with inspection and quarantine institutions as required, and assist their staff to handle spot inspection, draw samples, and also implement supervision as well as other relevant requirements proposed by inspection and quarantine institutions.

⑤ The unit should strengthen the batch management of exported goods that have passed inspection and been released. Wrong delivery, wrong shipping, missing delivery is not permitted in case that documents and goods do not conform with each other; the entry goods without inspection and quarantine verification or permission cannot be sold, used, unloaded or delivered.

⑥ The unit should pay inspection and quarantine fees when applying for inspection and quarantine and appraisal.

Ⅲ. Substituted Inspection Agency

The substituted inspection agency is the enterprise legal person inside the territory of China, who has been registered and put on record in the industrial and commercial administration departments, as well as inspection and quarantine institutions and legally accepts the entrustment from relevant parties to handle inspection and declaration for them.

Substituted inspection refers to the inspection act that the substituted inspection agency handles the entry and exit inspection and quarantine procedures for relevant trade parties on the relevant trade parties of their entrustment. It is also known as substituted inspection act. The substituted inspection is divided into direct and indirect substituted inspection.

1. The Range of Substituted inspection Unit

(1)Deal with inspection procedures.

(2)Pay inspection and quarantine fees.

(3)Contact and assist entry-exit inspection and quarantine institutions to carry out inspection and quarantine.

(4)Obtain the inspection and quarantine certificates and the proof of customs release.

(5)Other matters related to inspection and quarantine.

2. Registration of Substituted Inspection Unit

(1)AQSIQ carries out registration system within all substituted quarantine units who must get "Registration Certificate for Substituted Inspection Units" before engaging in a specified range of inspection business in the permitted inspection area. The inspection and quarantine institutions in each area shall not accept inspection business of inspection and quarantine units without registration.

(2)AQSIQ shall uniformly administer the registration of substituted inspection units across the country, and be responsible for the supervision for registration work. The inspection and quarantine bureaus directly under the AQSIQ are responsible for registration acceptance and preliminary verification of substituted inspection units within its jurisdiction, and implement administrative licensing according to approval opinions of AQSIQ. The inspection and quarantine institutions at all places take charge of daily supervision and management work of registration of substituted inspection units.

(3)The applications of substituted quarantine units are generally accepted once or twice each year, for one month for each time. The specific acceptance time would be announced by AQSIQ one month in advance.

(4)The substituted inspection units should meet the following conditions upon registration

①Obtain the "business license for enterprise legal person" issued by department for industry and commerce, and the business scope of this license explicitly clarifies the substituted inspection or related operation rights;

②Registered capitals have more than one million Yuan;

③Have a fixed business site and the facilities for handling the business of inspection and quarantine;

④The sound and effective internal management system should be established;

⑤Have no less than five persons who have passed the examination of inspection and quarantine institutions and obtained "qualification certificate of inspection applies", and sign legal "labor contract" with each inspection staff as well as pay social insurance for them.

Branch companies who apply for registration of substituted inspection units in their own name should get "business license", and meet the above requirements No. ③, No. ④ and No. ⑤. The registration capital of its parent company should be more than one million Yuan.

(5)Registration of substituted inspection units adopts the way of online application and written confirmation. The application units should apply to the inspection and quarantine institutions in the locality of its industry and commerce registration. The written materials that application units should submit include: "The applicant form for registration of substituted entry-exit inspection and quarantine"; enterprise statement; Copies of "business license of enterprise legal person" (the original shall be submitted for verification at the same time); "Copies of organization or institution code certificate" (the original shall be submitted for verification at the same time); Copies of "qualification certificate of inspection applier" of would-be inspection staff (the original shall be submitted for verification at the same time); The sample seal mould of application units; Copies of "regulations of enterprise", stamped with official seals of application units and final "copy of the qualification verification report", and the original shall be submitted for verification at the same time; Copies of "labor contract" that application units sign with their would-be inspection staff, stamped with official seal, and the original shall be submitted for verification at the same time; The copies and original of "registration certificate for social insurance", and the documents as the proof for application units to pay social insurance for each inspection staff, which are issued or confirmed by labor and social security departments; Copies of management system on substituted quarantine of the application units; other documents stipulated by the AQSIQ to be submitted.

3. Supervision and Administration of Substituted Inspection Units

(1)The Information Modification of Substituted Inspection Unit

In case of any modification with a substituted inspection unit's name, address, legal representative, business scope or other major issues, the agency shall, within 15 days as of the modification, apply to the inspection and quarantine bureau directly under the AQSIQ at its locality and go through the information modification formalities. The substituted quarantine unit who changes registration information without permission bears the legal responsibility and consequence for its behaviors.

(2)Routine Verification of Substituted Quarantine Units

The inspection and quarantine institutions implement the routine verification system within substituted quarantine units every two years. Each substituted inspection unit shall apply to the inspection and quarantine bureau at its locality for routine verification from March 1st to March 31st in the verification year and submit the "Routine Verification Report" of last year. Inspection and quarantine institutions should finish its routine verification before May 31st in that year.

Subordinate inspection and quarantine bureaus conduct various forms of review on the authenticity and substantive contents of the verified materials. The forms include on-site check, spotting review, discussions, issuance of questionnaires and so on. The content verified includes registered capital, the number of inspection staff, operation site, conditions required for substituted quarantine business, annual substituted quarantine business, inspection errors, the information on abidance by the administrative provisions for substituted inspection units as well as inspection and quarantine regulations and laws, and feedback from relevant entrusters.

4. Classification Management of Substituted Inspection Unit's Credit Ratings

The evaluation of substituted quarantine units' credit ratings is on the basis of the information on abidance by laws and regulations in daily substituted quarantine business as well as its performance on obligation fulfillment, grading system is adopted here. According to grading results and additional conditions, it is divided into four levels, namely A, B, C, and D. For substituted quarantine units of Level A and Level B, different degrees of convenient customs clearance measures and loose management measures can be provided to them; for Level C and D, the measures of reinforced management can be separately adopted such as tightened supervision, drawing up blacklist and so on.

5. Rights and Obligations of Substituted Quarantine Unit

Rights:

(1)After the registration of substituted quarantine units is licensed, its inspection staff who have registered at inspection and quarantine institutions and obtained "the qualification certificate of inspection applier" can go through substituted quarantine business within inspection and quarantine institutions in the approved substituted quarantine areas, but the name cannot be lent to others for dealing with inspection business.

(2)Except for those special rules, substituted quarantine unit has rights to act as an agent for entry-exit inspection and quarantine matters that the consignors entrust.

(3)The consignee of import goods can entrust inspection to substituted quarantine units in the place of customs declaration or place of receipt. The consignor of export goods can entrust inspection to substituted quarantine units in the place of origin or customs declaration.

(4)The unit has the right to request inspection and quarantine institutions to complete inspection and quarantine work within inspection and quarantine period as stipulated by AQ-

SIQ, and issue the proof documents after handling inspection and providing every condition of sampling, inspection and quarantine.

(5) If the substituted quarantine unit has objection to the inspection and quarantine results made by inspection and quarantine institutions, it has the right to apply to original inspection and quarantine institutions or superior institutions and even AQSIQ for reinspection within the stipulated time.

(6) The substituted quarantine unit has the right to require inspection and quarantine institution and its staff to keep secret, when the unit provides relevant commercial and shipping documents in confidential circumstances.

(7) The substituted quarantine unit has the right to charge and accuse inspection and quarantine institution and its staff of any activity that violates laws or regulations.

Obligations:

(1) The substituted quarantine unit must comply with entry-exit inspection and quarantine laws and regulations, and bear corresponding legal responsibilities for authenticity and legality of the contents of substituted quarantine as well as submitted materials when it engages in substituted quarantine matters.

(2) When engaging in substituted inspection matters, the substituted quarantine unit must submit "a letter of inspection attorney" of principal stamped with official seal which must indicate the principal's name, address, the name (signature) of the legal representative, the nature of the principal and its business scope; the substituted inspection unit's name, address, contact person, phone number, matters under agency, and responsibilities and rights of both parties, period of agency, etc., and shall be affixed with the official seals of both parties.

(3) The substituted quarantine unit should handle inspection procedures in the time and place prescribed by inspection and quarantine institutions. The unit should fill in inspection application form according relevant provisions, stamped with legal seal of substituted quarantine unit and provide necessary bills and documents when handling inspection matters.

(4) The unit should practically undertake the obligations of agent inspection, strengthen contact with principal and cooperate with inspection and quarantine departments; As for the unit having completed inspection and quarantine work, it should get inspection and quarantine certificate and customs clearance testimonial.

(5) The unit should actively cooperate with inspection and quarantine institutions for investigation and settlement for related matters of substituted inspection business.

(6) The substituted quarantine unit should select inspection staff according to the requirements of inspection and quarantine institutions, regulate behaviors of inspection staff, and bear legal responsibilities for their inspection activities; If the inspection staff no longer engage in inspection work or were dismissed or leave the unit, substituted quarantine unit should apply for cancellation formalities in time. Otherwise, the substituted quarantine unit should bear corresponding legal responsibility.

Words and Expressions

inspection n. 检验

declare vt. 申报

quarantine vt. 检疫　　n. 检疫

formality n. 正式手续

register vi. 登记；注册

valid adj. 有效的

registration n. 登记；注册

substituted adj. 取代的，代替的

consignee n. 收件人；受托人；收货人

consignor n. 发货人；货主；委托者

code n. 代码

enterprise n. 企业

domestic adj. 国内的，境内的

fumigation n. 消毒

degassing n. 除气；排气；消毒

filing n. 文件归档

certificate n. 证书；执照

subordinate adj. 从属的；次要的

supervision n. 监督，管理

administration n. 管理；行政

seal n. 密封；印章

issue v. 向……颁发；(正式)发给

cachet n. 公务印章

expiration n. 终结；届期

confidential adj. 机密的

authenticity n. 真实性

batch n. 一批

verify vt. 核实；查证

clearance n. 结关

conformation n. 一致，符合

would-be adj. 想要成为的

reinforcement n. 加固；加强

blacklist n. 黑名单

entrust vt. 委托

accuse vt. 控告，指控

corresponding adj. 相当的，相应的

testimonial n. 证明书

dismiss vi. 解散

Special Terms

inspection unit 报检单位

inspection staff 报检人员

inspection and quarantine institution 检验检疫机构

domestic legal persons 境内法人

a state qualification certificate of inspection applier 报检员资格证

self-service inspection unit 自理报检单位

substituted inspection agency 代理报检单位

entry-exit 出入境

put on records 备案

import and export 进出口

Chinese sino-foreign joint venture 中外合资企业

Chinese-foreign co-operative enterprise 中外合作企业

wholly foreign-owned enterprise 外商独资企业

resident representative offices 境内代表机构

business license of enterprise legal person 企业法人营业执照

Filing and registration certificate of self-service inspection unit 自理报检单位备案登记说明书

Registration Certificate for Substituted Quarantine Units 代理报检单位注册登记许可证书

The applicant form for registration of substituted inspection units 代理报检单位注册登记申请书

Registration certificate for social insurance 社会保险登记证

A letter of inspection attorney 报检委托书

Notes

The General Administration of Quality Supervision，Inspection and Quarantine of the People's Republic of China (AQSIQ) 中华人民共和国国家质量监督检验检疫总局(简称"国家质检总局")。

Exercises

Ⅰ. **Choose the right answer from the four choices below.**

1. Which of the following statements about rights of self-service inspection unit is wrong? （　　）

A. The entry and exit goods inspection procedures should be handled according to inspection and quarantine laws and regulations.

B. The unit has the right to request inspection and quarantine institutions to complete inspection and quarantine work within specified time after providing work conditions.

C. The unit has the right to ask inspection and quarantine institution and its staff to keep secret about inspection materials it provides.

D. The unit who has objection to the inspection and quarantine results，has the right to apply for reinspection at any time.

2. The self-service inspection unit who has information modifications should change information timely. When its name, address or (　　) change, it is necessary to re-apply for "registration certificate of self-inspected unit".

A. nature of enterprise   B. legal representative

C. registered capital   D. inspection staff

3. The substituted quarantine unit should have at least (　　) staff members who have passed the examination held by inspection and quarantine institutions and possessed a "qualification certificate of inspection applies".

A. 5   B. 8   C. 10   D. 15

4. Inspection and quarantine institutions carry out an annual verification audit system to substituted quarantine units. The units should apply for an annual verification to local inspection and quarantine institutions before (　　) each year, and hand in former "annual verification examination report".

A. Dec. 31st   B. Jun. 30th   C. Mar. 31st   D. Jan. 31st

5. When substituted quarantine unit goes through registration formalities, its registered capitals should be more than (　　) thousand Yuan.

A. 500   B. 1 000   C. 1 500   D. 2 000

6. The substituted quarantine unit whose information changes should deal with change procedures within (　　) from the date of change.

A. 10 days   B. 15 days   C. 20 days   D. 30 days

7. Inspection and quarantine institutions carries out (　　) management, and specific work is organized and implemented by local inspection and quarantine organizations.

A. license   B. identification

C. mandatory   D. classification of credit rating

8. Inspection units should be in inspection and quarantine institutions in the locality of (　　) to go through record and registration formalities.

A. inspection area   B. industrial and commercial registration

C. customs declaration   D. any place

9. "The filing and registration certificate of for self-service inspection unit" is valid for (　　) years.

A. 2   B. 3   C. 4   D. 5

10. State inspection departments implement provide (　　) registration management system to all substituted quarantine units according to the law.

A. registration   B. filing   C. license   D. approval

Ⅱ. **Multiple choice questions, select all of the correct answers.**

1. Which of the following statements about rights and obligations of substituted quarantine unit is correct? (　　)

A. The unit must submit a letter of substituted inspection attorney that conforms to the requirements of inspection and quarantine institutions.

B. The unit has the right to ask inspection and quarantine institutions to keep relevant business secret.

C. The unit has an obligation to hand in inspection and quarantine certificate on behalf of the principal.

D. The unit can authorize others to engage in substituted quarantine business in its own name.

2. Which of the following statements about obligations of self-service inspection unit is correct? ( )

A. It should abide by laws and regulations, and be responsible for authenticity of inspection matters.

B. It should strengthen the management of its inspection staff and bear legal responsibilities for their inspection conduct.

C. It should pay inspection and quarantine fees according to the regulations.

D. It should provide necessary inspection working conditions.

3. Which of the following statements about record and registration of self-service inspection unit is correct? ( )

A. Before handling inspection business for the first time, the unit must go through record and registration procedures.

B. The unit should apply to inspection and quarantine institutions in the place of inspection business for record.

C. The unit who applies for record and registration should have more than one person with the "qualification certificate of inspection applies".

D. After record and registration, the unit can deal with self-service inspection matters in any inspection and quarantine institutions.

4. If ( ) of self-service inspection unit changes, the "registration certificate of self-inspected unit" should be issued again.

A. legal representative   B. legal address

C. name   D. registered capital

5. When self-service inspection unit handles record and registration, ( ) should be provided among following documents and bills.

A. the applicant form of self-service inspection units for filing and registration

B. the business license of enterprise legal person

C. the certificate of tax registration

D. the certificate for organization code

Ⅲ. Decide whether the following statements are true or false.

1. The principal is responsible for the authenticity and legitimacy of all matters content and relevant submitted documents of agent inspection, and substituted quarantine unit does not bear corresponding legal responsibilities.   ( )

2. After registration of substituted quarantine being licensed, it has the right to handle substituted quarantine formalities in any domestic ports in China.   ( )

3. If the self-service inspection unit has objection to the inspection and quarantine results made by inspection and quarantine institutions, it has the right to apply to original inspection and quarantine institutions or superior institutions and even AQSIQ for reinspection within the stipulated time. 　　　　　　　　　　　　　　　　　　　　　　　　　　　(　)

4. For substituted quarantine units of Level A and Level B, the measures of reinforcement management can be separately adopted such as tightened supervision, drawing up blacklist and so on. 　　　　　　　　　　　　　　　　　　　　　　　　　　(　)

5. Inspection and quarantine institutions implement filing and registration system within self-service inspection units, and carry out registration system within substituted quarantine units. 　　　　　　　　　　　　　　　　　　　　　　　　　　(　)

Ⅳ. **Translate the following into Chinese.**

1. It is necessary for an inspection applier to apply for retesting within 15 days after accepting the inspection result made by inspection and quarantine institutions.

2. In China, the inspection applies must obtain the vocational qualification before they start to work.

3. The inspection applies of self-service inspection units can handle their inspection business out of the place where they were registered.

4. The import and export enterprises affect the registration procedures of an inspection unit conducted by inspection and quarantine institutions in the place of business registration.

5. The substituted inspection units can only handle their inspection business within the regulated region.

Ⅴ. **Translate the following into English.**

1. 报检员是在自理报检单位或代理报检单位从事报检工作的人员。

2. 进出口商品的收货人或出口商品的发货人可以自行或受托他人向出入境检验检疫机构申报，接受其实施检验检疫。

3. 代理报检单位应按要求选用报检员，规范报检员的行为，并对报检员的报检行为承担法律责任。

4. 自理报检单位接受检验检疫机构的监督管理，遵守属地管理原则，在其工商注册所在地检验检疫机构办理备案登记手续。

5. 按照报检单位登记的性质，可分为自理报检单位和代理报检单位两种分类。

Unit 4　Inspection of Entry & Exit Goods

Ⅰ. **The Inspection of the Exit Goods.**

1. The Scope of the Inspection of the Exit Goods.

(1) Goods which must be inspected and quarantined by the entry-exit inspection and quarantine organs according to the national laws and administrative regulations;

(2) Goods of which the payment can only be settled on the strength of the certificate issued by inspection and quarantine organs in accordance with the relevant foreign trade contracts;

(3) Goods which must be inspected and quarantined according to relevant international treaties;

(4)Goods of which the importing countries have specific requirements.

2. The Categories of the Inspection of the Exit Goods.

The inspection of the exit goods can be divided into three categories: General Exit Inspection, Exit Inspection of Changing License and Initial Exit Inspection.

(1)General Exit Inspection refers to the act that the owner or the agent of the exit goods subject to statutory inspection and quarantine, applies to the inspection and quarantine organ at the place of the production of the goods with relevant documents for inspection and quarantine so as to obtain clearance certificates and other documents.

As for the general goods having passed inspection and quarantine, if they are to be declared in the local Customs the owner or the agent should apply for customs declaration with *Customs Clearance Form of Exit Goods* issued by the inspection and quarantine organ at the place of production of the goods. if the goods are to be declared in another place, the owner or the agent should apply to the inspection and quarantine organ at the place of customs declaration for changing *Customs Clearance Form of Exit Goods with Exit Goods' Vouchers or Slips for Changing License* issued by the inspection and quarantine organ at the place of production of the goods, and then declare the goods at the customs.

As for the goods which have passed inspection and quarantine and are qualified for direct export release, the owner or the agent can handle straightly customs clearance formalities at the customs wherein the declaration is made, upon the strength of *Customs Clearance Form of Exit Goods* issued by inspection and quarantine organ at the place of production of the goods. and there is no need for the changing license procedures mentioned above.

(2)Exit Inspection of Changing License refers to the act that the owner or the agent of the exit goods subject to statutory inspection and quarantine which have passed the inspection and quarantine carried out by the inspection and quarantine organ at the place of production of the goods, applies to the inspection and quarantine organ at the place of customs declaration for changing *Customs Clearance Form of Exit Goods with Exit Goods' Vouchers or Slips for Changing License* issued by the inspection and quarantine organ at the place of production of the goods. For this category of goods, the inspection and quarantine organ at the place of customs declaration needs to inspect the goods at the ratio stipulated by AQSIQ.

(3)Initial Exit Inspection refers to the act that the owner or the agent applies to the inspection and quarantine organ at the place of production of the goods with relevant documents for an initial inspection and quarantine on the goods which can not be exported temporarily. As for the goods having passed the inspection, *Exit Goods' Voucher for Changing License* will be issued, which can be used for applying to the inspection and quarantine organs for handling release formalities when the goods are officially exported. As for those not passed it, *Non-conformity Notice of Exit Goods* will be issued. The goods applying for initial inspection must be nonperishable, nonflammable, nonexplosive and constantly exported commodities.

3. The Time Limit and Place of the Inspection of the Exit Goods.

The Regulations on Time Limit include:

(1)Exit good should apply for inspection and quarantine at least within 7 days before the export customs declaration or shipment. As for some specific goods that need longer inspection and quarantine period, enough inspection and quarantine time should be given to them.

(2)The exit animals that need to be isolated for quarantine should be initially inspected within 60 days before exit and be inspected within 7 days before isolation.

(3)The exit exhibiting animals should be inspected and quarantined within 30 days before exit by the inspection and quarantine bureau at the export port.

The regulation on place includes:

(1) Except for the live animals which need to be inspected at the port inspection and quarantine organs, all the goods subject to statutory inspection and quarantine, in principle, should receive inspection at the inspection and quarantine organs at the place of production of the goods.

(2)The goods that can be purchased in the market under the permission of laws and regulations should be applied for inspection formalities at the inspection and quarantine bureau of the purchasing place.

4. The Documents Required for Inspection.

Before exit inspection, the applier should fill in the *Application for Inspection of Exit Goods* and provide foreign trade contract or conformation letter or order sheet, letter of credit, related correspondence, the original copy of factory inspection results list issued by the production and operation departments. as well as the *Performance Testing Results List of the Packagings for Transporting Exit Goods* issued by inspection and quarantine organs.

In addition, according to the requirements of inspection and quarantine, other relevant and special documents that should be provided include:

(1)As for the goods subject to quality license, sanitary registration or examination and approval, the relevant certificates should be provided.

(2)The inspection results list and the detailed quantity/weight list or weight memo provided by the producer or operator.

(3)As for the transactions by sample, the samples confirmed by both parties should be provided.

(4)As for the dangerous exit goods, the originals of *Performance Testing Results List of the Packagings for Transporting Exit Goods* and the *Use Appraisal Results List of the Packagings for Transporting Dangerous Exit Goods* should be provided.

(5)As for those with transport packagings or food packagings directly exposed to foods, the *Performance Testing Results List of the Packagings for Transporting Exit Goods* issued by inspection and quarantine organs should be provided.

(6)For the special exit goods, the relevant ratification documents should be provided according to the laws and regulations.

(7)For the goods of initial inspection, the trade contracts signed by production enterprises and export enterprises should be offered. Upon goods' release, the original of *Exit Goods' Voucher for Changing License* bearing the words "Initial Inspection" issued by the inspection and quarantine organs should be provided.

(8)As for the general inspection goods, undergoing inspection of changing license at the inspection and quarantine organ at the place of customs declaration, the *Exit Goods' Vouchers or Slips for Changing License* bearing the words "General Inspection" issued by the inspection and quarantine organ at the place of production of the goods should be provided.

(9)The documents of commercial invoices should be provided for application for certificate of place of origin and t he certificate of origin under generalized system of preferences.

(10)As for the exit goods subject to sanitary registration and quality license stipulated by national laws and administrative regulations, the registration number or license number approved by the inspection and quarantine organs should be provided.

Ⅱ.The Inspection of the Entry Goods.

1. The Scope of the Inspection of the Entry Goods.

(1)Goods which must be inspected and quarantined by the entry-exit inspection and quarantine organs according to the national laws and administrative regulations.

(2)Goods of which the payment can only be settled on the strength of the certificate issued by inspection and quarantine organs in accordance with the relevant foreign trade contracts.

(3)Goods which must be inspected and quarantined according to relevant international treaties.

(4)Goods required other inspection, quarantine and appraisal by the relevant international trade parties' application.

2. The Categories of the Inspection of the Entry Goods.

The inspection of the entry goods can be divided into three categories: General Entry Inspection, Inspection Subject to Entry Procedure Flow and Inspection at Destination.

(1)General Entry Inspection refers to the act that the owner or agent of the entry goods subject to statutory inspection and quarantine, applies to the inspection and quarantine organ at the place of customs declaration with relevant documents for inspection and quarantine on the entry goods, so as to obtain the credence for entry customs clearance and release, entry goods' legitimate sale and use. The issuance of the *customs clearance form of entry goods* (*triple forms*) as well as the inspection and quarantine are all conducted by the inspection and quarantine organ at the place of customs declaration.

(2)Inspection Subject to Entry Procedure Flow, is also known as the shifting inspection and quarantine from the customs clearance port to the goods' destination. It refers to the act that the consignee or agent of the entry goods subject to statutory inspection and quarantine, applies to the inspection and quarantine organ at the port of discharge with relevant documents for inspection and quarantine to obtain the *customs clearance form of entry goods* (*quadruple forms*). After customs clearance, the goods need to receive necessary inspection and quarantine (only on the conveyance and exterior packaging) conducted by the inspection and quarantine organ at the entry port. Upon arrival, the goods should receive inspection, quarantine and supervision conducted by the inspection and quarantine organ at the destination. As for the goods applying for inspection subject to entry procedure flow, the place of customs clearance and destination are in different jurisdictions.

(3)Inspection at Destination refers to the act that the owner or agent, upon the arrival of the goods having undergone inspection subject to entry procedure flow, applies for a second inspection and quarantine on the goods to the inspection and quarantine organ at the destination. The purpose is to obtain the credence for legitimate sale and use. During the inspection subject to entry procedure flow, only the conveyance and exterior packaging used for shipping goods receive inspection and quarantine at the port, not including the whole goods. However, the owner can obtain the correspondent legitimate credence for approving the sale and use of entry goods so as to complete the inspection and quarantine work on the condition that the inspection and quarantine organs have conducted a comprehensive inspection and quarantine on the goods as well as confirmed that they are in accordance with the regulations in the relevant inspection and quarantine requirements, contracts and letter of credit. Upon inspection at destination, the *transferring paper for entry goods* issued by the port inspection and quarantine organ, referring to the third form of the *customs clearance form of entry goods (quadruple forms)*, should be provided.

3. The Time Limit and Place of the Inspection of the Entry Goods.

The regulations on time limit include:

(1)Microzaria, human tissues, biological products, blood products, breeding stock and poultry, semen, embryos and fertilized eggs should be applied for entry inspection and quarantine within 30 days before entry.

(2)For other animals, they should be applied for inspection and quarantine within 15 days before entry.

(3)Plants, seeds, seedlings and other propagation materials should be applied for inspection and quarantine within 7 days before entry.

(4)The entry goods that need the certificate for claiming compensation, should be applied for inspection and quarantine to the inspection and quarantine organ at the arrival port or destination at least within 20 days before the valid date of the claim.

(5)In general, the goods that apply for the inspection and appraisal of quality should be inspected and quarantined at least within 20 days before the valid date of the claim.

(6)The packaging and bedding materials for animals and plants should be inspected and quarantined in upon entry.

(7)As for other entry goods, all need to be applied for inspection formalities at the inspection and quarantine organ at the place of customs declaration before entry or upon entry.

4. The regulations on place include:

(1)The entry goods should be inspected and quarantined in the prescribed place if there are some relevant stipulations in the certificate of examination and approval, license or other government documents.

(2) The inspection on large commodities in bulk, perishable commodities and solid wastes, as well as the commodities that are damaged or short shall be conducted at the port

of discharge.

(3)Equipment sets requiring installation and debugging for inspection, electromechanical products and the goods that is difficult to restore after opening the packages should be inspected and quarantined in the place where the consignee is.

(4)Flora and fauna, their products and other goods for quarantine should be inspected and quarantined at the entry port inspection and quarantine organ. The goods that need to be transferred to other Customs, except the live animals and the goods from the countries or regions where animal and plant epidemic diseases are prevailing, should to be inspected and quarantined at the entry port. The rest should be inspected and quarantines at the prescribed organ. Transited animals & plants their products and other goods do not need to be inspected or quarantined at the exit port if they have gone through it at the entry port.

(5)Other entry goods should apply for inspection formalities at the inspection and quarantine organ at the place of customs declaration before entry or upon entry.

(6)The owners or the agent of the imported goods which must be inspected according to the laws and regulations should apply for the inspection formalities at the inspection and quarantine organ at the place of customs declaration.

(7)In accordance with international trade practices, the imported grain, food, raw sugar, fertilizer, sulfur, ore and other goods in bulk which must go through inspection by drawing samples in the conveyance or during unloading, should apply for inspection and quarantine at the destination port. As for chemical raw materials and chemical products, after being allocatedly transported, should be inspected and quarantined at the port bureau because it is not easy to draw representative samples by original original shipment batch numbers.

(8)The goods that easily lead to water water loss, damage and rot in the process of domestic transportation should be inspected and quarantined at the port bureau.

(9)The goods which are found damaged or short during unloading, must be applied for inspection and quarantine at the unloading port organ or destination organ.

(10) Conveyance should be inspected at the port bureau.

5. The Documents Required for Inspection

(1)Before entry inspection, the applier should fill in the *Application for Inspection of Entry Goods* and provide foreign trade contract, invoices, bill of lading or transporting, packing list and relevant documents.

(2)As for the goods subject to quality license, sanitary registration, mandatory product certification, civil commodity verification and other goods which need approval and verification, relevant certificates should be provided.

(3)As for the goods that apply for quality inspection, foreign quality certificates or warranty, product instructions, relevant standards and technical materials should be provided. As for the transaction by samples, the sample confirmed by both parties should be provided. As for the goods of which the payment is settled by grade or conditioned weight, should apply for weight appraisal.

(4)As for the inspection of import wastes, *certificate of approval for import of wastes* issued by by SEPA，risk reports of wastes use，pre-shipment inspection certificates recognized issued by accredited inspection institutions should be provided.

（5）As for the inspection of entry old electromechanical products the import license which is consistent with the import of the old electromechanical products should be provided.

（6）As for the inspection of damage identification，damaged cargo list，railway business records，air freight accidents records or marine reports and other documents proving the damage should be provided.

（7）As for the application for the identification of weight（quantity），the detailed weight list and tally list should be provided.

（8）As for the goods that are tested and accepted by goods department or other testing u-nits the inspection report testing results and detailed weight list should be provided.

（9）As for the entry animals，plants and their products，trade contract，invoice，and cer-tificate of origin should be provided as well as the official quarantine certificate issued by the issued by the the export country or regions. For those required going through entry examina-tion and approval formalities，the quarantine certificate of entry animals & plants should be provided.

（10）For the inspection of transit animals，plants and their products，distribution list and official quarantine certificate issued by the export country or region. During the transpor-tation，the transiting license of animals and plants issued by AQSIQ should also be offered.

（11）For the inspection of the pets carried by the entry passengers or the transportation staff，quarantine examination and approval certificate of entry animals and certificate of vac-cination should be provided.

（12）For the inspection of imported food，the *examination and approval certificate of import & export food labels* or the *examination and approval certificate for acceptance of labels* should be provided as stipulated.

（13）For the inspection of imported cosmetics，the *examination and approval certificate of cosmetics labels* or the *examination and approval certificate for acceptance of labels* should be provided as stipulated.

（14）As for the goods imported from the United States，Japan，the European Union and Korea the relevant certificates and declarations on packaging should be provided as stipula-ted.

（15）Because of scientific research and other special needs，when the prohibited goods are imported，the chartered approval certificate issued by AQSIQ should be provided.

Words and Expressions

statutory adj. 法定的；法令的；可依法惩处的

initial adj. 预先的

flammable adj. 易燃的；可燃的；可燃性的

sanitary adj. 卫生的，清洁的

transactions n. 交易

poultry n. 家禽

semen n. 精子,精液

embryos n. 胚胎;晶胚

propagate vt. 传播;传送;繁殖;宣传　vi. 繁殖;增殖

debug vt. 调试

sulfur n. 硫黄;硫黄色

shipment n. 装运

warranty n. 保证;担保

Special Terms

Entry-exit Inspection and Quarantine Organ:出入境检验检疫机构

AQSIQ:abbr. 国家质量监督检验检疫总局(Administration of Quality Supervision, Inspection and Quarantine)

letters of credit:信用证

GSP:abbr. 一般特惠制(Generalized System of Preference)

period of validity:有效期

SEPA:abbr. 国家环境保护总局(State Environmental Protection Administration)

flora and fauna:动植物

Exercises

Ⅰ. Choose the right answer from the four choices below.

1. The entry goods of which the place of customs declaration and destination are different should apply to the inspection and quarantine organ at the place of customs declaration for the (　　), and apply to the destination inspection and quarantine for the (　　).

A. inspection subject to entry procedure flow; destination entry inspection

B. General entry inspection; inspection subject to entry procedure flow

C. destination entry inspection; inspection subject to entry procedure flow

D. General entry inspection; destination entry inspection

2. For the entry goods that need the certificate for claiming compensation, the owner or the agent should apply for inspection to the inspection and quarantine organ at the arrival port or destination at least within (　　) days before the valid date of the claim.

A. 7　　　　　　　B. 10　　　　　　　C. 15　　　　　　　D. 20

3. The inspection and quarantine organ issues (　　) to the exit goods passing the initial inspection, and (　　) to those not passing it.

A. *Exit Goods' Vouchers for Changing License*; Notice of Inspection and Quarantine

B. *Exit Goods' Vouchers for Changing License*; Non-conformity Notice of Exit Goods

C. *Customs Clearance Form of Exit Goods*; Notice of Inspection and Quarantine

D. *Customs Clearance Form of Exit Goods*; Non-conformity Notice of Exit Goods

4. When exporting the following goods, (　　) should be inspected and quarantined by the inspection and quarantine organ at the port.

A. live cattle　　　　　　　　　　B. household appliances

C. frozen chicken　　　　　　　　　D. fireworks and firecrackers

5. Exit goods should apply for inspection and quarantine at least within (　　) days be-

fore the customs declaration or shipment.

 A. 3   B. 7   C. 15   D. 30

 6. Please translate the Chinese into English：外贸；合同；发票（ ）.

 A. business；invoice；contract   B. foreign trade；contract；invoice

 C. business；LC；contract   D. foreign trade；invoice；contract

 7. Please translate the English into Chinese：bill of loading；L/C；buyer（ ）.

 A. 信用证；提单；买方   B. 提单；信用证；买方

 C. 提单；信用证；卖方   D. 信用证；提单；卖方

 8. Please translate the Chinese into English：产地证书；熏蒸证书（ ）.

 A. Certificate of Origin；Certificate of Fumigation

 B. Certificate of Fumigation；Certificate of Origin

 C. Certificate of Quality；Certificate of Origin

 D. Certificate of Origin；Certificate of Quality

 9. Please translate the Chinese into English：有效期限；签发日期；运输方式（ ）.

 A. valid period；date of dispatch；means of transport

 B. departure time；issuing date；means of conveyance

 C. departure time；date of dispatch；means of conveyance

 D. valid period；issuing date；means of transport

 10. The best choice for the translation of No financial liability with respect to this certificate shall attach to the entry-exit inspection and quarantine authorities.

 A. 出入境检验检疫机关不承担签发本证书的任何法律责任

 B. 出入境检验检疫机关将承担签发本证书的任何行政责任

 C. 出入境检验检疫机关不承担签发本证书的任何财经责任

 D. 出入境检验检疫机关不承担签发本证书的任何费用

 Ⅱ. **Multiple Choice Questions（select all of the correct answers）**

 1. If inspection applicants hold objectionable views against the inspection result of the inspection and quarantine bureau，they shall apply to（ ）.

 A. the original inspection and quarantine bureau

 B. the local court

 C. the higher inspection and quarantine bureau

 D. the local arbitration commission

 2. The Inspection of the Exit Goods mainly consists of （ ）.

 A. general exit inspection

 B. inspection subject to exit procedure flow

 C. exit inspection for changing license

 D. initial exit inspection

 3. As for the following entry goods，（ ） should be applied for inspection and quarantine within 7 days before entry.

 A. seeds of canna   B. seedling of rose   C. rabies vaccines   D. live animal

 4. The Inspection of the Entry Goods mainly consists of （ ）.

A. general entry inspection   B. destination entry inspection

C. inspection subject to entry procedure flow D. initial entry inspection

5. For the general entry goods of which the inspection place and destination belong to different jurisdictions regarding inspection and quarantine, the following descriptions which are correct are (   ).

 A. The owner or the agent should apply to go through the formality of entry inspection in the inspection and quarantine bureau at the place of customs declaration, and the formality of quality inspection in the inspection and quarantine bureau of the destination.

 B. The Inspection and Quarantine Bureau at the place of customs declaration should issue the transferring paper for entry goods in order to go through the customs clearance procedures for the inspection applicants.

 C. When the damage of package is found, the owner or the agent should apply for inspection certificate to the inspection and quarantine bureau at the destination.

 D. After the electronic transfer, the owner or the agent could apply to the inspection and quarantine bureau at the destination for inspection with the transferring paper for entry goods issued by the inspection and quarantine organization at the place of customs declaration.

Ⅲ. Decide whether the following statement are true or false.

1. The goods of seeds of plants, seedlings and other propagating materials should be applied for entry inspection and quarantine within 14 days before entry.   (   )

2. One company will import some animal vaccine. It shall apply for the inspection within 20 days before the goods entry.   (   )

3. The goods requiring quarantine, examination and approval upon import should be imported at the port prescribed in the quarantine approval certificate.   (   )

4. The exit perishable goods can be applied for initial inspection.   (   )

5. The exit fireworks and firecrackers can be applied for initial inspection.   (   )

Unit 5 Inspection Documents

一、销售合同(Contract)

销售合同是双方或多方订立的、具有法律效力的正式书面协定,它一般分为三个主要部分:约首、本文、约尾。

合同样本(Examples of Contract)

Sales Contract(Ⅰ)

                    No.:

                    Date:

           (original)   signed at:

Seller:＿＿＿＿＿＿＿＿＿＿＿＿   Fax:＿＿＿＿＿＿＿＿＿＿＿＿

Address:＿＿＿＿＿＿＿＿＿＿＿   Tel:＿＿＿＿＿＿＿＿＿＿＿＿

Buyer:＿＿＿＿＿＿＿＿＿＿＿＿   Fax:＿＿＿＿＿＿＿＿＿＿＿＿

Address:_____　　　　Tel:_____

This contract is made by and between the Buyers and the Sellers, whereby the Buyers agree to buy and the Sellers agree to sell the undermentioned commodity according to the terms and conditions stipulated below:

1.

Name and Specifications of the commodity	Quantity	Unit Price	Total Price

2. Total Value of the contract:_____

3. Packing:_____

4. Insurance: To be effected by the Seller covering 110% of invoice value.

5. Shipping Marks: _____

6. Port of Shipment:_____

7. Port of Destination:_____

8. Time of Shipment:_____

9. Terms of Payment:

The Buyer shall open, through a bank accepted by both Parties, an irrevocable, transferable and divisible Letter of Credit, in favor of the Seller, payable at sight against first presentation of shipping documents to the Bank of _____. The covering L/C must reach the Seller before _____ and remain valid in _____ until the 15th day(inclusive) from the date of shipment.

10. Shipping Documents.

The Seller shall present the following documents:

(1)Clean on Board Bills of Lading;

(2)Invoice;

(3)Packing last;

(4)Insurance Policy.

11. Terms of Shipment:

(1)The carrying vessel shall be arranged by the. Seller, partial shipments and transshipments are allowed;

(2)After loading is completed, the Seller shall notify the Buyer by cable of the contract number, name of goods, quantity, name of the carrying vessel and date of shipment.

12. Claims:

Should the quality, quantity, and/or specifications of the goods be found not in conformity with the stipulations of the contract, the Seller agrees to examine any claim so arising, which shall be supported by a report issued by a reputable surveyor approved by the Seller. The Seller is not responsible for claims arising out of incorrect installation or wrong operation. The Seller is only responsible for claims against bad workmanship or faulty materials.

Claims concerning quality shall be made within 3 months after the arrival of the goods at destination. Claims concerning quantity and/or specification shall be made within 30 days after the arrival of the goods at destination . The Seller shall not consider any claims for compensation, for losses due to natural causes, or belonging to the responsibilities of the ship owner or the insurer . In case the L/C does not correspond to the contract terms and the Buyer fails to amend its terms within the time limit after being notified by the Seller, the Seller has the right to cancel the contract or to delay the delivery of the goods as well as to lodge claims for damages.

13. Force Majeure：

The Seller shall not be responsible for late delivery or non-delivery of the goods due to Force Majeure . However, in such cases, the Seller shall submit to the Buyer a certificate issued by the China Council for the Promotion of International Trade or other related organizations as evidence.

14 . Arbitration：

All disputes in connection with this contract or the execution thereof shall be settled by friendly negotiation between the two Parties. If no settlement can be reached, the case in dispute shall then be submitted for arbitration in the country of the defendant in accordance with the Arbitration Regulations of the Arbitration Organization of the defendant's country. The decision made by the Arbitration shall be final and. binding upon both Parties. The arbitration expenses shall be borne by the losing Party unless otherwise awarded by the Arbitration Organization.

15 . Other Conditions：

Any alterations and additions to the contact shall be valid only if they are made out in writing and signed by both Parties . Neither Party is entitled to transfer its right and obligation under this contract to a third Party before obtaining a written consent from the other Party . After the signing of this contract all previous negotiations and correspondence related to it will be taken as null and void.

16. Remarks：

The Seller：_____   The Buyer：_____

要点解析：

1. original 原件，正本。

2. signed at 在此是 which is signed at 的简略形式，常见于公文体英语。which 指代 Sales Contract，at 后面填写地点，所以译作"签约地点"。

3. whereby 借以，靠那个，在此相当于 according to which，一般用于公文体英语。

4. Name and Specifications of Commodity 品名及规格。specifications(复)规格。

5. Total Value of the Contract 合同总值。合同总值不同于总价(total price)，后者在此仅指某项商品的价值总和，而前者则指所列各项商品数量的价格总和。

6. To be effected by the Seller covering 110% of invoice value.由卖方按发票金额的110%投保。在业务中由卖方保险时通常按发票金额定额110%投保。若卖方要求高于110%并愿意支付额外保险费，也可接受。

7. The Buyer shall open…an irrevocable, transferable and divisible Letter of Credit, in favor of the Seller, payable at sight against first presentation of shipping documents to the Bank of…. 买方应……开立以卖方为受益人的、不可撤销的、可转让和分割的信用证。

这里 in favor of…和 payable at…这两个短语相当于定语从句 which is in favor of, which is payable at…。省去 which is 可使结构更紧凑严谨。

presentation 提出, 递交。用于单据、支票、汇票等的递交或提示, 其动词是 present。

8. vessel 船只。比 ship 正式, 多用于较正式场合或公文体。

9. notify 通知。其名词形式是 notification。均用于正式场合、公文体等。

10. in conformity with 一致, 符合。

11. which shall be supported by a report……必须提供……检验报告……Support 证明, 证实。

如: Necessary documents should be submitted to support your claim. 应该提供必要的文件来证明你的索赔要求。

12. workmanship 制造工艺。

13. faulty 有缺陷的, 有错误的。如: a faulty design 有缺陷的设计。

14. correspond to 相符合。如:

The goods delivered do not correspond to the sample. 交付的货物与样品不符。

15. non-delivery of goods 不交货。

16. thereof 因此, 由于, 属于……。法律用语, 如:

All citizens of the People's Republic of China are ruled by the laws thereof.
中华人民共和国的一切公民都受该国法律管辖。

17. two parties 双方当事人, 双方。party 在此指条约、诉讼、争论中的一方。常用于公文体, 是法律用语。

18. in the country of the defendant 被告方所在国。defendant 被告。法律用语。

19. Arbitration Organization 仲裁机构。

20. final 决定了的; 不能变的, 终局的。

如: My judgment is final. 我的判决不变。a final judgment 终审判决。

21. binding 有约束力的。如:

These regulations shall be binding on them without exception. 这些规章对他们均有约束力, 无一例外。

22. award 判给。法律用语。

23. Any alterations and additions to the contract shall be valid only if they are made out in writing and signed by both Parties. 对本合同的任何变更及任何增加, 仅在此以书面经双方签字后, 方为有效。

alteration 变更, 改变。用于较正式场合, 其动词是 alter. addition 补充, 增加。其动词是 add.

only if(或 only…if) 决不……除非……。如:

I'll come only if you promise me that Henry won't be invited. 除非你答应不请亨利, 否则我不会来。

24．Neither party is entitled to transfer its right and obligation…任何一方……无权将

······权利及义务转让给······

entitle to 给······权利;给······:资格。常用作被动语态,后面可跟动词不定式或名词。

Sales Contract(Ⅱ)

(Front)

No:

Date:

Signed at:

The contract is made by and between China Native Produce & Animal By-Products Import & Export Corporation, Liaoning Branch, hereinafter called the Sellers, and John & Co. Ltd., hereinafter called the Buyers. Hereby the Sellers agree to sell and the Buyers agree to buy the undermentioned goods subject to the the terms and conditions stipulated below:

1. Name of Commodity: Chinese Sweet Potato Slice, FAQ

2. Specifications: First Grade

3. Quantity: 2,000 Metric Tons with 3% more or less both in amount and quantity allowed at the Seller's option.

4. Unit Price: US$150.00 per metric ton FOB Dalian

5. Total Value: US$300,000.00 (SAY US DOLLARS THREE HUNDRED THOUSAND ONLY)

6. Time of Shipment: During March/April, 2010.

7. Packing: All in paper bags, ten bags to a carton.

8. Port of Shipment & Destination: From Dalian, China to New York, transshipment and partial shipment allowed.

9. Insurance: To be covered by the Buyers.

10. Terms of Payment: By Irrevocable Letter of Credit, allowing 3% more or less both in amount and quantity at Seller's option in favour of China Native Produce & Animal By-Products Import & Export Corporation, Liaoning Branch through a bank which is mutually agreed by the two sides. The Letter of Credit in due form must reach the Seller at least 30 days before shipment and remain valid for at least 15 days in China after the last day of shipment.

11. Shipping Mark: At the Seller's option.

12. The General Terms and Conditions on the back pages constitute an inseparable part of this Contract and shall be equally binding upon both parties.

THE SELLERS   THE BUYERS

(Back)

GENERAL TERMS AND CONDITIONS

1. Documents to be submitted by the Seller to the Bank for negotiation:

(1)Full set clean on board shipped Bill of Lading.

(2)Invoice.

(3)Inspection Certificate on Quality and Inspection Certificate on Weight issued by the China Commodity Inspection Bureau at the port of Shipment.

2. Quality and Weight：

Quality and Weight certified by the China Commodity Inspection Bureau at the port of shipment as per their respective certificates are to be taken as final.

3. Shipping Advice：

Immediately after loading is completed，the Sellers shall notify by cable the number of credit，quantity to the Buyer.

4. Amendments of Letter of Credit：

The Buyer shall open letter of Credit in accordance with the terms of this Contract. If any discrepance is found，the amendments of Letter of Credit should be made immediately by the Buyer upon receipt of the Seller's advice，failing which the Buyer shall be held responsible for any losses thus incurred as well as for late shipment thus caused.

5. Force Majeure：

Should the Seller fail to deliver the contracted goods or effect the shipment in time by reason of war，flood，fire，storm，heavy snow or any other causes behony their control，the time of shipment might be duly extended，or alternatively a part or whole of the Contract might be cancelled without any liability attached to the Seller but the seller has to furnish the buyer with a certificate attesting such event or events.

6. Arbitration：

Should there be any disputes between the contracting parties，they shall be settled through negotiation. In case no settlement can be reached，the case under dispute may then be referred to arbitration.

7. Claim：

Should the quality，quantity and/or weight be found not in conformity with those stipulated in this Contract，aside from those usual natural changes of quality and weight in transit and losses within the responsibility of the shipping company and/or insurance company，the Buyers shall have the right within 30 days after the arrival of the goods at the port of destination，to lodge claims concerning the quality or weight of the goods (Claims for perishable goods are to be put forward immediately after arrival of the goods at destination)，but the Buyers should provide the Sellers with the Certificates issued by the concerned Inspection Organization.

要点解析：

1. terms and conditions 权利与义务

2. parties concerned 有关各方

3. enter into 签订（合同、协议等）

Once entered into，a contract is binding and enforceable law. 合同一经签订,便具有法律约束力而必须执行。

Once entered into 是 Once a contract is entered into 的省略式。在一些状语从句中，如果

其主语与主句的主语一致，且谓语中含 be 动词，有时可一起省略。如：

Once signed，the contract should be returned to another party.

一经签署，合同应退给另一方。

4. fulfil one's obligations 履行义务

Any party who fails to fulfil his obligations must make compensation for the other party's losses. 任何一方不履行(合同)义务，都必须赔偿对方的损失。

(1)fail to do sth. 没有/未能(做某事)；忘记。又如：

I never fail to write to my mother every month.

我每月都会给母亲写信。

Our customers failed to obtain the import license.

我们的客户未能拿到进口许可证。

(2)make compensation for one's losses 赔偿(或补偿)某人的损失

make 在这里是"做出(某种举动)"的意思，与名词连用在意义上等于相应的动词。又如：

make a contract 签订合同/make payment 支付货款/make an offer 报盘/make shipment 发货/make a decision 做出决定

5. unit price 单价

6. terms of payment 支付条款

7. letter of credit 信用证

8. bank instrument 银行票据

9. on one hand 一方面

10. on the other hand 另一方面

11. raise a claim against 向……提出索赔

12. in case 如果；万一

13. signing parties 签字各方

14. in force (法律等)有效

15. see (to it) that 务必做到

16. in a broad sense 广义上

17. less detailed contract 简式合同

Purchase Contract（Ⅲ）

This Contract is made on 12 Dec. 2009 in Dalian between the China National Cereals，Oils and Foodstuffs Import and Export Corporation，Liaoning Branch (hereinafter called the Buyers) and Smith & Co. Ltd. (hereinafter called the Sellers)，whereby it is agreed that the Sellers undertake to sell and buyers undertake to buy the undernoted commodity on the terms and conditions stipulated below：

1. Commodity：U.S. Yellow Corn，2008/2009 crop.

2. Quality：

(1)The Corn supplied by the Sellers should be in conformity with the following specifications：

Moisture：   14.5% max

Broken Corn and Foreign Material：   3% max

Damaged Kernels (total):   5% max

(2)The Corn supplied by the Sellers should be in sound condition, fit for human edible purpose, without any unpleasant odour, free from any sigh of mould, fermentation or deterioration as well as free from live insect pests.

(3)The Corn supplied by the Sellers should be free from any diseases, pests or weeds dangerous to plants in accordance with the regulations of the Ministry of Agriculture of the People's Republic of China.

(4)The chemical residues of the Corn supplied by the Sellers shall not exceed the regulations stipulated by the Ministry of Public Health of the People's Republic of China and substantiated by a qualified independent laboratory at loading.

3. Quantity:

10,000 metric tons of 1,000 kilos each, 10% more or less for chartering purpose at the Sellers'option and at contracted price.

4. Price: At U.S.dollars 210.00 per metric ton CFR Dalian, China.

5. Packing: In Bulk.

6. Insurance: To be covered by the Buyers.

7. Payment:

By Confirmed, Irrevocable Letter of Credit to be available by sight draft, to reach the Sellers before the end of February 2010 and to remain valid for negotiation in New York until the 20th day after the aforesaid time of shipment.

8. Shipment:

(1)Shipment shall be effected in Feb. 2010.

(2)The Sellers shall fax the Buyers the name of vessel, flag, type of vessel and laydays. The chartering vessel shall be subject to the acceptance of the Buyers and the Buyers reply 24 working hours latest. After chartering, the Sellers should airmail a copy of the charter party as well as ship's particular to the Buyers.

(3)Discharging is based on C.Q.D. terms, it shall be made at Customary Quick Despatch, where neither demurrage nor dispatch money is called for.

(4)Vessel over 20 years age unacceptable. Overage of premium, for goods per vessel over 15 years for the Sellers'account.

(5)The Sellers shall advise the Buyers in time by fax of the time of departure, invoice amount, quantity actually shipped, type of vessel, its draft, ETA to China and B/L No.and Date.

(6)The agent for discharging port will be named by the Buyers.

9. Inspection:

The Certificate of quality and weight shall be taken as valid. But if any major deviation from loading specifications of quality and/or weight occur at discharge, the Sellers and Buyers shall settle such dispute through mutual and friendly negotiation.

10. Arbitration:

Should any dispute arise between the contracting parties to which no agreement can be reached，these disputes shall be settled by arbitration，which shall take place in a third country agreeable to both of the Sellers and the Buyers. The award given by the organization concerned shall be final and binding upon both parties. The fee for arbitration shall be borne by the losing party.

11. Force Majeure：

The fulfillment of this Contract is subject to the usual force majeure practice.

12. Remarks：

(1) The buyers have the right to send their representatives to the loading port in the United States to observe the inspection and loading operation of Corn during the contract period and the Sellers will render convenience and good cooperation to the Buyers.

(2) Performance Bond：The Sellers shall put up a 10 percent performance bond to the Buyers for guarantee of the Contract，the performance bond will be returned to the Sellers in proportion to the document presented by the Sellers for payment and outstanding amount of the performance bond will be subject to the prevailing saving interest rate of first class New York Bank.

The Buyers   The Sellers

Date：   Date：

要点解析：

1. in conformity with 一致、符合；与……相适应

2. Moisture 湿气、潮气、水分

3. in accordance with 按照；根据；与……一致；合乎

例如，In accordance with his father's wish he gave the money to the school.

他遵照他父亲的愿望把钱捐赠给了学校。

4. more or less 或多或少。More or Less Clause 溢短装条款是指在矿砂、化肥、粮食、食糖等大宗散装货物的交易中，由于受商品特性、货源变化、船舱容量、装载技术和包装等因素的影响，要求准确地按约定数量交货，有时存在一定困难，为了避免因实际交货不足或超过合同规定而引起的法律责任，方便合同的履行，对于一些数量难以严格限定的商品，通常是在合同中规定卖方交货数量允许有一定范围的机动幅度，但以不超过合同规定的百分比为限，这种条款一般称为溢短装条款。

例如：

(1) 100M/T，3% More or less at seller's option 即允许卖方最少交 97 公吨，最多交 103 公吨。

(2) Quantity：100,000M/T，5% more or less, at Buyer's option and at contract price.

数量：100 000 公吨，允许有 5% 的增减幅度，由买方选择，增减部分按合同价格计算。

5. By Confirmed, Irrevocable Letter of Credit to be available by sight draft。

保兑的、不可撤销的、凭有效的即期汇票的信用证。Confirmed adj 保兑的（除开证行外，由另一银行保兑，承担"保付"责任，对出口商来说，一般由通知行或议付行负责"保兑"）

6. time of shipment＝Shipment 这里是指装船期

7. be subject to 以……为条件

8. valid 有效期。类似短语 expiry date 到期日 cut off time 截止时间

二、商业发票(Commercial Invoice)

商业发票是出口商对进口商开具的发货价目清单,它既是进出口双方交接货物和结算货款的凭证,也是对装运货物的总说明。

发票样本(Example of Invoice)

COMMERCIAL INVOICE（Ⅰ）

SHANGHAI HOME TEXTILES EMPORT & EXPORT CORPORATION
INVOICE

To：M/S　　　　INVOICE No._____　　　　　　S/C No._____

　　　　　　　　　　　　　　　　　　　　　　　　L/C No._____

　　　　　　　　　　　　　　　　　　　　　　　　Date _____

From _____ To _____

Marks & Numbers	Quantities and Descriptions	Amount

Shanghai Home Textiles Import & Export Corporation

Shanghai China

COMMERCIAL INVOICE（Ⅱ）

Issuer		Commercial Invoice		
To				
		No.		Date
Transport Details		S/C No.		L/C No.
		Terms of Payment		
Shipping Marks	Description of Goods	Quantity	Unit Price	Amount
Say Total：				
Stamp and Signature				

要点解析

1. invoice 发票。这里是指商业发票,英语全称应该是 Commercial Invoice。其他发票还有:Customs Invoice 海关发票;Proforma Invoice 形式发票;Consular Invoice 领事发票等。

2. S/C No. 销售合同(sales contract)号码,或者销售确认书(sales confirmation)号码。S/C 是 sales contract 或者 sales confirmation 的缩写。

3. L/C No.信用证(letter of credit)号码。L/C 是 letter of credit 的缩写。

4. From 在此指货物的启运地点。

5. To 在此指货物的运抵地点(目的地)。

6. Marks & Numbers 唛头号码,填写运输标志。

7. Amount 总值。

三、提单(Bill Of Lading)

货运单据包括空运运单、铁路运单、承运货物收据等。但海运提单是最重要的货运单据，因为国际贸易运输主要由海洋运输承担。

提单样本(Examples of Bill of Lading)

Bill of Lading（Ⅰ）

Shipper	BILL OF LADING DIRECT OR WTTH TRANSSHIPMENT
Consignee or assigns	
Notify Party	

Ocean Vessel　　Voy. No.　　S/O No.　　B/L No.

Port of Loading　　　　Port of Discharge

Nationality　　　　Freight payable at

Particulars furnished by the Shipper				
Marks & Nos.	Number of packages	Description of goods	Gross weight kos	Measurement

TOTAL PACKAGES(IN WORDS)

　　Shipped on board the vessel named above in apparent good order and condition(unless otherwise indicated)the goods or packages specified herein and to be discharged at the above mentioned port of discharge or as near thereto as the vessel may safely get and be always afloat.

　　The weight, measure, marks, numbers, quality, contents and value, being particulars furnished by the Shipper, are not checked by the Carrier on loading.

　　The Shipper, Consignee and the Holder of this Bill of Lading hereby expressly accept and agree to all printed, written or stamped provisions, exceptions and conditions of this Bill of Lading, including those on the back hereof.

Freight and charges	In witness whereof, the Carrier or his Agents has signed Bills of Lading all of this tenor and date, one of which being accomplished, the others to stand void.
Shippers, requested to note particularly the exceptions and conditions of this Bill of Lading with reference to the validity of the insurance upon their goods.	Dated ＿＿＿＿＿＿＿ at ＿＿＿＿＿＿＿ For the Master

Bill of Lading（Ⅱ）

Shipper				
Consignee or order		COMBINED TRANSPORT BILL OF LADING RECEIVED the goods in apparent good order and condition as specified below unless otherwise stated here in. 　The Carrier in accordance with the Provisions contained in this document. 　1. Undertakes to perform or to procure the Performance of the entire transport from the place at which the goods are taken in charge to the place designated for delivery in this document and 　2. Assumes liability as prescribed in this Document For such transport . One of the Bills of Lading must be surrendered duly indorsed in exchange for the goods or delivery order.		
Notify address				
Pre-carriage by	Place of receipt			
Ocean vessel	Port of loading			
Port of discharge	Place of delivery	Freight payable at	Number of original Bs/L	
Marks & Nos.	No. & kind of packages	Description of goods	Gross Weight	Measurement
ABOVE PARTICULARS FURNISHED BY SHIPPER				
Freight & Charges		IN WINTNFSS whereof the number of original Bill of Lading stated above this side have been signed, one of which being accomplished the other(s) to be void.		
		Place and date of issue		

Signed for or on behalf of the Carrier

as Agent

要点解析：

1. Notify Party 被通知人。可理解为 Please notify Party ____ ,在 Party 后面填写具体被通知人的单位名称。有些提单书写成 Notify 或 Notify address,也有的书写成 Notifying Party,意思相同。

2. Ocean vessel 运载船只,在此理解为"船名"。

3. Voy. No. 航次。Voy. 是 voyage 的缩写。

4. Port of loading 装货港。

5. Port of Discharge 卸货港。

6. Freight payable at 运费在……支付。

7. Particulars furnished by the Shipper 托运人所提供的详细情况。

8. Marks & No. 唛头和编号。

9. Number of packages 件数。

10. Description of goods 货名。

11. Gross weight kos 毛重。

12. Measurement 尺码。

13. Total packages(in words)合计数量（大写）。in words 在此是"用文字表示"的意思。相对于数字（阿拉伯数字）而言,用单词表示既显得正式又不易被人改动。

14. Shipped on board the vessel named above in apparent good order and condition(un-

less otherwise indicated) the goods or packages specified herein and to be discharged at the abovementioned port of discharge or as near thereto as the vessel may safely get and be always afloat. 上列外表情况良好的货物(另有说明除外)已装在上列船上并应在上列卸货港或该船所能安全到达并保持停泊的附近地点卸货。在提单上一般均印有此句。实际上此句为不完整句子,在 the goods 前省略了 are。从形式上看,这是一个倒装句,其正常语序为:

The goods or packages specified herein are shipped on board… 运用倒装句可强调 "shipped",又便于使起定语作用的不定式短语 to be charged,靠近它所修饰的对象 the goods or packages specified herein.

specified herein,相当于 which are specified herein, specified 在此是过去分词作后修饰词,在 the goods or packages 后面对它们修饰。

Thereto,向那里。常用于正式公文。在此修饰 port of discharge 在句中意为"离卸货港(近的地方)"。

15. being particulars furnished by the shipper 是托运人提供的。

particulars 在此表示"详细情况",指前面所指到的 weight, measure, marks, numbers, quality, contents and value.

16. all printed, written or stamped provisions, exceptions and conditions of this Bill of Lading, including those on the back hereof…(包括)它背面所载的一切印刷,书写或打印的规定,免责事项和条件。

stamp,在……上压印图案(或标记等),在此转为"打印"之意。其过去分词 stamped 在此作定语用,意为"已打印上的"。

Hereof,在本文(件)中,多用于公文中,如:on the last page hereof 在本件最后一页上。

17. In, witness whereof, the Carrier or his Agents has signed Bills of Lading all of this tenor and date, one of which being accomplished, the others to stand void. 为了证明以上各节,承运人或其代理人已签署本提单一式×份,其中一份经完成提货手续后,其余备份失效。

Witness,证据,证言。

Whereof,(关系副词)关于那事,关于那物。

Bills of Lading 用复数,以说明不止一份。也有的写成 Two Bills of Lading,或 the above stated number of Bills of Lading.

all of this tenor and date 所有这些(已签字的提单)的内容和日期全是如此。

Tenor 大意,要领。如:the tenor of a speech 讲话的大意。

one of which being accomplished 是分词独立结构,which 指代 Bills of Lading. Accomplish 达到(目的);完成(任务);在此是指完成提货手续。

the others to stand void 可看作分词独立结构省略了 being,Stand 处于特定状态。如:

The emergency session of the Council now stands

adjourned. 委员会紧急会议现在休会。

void 无效的(法律用语)。如:

a void agreement 无效的协议。

18. exceptions 在此是指"免责事项"。

19. undertakes to perform or to procure the performance of the entire transport…·······承担履行或完成自……整段路程的货物运输义务并……

Undertake 承担。如：undertake responsibility 承担责任。procure 实现，完成。procure an agreement 达成协议。

20. ...assumes liability as prescribed in this document...……按照本提单所列条款，承担责任……

assume 承担，担任。如：assume an obligation 承担义务。

liability 责任。如：The insurance company accepted the liability for the damage done to the goods. 保险公司承担了货物损坏的赔偿责任。

Prescribe 原指"规定"、"指定"，在此 prescribed 系过去分词，表示已在提单中作了规定的内容。

21. delivery order 提货单。

四、装箱单(Packing list)

装箱单又称花色码单或包装单，是最常用的包装单据，表明装运货物的种类和数量和其他便于运输的资料。

装箱单样本(Example of Packing List)

SHANGHAI FOREIGN TRADE CORP.
SHANGHAI, CHINA
PACKING LIST

To：

Invoice No.：_____

Invoice Date：_____

S/C No.：_____

S/C Date：_____

From：_____

To：_____

Letter of Credit No.：_____

Date of Shipment：_____

Marks and Numbers	Number and kind of package Description of goods	Quantity	Package	G.W	N.W	Meas.

SAY TOTAL：　　　　　TOTAL：

要点解析：

1. packing 包装，关于包装的情况。如：

The packing list provides more specific information about the packing of the cargo. 装箱单对货物的包装情况载明了更详细的信息。

packing documents 包装单证。

packing list 装箱单。

packing specification 包装说明。

detailed packing list 详细装箱单。

packing summary 包装提要。

2. package 包装物，外包装。如：

The package got torn on the way to the station. 包装箱在运往车站的途中被撞破了。

total packages 包装总数。

3. L/C No. 信用证(letter of credit)编号。

4. Invoice No. 发票编号。此处 invoice 指 commercial invoice(商业发票)。

5. Contract No. 合同编号。有时也可以表示为 Sales Contract No.(销售合同编号)。

6. No. 范本中有两个 No.，表格上方 No. 指装箱单本身的编号，表格中的 No. 指 Article No.(货号)。

7. Marks and Nos. 唛头及件数。此处的件数指包装件数。

8. description 商品名称，品名。

如：the Harmonized Commodity Description and Coding System（H. S)商品名称及编码协调制度。

9. quantity 数量。

10. net weight 净重，注意另外几个表达重量的术语：actual weight 实际重量；chargeable weight 计费重量；net weight 净重；gross weight 毛重；tare weight 皮重。

11. gross 所有的，整体的，全部的。如：

The gross weight of anything is the total weight，including wrappings, etc. 物品的毛重指其总重量，包括包装等。

gross domestic products(GDP)国内生产总值。gross national products(GNP)国民生产总值。

12. measurement：尺码，尺寸。weight/measurement(M/W)体积或重量。

五、原产地证明书(Certificate of Origin)

原产地证明书，通常是指由出口商填制、官方和半官方机构签发的书面文件，有些国家在货物进口时要求提供该证明以确认货物确系来源于某一产地。

原产地证明书样本(Example of Certificate of Origin)

Certificate of Original（Ⅰ）

1.Goods consigned from（Exporter's business name, address，country）	Reference No. GENERALISED SYSTEM OF PREFERENCES CERTIFICATE OF ORIGIN (Combined declaration and certificate) Issued in…（country） see Notes overleaf		
2.Goods consigned to（Consignee's name, address, country）	4.For official use		
3.Means of transport and route（as far as known）			

5.Item Number	6.Marks and numbers of packages	7.Numbers and kinds of packages，description of goods	8.Origin criterion （see Notes overleaf）	9.Gross weight and other quantity	10.Number and date of invoices

11.Certification It is thereby certified，on the base of control carried out，that the declaration by the exporter is correct. Place and date，signature and Stamp of certifying authority	12.Declaration by the exporter The undersigned hereby declares that the above details and statements are correct；that all the goods were produced in…（country）and that they comply with the origin requirements specified for those goods in the Generalized System of Preferences for goods exported to…（importing country）. Place and date，signature and Stamp of authorized signatory

Certificate of Origin（Ⅱ）

1. Exporter (full name and address)	Certificate No. CERTIFICATE OF ORIGIN OF THE PEOPLE'S REPUBLIC OF CHINA		
2. Consignee (full name，address，country)			
3. Means of transport and route	5. For certifying authority use only		
4. Destination			

6. Marks and numbers of packages	7. Description of goods，number and kind of packages	8. H.S Code	9. Quantity and weight	10. Number and date of invoices

11 . Declaration by the exporter The undersigned hereby declares that the above details and statements are correct，that all the goods were produced in China and that they comply with the Rules of Origin of the People's Republic of China. Place and date，signature and stamp of authorized signatory	12. Certification It is hereby certified that the declaration by the exporter is correct. CCPIT Place and date，signature and stamp of certifying authority

要点解析：

1. certificate 证书，证明。如：

certificate of origin 原产地证明书,产地证。

G.S.P.Form A Generalized System of Preferences Certificate of Origin(Combined Declaration and Certificate)Form A 普惠制原产地证明书(申报与证明之联合)格式 A。

Certificate of Origin of the People's Republic of China 中华人民共和国出口货物原产地证明书。

a certificate of weight 重量单。

a certificate of health 卫生证,健康证。

a graduation certificate 毕业证。

an inspection certificate 检验证明。

a quarantine certificate 检疫证。

2. certify 声明,证明。多用在 It is certified that...结构中。如：

Ask the bank manager to certify this cheque. 请银行经理辨认一下这张支票的真伪。

Two witnesses must certify that this is your signature. 两个证人必须证实这是你的签名。

It is hereby certified that the declaration by the exporter is correct.兹证明出口人所做申报属实。

3. origin 产地,原产地。如：

the place of origin 产地。

country of origin 生产国别,原产国。

origin criterion 原产地标准。

criteria governing origins 原产地认定标准。

4. reference /certificate No. 证书编号,指发证机构对证书的编号。

5. consignor 发货人,即普惠制产地证的第 1 栏:Goods consigned from(Exporter's business name,address,country)发货人(出口商的名称、地址、国家)。

6. consignee 收货人,即普惠制产地证的第 2 栏:Goods consigned to(consignee's name,address，country)收货人(收货人的名称、地址、国家)。

7. full name 全名,全称。

8. means of transport and route (as far as known) 运输方式和路线(就所知而言)。另 means of transport 常作"运输工具"用,mode of transport 常用作"运输方式"。

9. item number 货物顺序号。

10. marks and numbers of packages 唛头及包装号码。

11. notes overleaf 背面注释,overleaf 作副词用。

12. be entitled to 给……权利,给……资格;有权利,有资格。常用作被动语态,后面可跟动词不定式或名词。如：

Goods under the ATA Carnet are entitled to duty-free entry.暂准进口单证册项下的物品可以免税入关。

If the importer rejects the imported goods and returns it to the exporter abroad within the time limit set by the Customs,he is entitled to claim a drawback.

如进口人拒收货物并将其在海关规定的时限内退还出口商,有权申请退税。

13. consign,托运,运送。如：

The goods have been consigned by rail. 货物已交铁路运寄。

Please consign the said merchandise by express mail. 请将上述货物作快件发送。

14. destination 目的地,目的港。

15. H. S Code 协调税则税目号。按规定填写,不得留空。

16. Authority 当局,政府。如:

certifying authority 证明机关,证明机构。

the Customs authority 海关当局。

17. signatory 签字人;签字国,也可用 the undersigned. 如:

Signature and stamp of authorized signatory 授权签字人签字和盖章。

the GATT signatories 关贸总协定签字国。

The undersigned hereby declares that the above details and statements are correct; that all the goods were produced in China. 签署人申明,上列所填各项内容属实,所有这些产品均在中国生产。

authorized signatory 授权签署人/授权签字人。

18. hereby, thereby 多用在正式的文件或声明中,以示庄重。

We hereby certify that the above mentioned goods, manufactured in The People's Republic of China. 兹证明以上货物在中华人民共和国生产。

19. comply with 遵守,符合。

20. original 正本。

21. copy 副本。

22. The Rules of Origin of the People's Republic of China 中华人民共和国原产地规则。

23. Administrative Provisions of the People's Republic of China on Certificate of Origin for Export Goods 中华人民共和国出口货物原产地证书管理规定。

24. MOFI'EC(the Ministry of Foreign Trade and Economic Cooperation) 对外经济贸易合作部。

25. CCPIT(China Council for the Promotion of International Trade) 中国贸促会。

26. China Chamber of International Commerce 中国国际商会。

27. The State Administration for the Inspection of Import and Export Commodities 中华人民共和国进出口商品检验局。

六、普惠制证书 (Form A)

普遍优惠制(简称普惠制)是发达国家对发展中国家向其出口的制成品或半制成品货物普遍给予的一种关税优惠待遇的制度。

目前实行普惠制待遇的国家,除了美国之外其余全都对中国实行普惠制待遇。凡享受普惠制待遇的商品,出口方一般应向给惠国提供原产地证书表格 A,通常称为 Form A。该证书由出口企业在货物出运前 5 天自行缮制,连同该证书申请及商业发票一份送交商检局审核。

普惠制证书样本(Example of Form A)

Goods Consigned from（Exporter's Business Name，address，country）	Reference No.				
Goods consigned to（Consigner's name，address，country）	GENERALIZED SYSTEM OF PREFERENCES CERTIFICATE OF ORIGIN FORM A Issued in THE PEOPLE'S REPUBLIC OF CHINA				
Means of transport and route（as far as known）	For official use				
Item No.	Marks and numbers of packages	Description of Goods	Origin criterion	Gross weight or other Quantity	Number and date of invoice
Certification： It is hereby certified，on the basis of control carried out，that the declaration by the exporter is correct.	Declaration by the exporter： The undersigned hereby declares that the above details and statements are correct，that all goods were produced in ___CHINA___ （country） and that they comply with the origin requirements specified for those goods in the Generalized System of Preferences for goods exported to.				
Place and date，signature and stamp of certifying authority	Place and date，signature and stamp of authorized signatory				

要点解析：

1.Reference No.证书号码，此栏不等留空，否则证书无效。

2. Goods Consigned from，此栏是带有强制性的。应详细填写中国出口单位的名称和地址等。

3. Goods consigned to，一般应填写给惠国最终收货人（即提单通知人或信用证上特别声明的收货人），若最终收货人不明确，可填商业发票抬头人，但不要填中间商的名称。在特殊情况下，欧洲、瑞典的进口商要求此栏留空时，可打上"TO ORDER"。

4. Item No. 如果同批出口货物有不同品种，则可按不同品种、发票号等分别填"1"、"2"、"3"……单项商品填"1"。

5. Marks and numbers of packages，如果货物无唛头，则应填"无唛头"（即"N/M"）。如果唛头过多，此栏不够填写，可另加附页，打上原证书号，手签并加盖公章；或将附页附在证书背面，由签证机构加盖骑缝章。

6. Gross weight or other quantity，以商品正常的计量单位填，如"只"、"件"、"台"、"匹"、"打"等。只有净重的，填写净重亦可，但要标上 N.W（net weight）；以重量计算的，则填毛重。

七、商品检验证书（Certificate of Inspection）

商品检验证书是由中国出入境检验检疫局以国家行政机构的身份，对进出口商品进行检验和鉴定后对外签发的、具有法律效力的证书，它是证明卖方所交货物与合同规定是否相符的依据，也是报关验放的有效凭证。我国办理进出口商检的官方机构是中国出入境检验检疫局。

检验证书样本（Example of Certificate of Inspection）

中华人民共和国出入境检验检疫

ENTRY-EXIT INSPECTION AND QUARANTINE
OF THE PEOPLE'S REPUBLIC OF CHINA

编号 No.：

品质检验证书
QUALITY CERTIFICATE

发货人 Consignor	
收货人 Consignee	

品名 Description of Goods		标记及号码 Mark & No.
报验数量/重量 Quantity/Weight Declared		
包装种类及数量 Number and Type of Packages		
运输工具 Means of Conveyance		

RESULTS OF INSPECTION：

我们已尽所知和最大能力实施上述检验，不能因我们签发本证书而免除卖方或其他方面根据合同和法律所承担的产品质量责任和其他责任。

All inspections are carried out conscientiously to the best of our knowledge and ability. This certificate does not in any respect absolve the seller and other related parties from his contractual and legal obligations especially when product quality is concerned.

Official Stamp Place of issue：

Date of issue：
Authorized officer：
Signature：

中华人民共和国出入境检验检疫

ENTRY-EXIT INSPECTION AND QUARANTINE
OF THE PEOPLE'S REPUBLIC OF CHINA

编号 No.：

数量检验证书
QUATITY CERTIFICATE

发货人 Consignor	
收货人 Consignee	

品名 Description of Goods		标记及号码 Mark & No.
报验数量/重量 Quantity/Weight Declared		
包装种类及数量 Number and Type of Packages		
运输工具 Means of Conveyance		

RESULTS OF INSPECTION：

我们已尽所知和最大能力实施上述检验，不能因我们签发本证书而免除卖方或其他方面根据合同和法律所承担的产品数量责任和其他责任。

All inspections are carried out conscientiously to the best of our knowledge and ability. This certificate does not in any respect absolve the seller and other related parties from his contractual and legal obligations especially when product quantity is concerned.

Official Stamp Place of issue：

Date of issue：
Authorized officer：
Signature：

中华人民共和国出入境检验检疫
ENTRY-EXIT INSPECTION AND QUARANTINE
OF THE PEOPLE'S REPUBLIC OF CHINA

编号 **No.** :

植物检疫证书
PHYTOSANITARY CERTIFICATE

发货人名称及地址 Name and Address of Consignor		
收货人名称及地址 Name and Address of Consignee		
品名 Name of Product	植物学名 Botanical Name of Plants	
报检数量 Quantity Declared		标记及号码 Mark & No.
包装种类及数量 Number and Type of Packages		
产地 Place of Origin		
到达口岸 Port of Destination		
运输工具 Means of Conveyance	检验日期 Date of Inspection	

兹证明上述植物、植物产品或其他检疫物已经按照规定程序进行检查和//或检验,被认为不带有输入国或地区规定的检疫性有害生物,并且基本不带有其他的有害生物,因而符合输入国或地区现行的植物检疫要求。
This is to certify that plants, plant products or other regulated articles described above have been inspected and/ or tested according to appropriate procedures and are considered to be free from quarantine pests specified by the importing country/ region, and practically free from other injurious pests; and that they are considered to conform with the current phytosanitary requirements of the importing country/ region.

杀虫和/ 或灭菌处理 DISINFESTATION AND/ OR DISINFECTION TREATMENT

日期 Date	药剂及浓度 Chemical and Concentration	
处理方法 Treatment	持续时间及温度 Duration and Temperature	

附加声明 ADDITIONAL DECLARATION
签章 Official Stamp _____ 签证地点 Place of Issue _____ 签证日期 Date of Issue _____
授权签字人 Authorized Officer _____ 签名 Signature _____
中华人民共和国出入境检验检机关及官员或代表不承担签发本证书的任何财经责任。
No financial liability with respect to this certificate shall attach to the entry-exit inspection and quarantine authorities of the P.R. of China or any of its officers or representatives.

中华人民共和国出入境检验检疫

ENTRY-EXIT INSPECTION AND QUARANTINE

OF THE PEOPLE'S REPUBLIC OF CHINA

编号 No.：

健康证书

HEALTH CERTIFICATE

发货人名称及地址 Name and Address of Consignor _____

收货人名称及地址 Name and Address of Consignee _____

品名 Description of Goods _____

加工种类或状态 State or Type of Processing _____

标记及号码 Mark & No. _____

报验数量/重量 Quantity/Weight Declared _____

包装种类及数量：Number and Type of Packages _____

储藏和运输温度：Temperature during storage and Transport _____

加工厂名称、地址及编号(如果适用)：

Name，Address and Approval No. of the

Approval Establishment (if applicable) _____

启运地 Place of Despatch _____到达国家及地点 Country and Place of Destination _____

运输工具 Means of Conveyance _____发货日期 Date of Despatch _____

中华人民共和国出入境检验检疫机关及官员或代表不承担签发本证书的任何财经责任。

No financial liability with respect to this certificate shall attach to the entry-exit inspection and quarantine authorities of the P.R. of China or any of its officers or representatives.

应知考核

I.Chose the best answer

1. When you deliver goods by ship，you need offer a (　　) to clients.

A. bill of lading 　　　B. bill of entry 　　　C. bill of credit 　　　D. bill of loading

2. The place where the goods are produced is (　　).

A. place of origin 　　　B. place of order 　　　C. place of interest 　　　D. place of issue

3. Seattle is a city of (　　).

A. New Zealand 　　　B. Australia 　　　C. U.S.A 　　　D. Germany

4. (　　) can be issued by the entry-exit inspection and quarantine authorities of the P. R. of China.

A. B/L 　　　　　　　　　　　　　B. Certificate of Origin

C. L/C 　　　　　　　　　　　　　D. packing List

5. Inchon is a port of (　　).

A. France 　　　B. United Kingdom 　　　C. Korea 　　　D. Finland

6. "The goods are in nude"means (　　).

A. The goods are packed with wooden box 　　　B. The goods are packed with iron box

C. No basket is used for the goods 　　　D. No package is used for the goods

7. The above mentioned condition was caused (　　) the process of manufacturing.

A. in   B. of   C. to   D. for

8. This certificate is valid(　　) six months from the date of issue.

A. in   B. of   C. to   D. for

9. The goods comply (　　) the specifications of the sales confirmation.

A. to   B. with   C. for   D. of

10. The total (　　) of the goods is $20 000.

A. quantity   B. weight   C. quality   D. value

Ⅱ.Translate the following business terms into Chinese

1. "Certificate Quality"正确的翻译为(　　)。

A. 品质证书   B. 原产地证书   C. 熏蒸证书   D. 植物检疫证书

2. "date of shipment",正确的翻译为(　　)。

A. 生产日期   B. 装船日期   C. 卸货日期   D. 进口日期

3. "freight"正确的翻译为(　　)。

A. 飞机   B. 飞行   C. 空运   D. 运费

4. "wharf"正确的翻译为(　　)。

A. 仓库   B. 货物   C. 码头   D. 港口

5. "purchase"正确的翻译为(　　)。

A. 批发   B. 销售   C. 推销   D. 购买

6. "container"正确的翻译为(　　)。

A. 机舱   B. 船舱   C. 车厢   D. 集装箱

7. "Brazil"正确的翻译为(　　)。

A. 巴西   B. 巴拿马   C. 比利时   D. 英国

8. "agent"正确的翻译为(　　)。

A. 买方   B. 卖方   C. 代理商   D. 生产商

9. "invoice"正确的翻译为(　　)。

A. 报检单   B. 合同   C. 发票   D. 装箱单

10. "treatment"正确的翻译为(　　)。

A. 熏蒸   B. 除虫   C. 消毒   D. 处理

Ⅲ.Translate the following business terms into English

1. "索赔"正确的翻译为(　　)。

A. claim   B. calm   C. clean   D. clear

2. "进口"正确的翻译为(　　)。

A. port   B. export   C. import   D. income

3. "意大利"正确的翻译为(　　)。

A. Ireland   B. Iceland   C. India   D. Italy

4. "信用证"正确的翻译为(　　)。

A. packing list   B. sales contract

C. letter of credit　　　　　　　　　　　D. sales confirmation

5. "运输工具"正确的翻译为(　　　)。

A. send　　　　　　B. conveyance　　　C. sail　　　　　D. tool

6. "发货人"正确的翻译为(　　　)。

A. consignee　　　　B. consignor　　　C. centre　　　　D. contract

7. "启运口岸"正确的翻译为(　　　)。

A. port of dispatch　　B. port of arrival　　C. port of destination　D. port of origin

8. "包装"正确的翻译为(　　　)。

A. package　　　　　B. commodity　　　C. weight　　　　D. quantity

9. "交货"正确的翻译为(　　　)。

A. delivery　　　　　B. decrease　　　　C. payment　　　D. buy

10. "数量"正确的翻译为(　　　)。

A. quality　　　　　B. quantity　　　　C. qualify　　　　D. quarter

Ⅳ.Write out the word with the first letter given in each blank space

As soon as an o ＿＿＿＿＿ is accepted by the customer the exporter sends him a contract to c ＿＿＿＿＿ the sale. In so doing, some Chinese import and export corporations use a sales confirmation. B ＿＿＿＿＿ are documents in the nature of a contract . Usually a sales contract or sales confirmation contains some general terms and conditions as well as the s ＿＿＿＿＿ terms which vary with the c ＿＿＿＿＿, but such details a ＿＿＿＿＿ the names of seller and buyer, descriptions of goods, quantity, unit price, total amount, terms of delivery, terms of payment, ports of shipment and destination and so on are i ＿＿＿＿＿. The sales contract or sales confirmation is normally made out in two originals one for the e ＿＿＿＿＿ himself and t ＿＿＿＿＿other for his customer .The number of copies may be decided according to need. Signing a sales contract or a sales confirmation means c ＿＿＿＿＿ of business in written form.

应会考核

■实训演练

以下是一份单据的部分内容,请从各题给出的答案选项中选出最适合的答案。

Sales Contract

No.：20160909

Date：Sep.9,2016

China National Cereals, Oils & Foodstuffs Import and Export Corporation, Shenzhen Branch,hereinafter called the (　　　),agree to sell and China Native Products,INC,Los Angeles,California,(　　　), hereinafter called the Buyers,agree to buy the under-mentioned goods subject to the terms and conditions stipulated (　　　)：

1. Name of Commodity & Specifications：ZHONG HUA BRAND Salted Cucumber 50 tins/200 grams

2. Quantity and Weight：100 Cartons/1 000kg.

3. (　　　)Price：C&F C3% Los Angeles or San Francisco US＄20.00 per carton

4. Amount:US $ 2 000.00

5. Time of shipment:During Oct./Nov.,2016.

6. (   ):In Cartons.

7. Marks & No.:ZHONG HUA BRAND Salted Cucumber No.1-100.

8. Loading (   ) and Destination:From Shenzhen,China to Los Angeles or San Francisco.

9. Insurance:To be (   ) by the Buyers.

10. Terms of Payment:To be made against sight draft drawn under an irrevocably (   ),for the total value of goods in US $ 2 000.00,(   )10% more or less both in amount and quantity at Sellers's option,established through a bank which is mutually agreed by the two sides.

11. Inspection:Certificate of quality & weight and phytosanitary certificate (   ) by China Entry & Exit Inspection and Quarantine authorities shall be provided to the Buyers. The quality and weight certified in the certificates are to be taken as final.

1. A. Buyers	B. Importers	C. Sellers	D. Shippers
2. A. China	B. Germany	C. Japan	D. U.S.
3. A. on	B. below	C. in	D. There
4. A. Buying	B. Selling	C. Total	D. Unit
5. A. Packing	B. Loading	C. Shipping	D. Specifications
6. A. Vessel	B. Port	C. Town	D. Cargo
7. A. accepted	B. covered	C. mailed	D. sent
8. A. Contract	B. Bill of lading	C. Letter of Credit	D. Packing List
9. A. allowing	B. deducting	C. indicating	D. prohibiting
10. A. inspected	B. issued	C. printed	D. stamped

■综合实务

请根据所提供的单据判断填制"出境货物报检单"有关内容的正误。

SALES CONFIRMATION

No.:MH2009-1058

DATE:July3rd,2016

The Buyer:Thunderain Worldwide Import & Export Corporation, Buenos Aires,Argentina

The seller:Shanghai Red Dragon Industrial & Trade Corporation

(1)

Name of Commodity	Quantity	Unit Price	Total Price
LCD TV set 43'16:10	2 000 SETS	USD200/SET	
Type:RD43W	2 000 CTNS	USD400 000	
(Red Dragon Brand)2 000 SETS			

(2)Packing:In Cartons

(3)Port of Loading:Yang Shan Port,Shanghai,China

(4)Port of Destination:Buenos Aires Port,Argentina

（5）Shipping Mark：LCD MONITOR43'16：10 CTN No.1-2 000

（6）Date of Shipment：December 2016/By Sea

（7）Terms of Payment：Letter of Credit（No.：TR0069）

（8）Documents Required：Certificate of Quality by CIQ indicating the No.of L/C

1. "收货人（外文）"栏填写"Thunderain Worldwide Import & Export Corporation"。　　　　　　　　　　　　　（　　）

2. "H.S 编码"栏填写"85285110"。　（　　）

3. "信用证号"栏填写"TR0069"。　（　　）

4. "货物总值"栏填写"400 000 元"。　（　　）

5. "合同、信用证订立的检验检疫条款或特殊要求"栏填写"无"。　（　　）

6. "需要证单名称"栏的填写应包括"品质证书"。　（　　）

7. "包装种类及数量"栏填写"2 000 台/2 000 箱"。　（　　）

8. "输往国家（地区）"栏填写"阿尔及利亚。　（　　）

9. "标记及号码"栏填写"CTN No.1-2 000"。　（　　）

10. "用途"栏填写"＊＊＊"。　（　　）

项目实训

【实训项目】

常用报检单据在报检中的运用。

【实训任务】

BILL OF LADING

CONSIGNOR：ABC CORPORATION 3215 NEWYORK ,U.S.		OUR BOOK No.：GHDIEJVN GHDJ	B/L No.：COSUBGTUHFJ3498
CONSIGNEE：SHANGHAI GREAT WALL IMP/EXP CO.，LTD. No.345 HUAIHAI ROAD, SHANGHAI, CHINA		REMARKS：	
NOTIFY PARTY：GUANGGOU HUADI COMMERCIAL&TRADE CO.，LTD. No.786 ZHONGSHAN ROAD, GUANGZHOU, CHINA			
PORT OF LOADING：LOS ANGELES	VESSEL：SUN STAR	VOYAGE No.：289E	FLAG：DENMARK
PORT OF DISCHARGE：GUANGZHOU CHINA VIA PUSAN		PLACE OF DELIVERY：	
MARK	No.OF PKGS	DESCRIPTION OF GOODS	GROSS WEIGHT	MEASUREMENT
1×20 SCZU7867456(40PACKAGES) 1×40 SCZU7867432(54PACKAGES) EJ309 PRESSURE VESSEL PACKING ：IN CASE			32 098KGS	30.600CBM
12EXGEIJ-348478GH　MANUFACTURER：GHEI PRESSURE VESSEL，GERMANY GUANGZHOU CHINA CONTRACT No.：12EXGEIJ-348478GH				
DATE：Dec. 23, 2016 BY ＿＿＿＿＿＿＿＿＿＿		ORIENT CO.，LTD. BY ＿＿＿＿＿＿＿＿＿＿		

INVOICE

CONSIGNEE: SHANGHAI GREAT WALL IMP/EXP CO., LTD. No.345 HUAIHAI ROAD, SHANGHAI, CHINA		No.: GHDJ 4981	DATE: Dec. 19, 2016
NOTIFY PARTY: GUANGGOU HUADI COMMERCIAL&TRADE CO., LTD. No.786 ZHONGSHAN ROAD, GUANGZHOU, CHINA		L/C NO: DATE: LC4784574 A33589 Jun.21,2016 BANK OF CHINA SHANGHAI BRANCH	
PORT OF LOADING: LOS ANGELES	VESSEL: SUN STAR		
PORT OF DISCHARGE: GUANGZHOU CHINA VIA PUSAN		CONTRACT NO: 12EXGEIJ-348478GH	
MARK No.OF PKGS	DESCRIPTION OF GOODS	QUANTITY/UNIT	UNIT PRICE	AMOUNT
		USD	USD	
EJ309 PRESSURE VESSEL PACKING ; IN CASE 94PACKAGES 12EXGEIJ-348478GH MANUFACTURER:GHEI PRESSURE VESSEL, GERMANY GUANGZHOU CHINA CONTRACT NO :12EXGEIJ-348478GH				
FJ309-1PACKAGES		389.00	36 566.00	
ABC CORPORATION NEWYORK,U.S. TELEPHONE			ABC CORPORATION SIGNED BY _____	

1."收货人"一栏的中文应填写(　　)。

A. 上海长城进出口公司　　　　　　　　B. ABC 公司

C. 广州华帝商贸公司　　　　　　　　　D. 船代公司

2."货物名称"一栏的中文应填写(　　)。

A. 气压船舶　　　B. 压力容器　　　C. 船用钢板　　　D. 缝纫机

3."原产国"一栏应填写(　　)。

A. 韩国　　　B. 德国　　　C. 美国　　　D. 丹麦

4."数/重量"一栏应填写(　　)。

A. 94 件/32 098KGS　　　　　　　B. 94 件/30.6CBM

C. 30.6CBM/32 098KGS　　　　　　D. 36 566KGS

5."货物总值"一栏应填写(　　)。

A. 32 098 美元　　　B. 30 600 美元　　　C. 389 美元　　　D. 36 566 美元

6."合同号"一栏应填写(　　)。

A. COSUBGTUHFJ3498　　　　　　B. GHDIEJVN GHDJ

C. GHDG 4981　　　　　　　　　　D. 12EXGEIJ-348478GH

7."提单/运单号"一栏应填写(　　)。

A. COSUBGTUHFJ3498　　　　　　B. GHDIEJVNGHDJ

C. GHDG 4981　　　　　　　　　　D. 12EXGEIJ-348478GH

8."贸易国别"一栏应填写(　　)。

A. 韩国　　　B. 德国　　　C. 丹麦　　　D. 美国

9. "经停口岸"一栏应填写(　　)。

A. 洛杉矶　　　　　　B. 上海　　　　　　C. 釜山　　　　　　D. 丹麦

10. "标记及号码"一栏应填写(　　)。

A. 12EXGEIJ-348478GH
　　GUANGZHOU CHINA

B. C4784574A33589
　　BANK OF CHINA
　　SHANGHAI BRANCH

C. 1×20"SCZU7867456(40PACKAGES)
　　1×40"SCZU7867432(54PACKAGES)

D. J309 PRESSURE VESSEL
　　PACKING:IN CASE
　　MANUFACRTURER:GHEIPRESSURE
　　VESSEL,GERMANY
　　CONTRACTNO.:12EXGEIJ-348478GH

【实训要求】

请根据上面两份报检常用单据,完成上面的选择题。

参考文献

［1］报检员资格考试委员会：《报检员资格全国统一考试教材》，中国标准出版社 2013 年版。

［2］王国石、李贺、王吉靓：《报关与国际货运专业英语》，东北财经大学出版社 2015 年版。

［3］李贺：《外贸单证实务》，上海财经大学出版社 2013 年版。

［4］李贺：《国际贸易实务》，西南财经大学出版社 2013 年版。

［5］田南生、李贺：《报检实务习题与案例》，东北财经大学出版社 2010 年版。

［6］田南生、李贺：《报检实务》，东北财经大学出版社 2010 年版。

［7］洪雷：《出入境检验检疫报检实用教程》，上海人民出版社 2009 年版。

［8］徐印州：《报检员资格全国统一考试历年真题及考前冲刺预测试卷》，京华出版社 2009 年版。

［9］钟昌元：《进出口商品归类教程》（第二版），上海人民出版社 2009 年版。

［10］王海兰：《报检实务解惑 500 题》，对外经济贸易出版社 2009 年版。

［11］黄中鼎、颜逊、孔炯炯：《报关与报检实务》，上海财经大学出版社 2008 年版。

［12］王斌义，顾永才：《报检报关操作实务》，首都对外经济贸易大学出版社 2006 年版。

［13］范桂兰：《报检员资格考试复习指南》，新华出版社 2006 年版。

［14］温朝柱：《海关进出口商品归类基础与训练》，中国海关出版社 2004 年版。

［15］国家质量检验检疫局：http://www.aqsiq.gov.cn。

［16］各地检验检疫机构网址：http://www.XXciq.gov.cn。

［17］中国质检网：http://www.cqn.com.cn。

［18］厦门市经贸信息网：http://www.sme.net.cn。

［19］李贺、张静、王伟宏：《报检与报关实务》（第二版），上海财经大学出版社 2016 年版。

［20］李贺、杨华：《报检实务》（第二版），东北财经大学出版社 2013 年版。